병에 걸리지 않는 **생활습관병 건강백서**

병에 걸리지 않는
생활습관병
건강백서

· 남재현 지음 ·

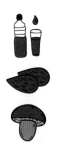

중앙생활사

'성인병'이 아니라 '생활습관병'이다

우리가 흔히 '성인병'이라 하는 질병은 과연 '성인병'일까? 국어사전에는 성인병을 '중년기 이후에 많이 나타나는 병을 통틀어 이르는 말'이라 풀이해놓았다. 사실 성인병이라는 말은 너무 모호하다. 다만 성인들에게서 많이 나타난다는 이유로 '성인병'이라 부른다? 그것이 과연 타당한 말일까. 그렇지 않다고 생각한다. 성인병은 성인이 아닌 모든 연령층에서 나타난다. 이제는 '성인병'이라는 단어 자체가 주는 단편적 시각에서 벗어나 해당 질병에 대한 '숲'을 보아야 한다.

일본에는 '성인병 예비군'이라는 말이 있다. 생활습관상 성인병에 걸릴 확률이 높은 이들을 따로 묶어놓고 이들의 생활습관을 관리하면서 성인병이 오는 것을 막겠다는 것이다. 일본에서는 성인병을 병이 온 뒤에야 대처하는 치료 대상으로 보는 것이 아니라 오기 전에 막아야 하는 '예방' 차원으로 인식하고 있다는 말이다.

'성인병 예비군'에는 성인뿐 아니라 어린이도 포함될 수 있으며, 정확한 명칭 역시 '성인병 예비군'이 아니라 '생활습관병 예비군'이다. 현재 국내에는 일본의 '생활습관병' 사이트들이 속속 한글로 번역되어 소개되고 있다. 국내에 이렇다 할 생활습관병 관련 사이트가 없기 때문에 이들 일본산 생활습관병 사이트들이 건강에 관심이 많은 누리꾼에게 인기를 끄는 것이다.

사실 성인병은 우리에게 너무나 익숙한 말이다. 단어 자체만으로도 그것이 무엇을 뜻하는지 알 수 있다. 그런데 이 병인군(病因群)을 굳이 생활습관병이라는 측면에서 접근해야 할 필요성은 무엇일까? 바로 '예방'을 위해서다. 이제 성인병은 치료에 초점을 맞출 것이 아니라 우리 생활의 일부로 보아 생활습관을 통한 예방에 집중해야 한다.

의학에서는 예방을 세 가지 과정으로 나눈다. 건강을 증진해 발병을 예방하는 1차 예방, 질병을 조기에 발견해 치료하는 2차 예방, 질병에 걸린 이후 기능 회복 및 유지를 위한 3차 예방이 그것이다. 3차 예방은 쉽게 말해 발병 이후의 '치료'를 말하며, 2차 예방은 건강진단의 보급과 확립이 중요하다는 것이다. 하지만 1차 예방은 건강한 생활습관을 스스로 확립하는 것이 기본이다.

지금까지 성인병을 예방하고자 하는 사람들은 건강 진단에 따른 조기 발견, 조기 치료에 의한 2차 예방을 중요시했다. 그러나 최근에는 건강한 생활습관을 유지해 발병 자체를 예방하려고 하는 1차 예방의 중요성이 강조되고 있다.

사실 성인병의 개념이 '성인'이라고 하는 연령층에 착안한 것인 만큼 사람이 나이가 들면 어쩔 수 없이 걸리게 되는 병이라는 한계에서 벗어나기 어렵다. 그러나 생활습관병은 지금까지 성인병의 대책이었던 2차 예방에 중점을 두는 것이 아니라 생활습관의 개선을 목표로 하는 1차 예방을 촉진하기 위해 새롭게 도입된 개념이다. 따라서 성인병이라는 개념은 점차 사라지고 생활습관병이라는 개념이 부상할 전망이다. 이미 미국, 일본에서는 1990년대에 그 명칭이 '생활습관병'으로 바뀌었다.

과거에 유행한 질환은 대부분 바이러스나 병원균 등으로 파생된 감염이 원인이었으나 오늘날의 만성퇴행성질환은 인공적 병원체라 할 수 있는 환경, 생활양식의 변화와 관련된 다원적 요인이 원인이다. 즉, 인간이 만들어낸 환경오염과 담배, 술, 자동차, 운동 부족, 영양 불균형, 스트레스 등의 환경과 생활양식의 변화에서 오는 문제다. 따라서 과거 급성감염성질환의 예방 관리에 매우 성공적이었던 예방접종과 위생관리 방식은 오늘날의 주요 건강문제인 만성퇴행성질환과 사고의 예방 관리에는 효과적인 대응책이 되지 못한다.

우리 건강을 위협하는 중대한 질병 가운데 발병 및 정도가 생활습관과 밀접하게 관련된 것이 적지 않은 요즈음 '유전 요인', '외부 환경 요인' 등 타고난 소인을 바꿀 수는 없지만 생활습관을 바꾸는 것은 얼마든지 가능하다는 점에 주목해야 한다. 타고난 체질이나 누구도 피할 수 없는 노화에 의한 질병과 달리 생활습관은 얼마든지 스스로 바꿀 수 있기 때문이다.

이제는 대부분의 질병을 '생활습관병'이라고 하는 관점에서 조명하고 환경과 생활습관의 개선에 초점을 둔 새로운 방식으로 접근해 모든 사람이 건강한 삶을 영위하길 기원한다.

남재현

머리말   5

Part 1
생활습관병이란 무엇인가

1장 생활습관병의 이해, 대사증후군

1. 생활습관병이란 무엇인가   16
2. 인슐린저항성증후군(대사성증후군)   17
3. 대사증후군 어떻게 진단하나   24

2장 생활습관병의 전초기지, 비만

1. 비만은 생활습관병 제1위험 구역 31

2. 비만이란 무엇인가 33

3. 비만을 자가측정하는 방법 36

4. 비만은 어떻게 치료하나 38

5. 비만에 좋은 운동 42

6. 비만 환자의 형태와 치료 사례 45

7. 살이 찌지 않으려면 58

8. 살을 빼려면 63

3장 소리없는 살인마, 고혈압

1. 혈압을 다스리면 10년은 더 산다 85

2. 고혈압이란 무엇인가 86

3. 고혈압은 어떻게 진단하나 89

4. 고혈압은 어떻게 치료하나 91

5. 잘못 알려진 고혈압 상식 다섯 가지 106

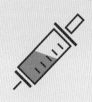

4장 평생 같이 가야 하는 난제, 당뇨

1. 늘어만 가는 당뇨병   111

2. 당뇨란 무엇인가   113

3. 당뇨병의 분류   115

4. 당뇨보다 무서운 당뇨병 합병증   123

5. 당뇨를 부르는 생활습관과 당뇨병 자가진단   125

6. 당뇨병은 어떻게 치료하나   131

7. 당뇨 예방을 위한 생활습관 지침   144

8. 당뇨병 환자의 생활 속 대처요령   146

9. 잘못 알려진 당뇨병 상식 다섯 가지   174

5장 동맥경화증의 위험 신호, 고지혈증

1. 고지혈증이란 무엇인가   179

2. 고지혈증과 동맥경화   181

3. 고지혈증과 콜레스테롤   182

4. 고지혈증은 왜 생기나   187

5. 고지혈증의 진단기준   190

6. 고지혈증은 어떻게 치료하나   192

7. 잘못 알려진 고지혈증 상식 다섯 가지   198

6장 돌연사의 주범, 동맥경화

1. 나이 들수록 위험해지는 동맥경화증   203

2. 동맥경화증이란 무엇인가   205

3. 뇌동맥경화증, 뇌졸중   211

4. 동맥경화는 어떻게 치료하나   220

5. 동맥경화 환자의 생활요법   225

7장 한국인 사망 원인 1위, 암

1. 내 가족을 잠식하는 '암'   231

2. 암이란 무엇인가   232

3. 암을 자가진단하는 방법   234

4. 암의 병원적 치료   236

5. 암의 생활치료요법   241

6. 잘못 알려진 암 상식 다섯 가지   257

Part 2
생활습관병의 올바른 예방과 치료

1장 식생활 불균형 해소가 해법

1. 영양 과다, 불균형이 생활습관병의 주원인   264

2. 탄수화물과 섬유소는 어떻게 섭취해야 할까   269

3. 단백질과 지질은 어떻게 섭취해야 할까   272

2장 생활습관병 치료약

1. 인슐린저항성을 줄이는 방법   275

2. 인슐린저항성 개선제(thiozolinedione계)와 메트포민   279

3. 항산화효소   279

4. 비타민 C의 영양학적 측면   286

3장 건강한 생활을 위한 건강한 습관

1. 나의 건강나이는 몇 살일까   297

2. 건강나이가 말해주는 것   299

3. 체지방을 줄이는 생활습관, 식습관   301

4. 담배 끊는 방법 일곱 가지   303

5. 바람직한 음주습관   306

6. 불면증 해소 방법   308

7. 스트레스에 대처하는 자세   310

8. 스트레스를 해소하는 방법   311

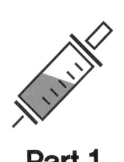

Part 1
생활습관병이란
무엇인가

1장
생활습관병의 이해, 대사증후군

1. 생활습관병이란 무엇인가

생활습관병에는 비만증, 당뇨병, 고혈압, 이상지혈증, 동맥경화증(심장병, 중풍), 갱년기 이후의 중노년에서 발생하는 골다공증 등이 있다. 생활습관병이 왜 무서운지는 통계청에서 2013년 발표한 1년간 사망원인에서도 알 수 있다. 남녀 모두에서 동맥경화증, 당뇨병에 의한 사망원인이 전체 사망원인에서 50% 이상인 것을 알 수 있다.

생활습관병의 특징은 다음과 같다. 첫째, 유전적인 소질(체질)과 환경인자(출산 시 저체중, 비만, 스트레스 등)가 서로 부합할 때 발병한다. 둘째, 서서히 발병하고 초기에는 대부분 자각증상이 없다. 셋째, 40대와 50대에 많이 발병한다. 넷째, 대부분 예방이 가능하고, 조기에 발견해 잘 치료하면 피해를 최소로 줄일 수 있다.

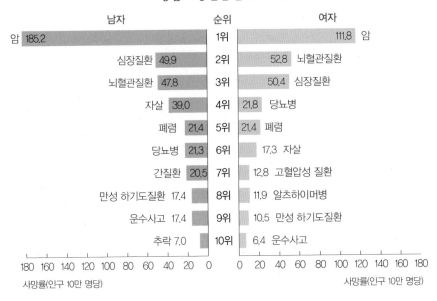

성별 사망원인 순위(2013년)

남자		순위	여자	
암	185.2	1위	111.8	암
심장질환	49.9	2위	52.8	뇌혈관질환
뇌혈관질환	47.8	3위	50.4	심장질환
자살	39.0	4위	21.8	당뇨병
폐렴	21.4	5위	21.4	폐렴
당뇨병	21.3	6위	17.3	자살
간질환	20.5	7위	12.8	고혈압성 질환
만성 하기도질환	17.4	8위	11.9	알츠하이머병
운수사고	17.4	9위	10.5	만성 하기도질환
추락	7.0	10위	6.4	운수사고

사망률(인구 10만 명당)

2. 인슐린저항성증후군(대사성증후군)

❖ 인슐린저항성증후군은 무엇인가 ❖

생활습관병은 독립된 질환이 아니라 하나의 질환군으로 생각된다. 그 이유는 성인병이 같은 원인으로 중복해서 발병되고, 이들이 주로 죽상경화증으로 귀결되어 사망하는 경우가 많기 때문이다.

실제로 당뇨병 환자의 50~60%에서 고혈압이, 70~80%에서 이상지혈증이, 60%에서 복부비만이 있다. 반대로 고혈압 환자의 20~30%에서 당뇨병이 있다. 따라서 이러한 성인병의 질환군을 묶어 인슐린저항성증후군 또는 대사성증후군이라고 한다. 과거에는 이를 증후군 X(syndrome X)라고 했다.

인슐린저항성(insulin resistance)이라는 개념은 1922년 캐나다의 밴팅(Banting)과 베스트(Best)가 인슐린을 처음 개발해 임상에 사용한 뒤 나왔다. 전에는 당뇨병 치료에서 상용량의 인슐린에 잘 반응하지 않는 상태를 말했다.

인슐린 치료를 받는 환자뿐 아니라 정상 혈당을 보이는 사람에게도 인슐린저항성이 있다는 사실이 밝혀졌다. 새로운 역학적 · 병태생리적 ·

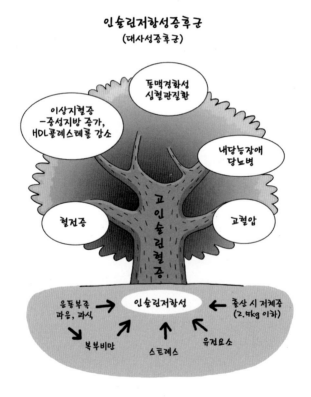

인슐린저항성증후군
(대사성증후군)

분자생물학적 연구로 내분비−대사이상이 심혈관질환과 밀접하게 상관되어 있음이 밝혀짐에 따라 포괄적으로 대사혈관증후군(metabolic vascular syndrome)이라는 용어가 제시되기도 하였다.

비만, 통풍, 죽상동맥경화증과 과식, 과음의 연관성은 예전부터 잘 알려졌다. 후진국에서 선진국으로 급격하게 변화하거나 생활양식이 갑작스럽게 바뀔 때, 즉 잘 못 먹고 육체적 활동을 많이 하다가 열량이 높은 음식을 먹고 좌식 환경으로 바뀌면 비만, 당뇨병, 죽상동맥경화증 등이 급격하게 늘어난다. 대표적인 예로 피마 인디언, 남아프리카 인디언 이민자들이 있다.

한편, 평균수명이 늘고 식생활이 풍요롭게 변하고 있는 한국, 중국, 인도, 중남미 등 여러 나라에서도 이런 현상을 관찰할 수 있다. 얼마 전까지 당뇨병과 관상동맥질환은 이들 나라에서 흔히 볼 수 있는 병이 아니었다. 하지만 전 세계 당뇨병 환자의 80%가 아시아에 있다.

❖ 한국인 당뇨병의 특징 ❖

1922년 인슐린을 발견한 것은 당뇨병 치료에서 획기적 사건이었다. 당시 난치병이던 당뇨병이 인슐린 치료로 극적인 효과가 나타남에 따라 많은 의사가 인슐린 결핍이 당뇨병 발병의 1차 원인이라고 생각했다. 하지만 시간이 지나면서 모든 당뇨병 환자가 인슐린만으로 치료되는 것이 아니라는 사실이 알려졌다.

1988년 리븐(Reaven)은 미국 당뇨병학회의 밴팅 어워드(Banting Lecture)에서 인슐린저항성이 대사증후군의 공통분모라는 가설을 제시하면서 X증후군이라고 명명하였다. 하지만 우리나라는 서양에서 제기된 대사증후군의 임상 양상에 차이가 있다. 한국인 당뇨병 환자는 비만을 동반하지 않으면서도 대사증후군을 보이는 군이 있다. 이들 환자에서는 인슐린 분비도 감소되어 있으면서 인슐린저항성을 가지는 형태로 존재한다. 즉, 한국인 당뇨병의 특징은 팔다리는 가늘면서 복부는 비만인 체형으로 인슐린 분비 능력이 떨어져 있으며, 서구인의 42% 정도밖에 안 된다는 보고도 있다.

따라서 한국인에게서 당뇨병이 급격하게 늘어나는 것은 인슐린분비능이 낮다 보니 인슐린저항성이 약간만 있어도 인슐린 분비가 이를 따라가지 못해 쉽게 당뇨병으로 전이될 수 있기 때문임을 알 수 있다. 가난한 환경이 부유한 환경으로 변할 때(poverty to richness), 즉 성장기에 영양을 충분히 섭취하지 못해서 인슐린분비능이 적은데, 성인이 돼서 영양이 좋아지고 활동량이 적어져 복부비만이 온다. 이때 생긴 인슐린저항성이 체중이 조금만 불어도 당뇨병을 갖게 한다.

이것이 한국에서 1980~1990년대 당뇨병이 폭발적으로 늘었듯이 현재는 중국과 인도에서 당뇨병 환자가 엄청 증가하는 현상을 보이는 이유다. 물론 20~30대에서는 어릴 적부터 계속된 비만으로 서구형 비만(전신비만)에 따른 당뇨병이 늘고 있다. 50~60대 이상에서는 후진국형 비만(복부비만)이 같이 느는 이중고를 겪고 있다.

일상생활에서 고단백 · 고지방식이 보편화되어 있는 서구와 달리 우리나라에서는 당질 위주 식사 습관을 갖고 있다. 그러다가 경제적 발전의 영향으로 동물성 단백질을 많이 섭취하고 있다. 그러나 40대 이상 중노년에서는 아직도 고당질 위주로 식사를 한다. 예를 들어 서구에서는 인슐린비의존형 당뇨병 환자의 70% 이상이 전신비만이나 우리나라는 오히려 복부비만형 또는 저체중형 당뇨병 환자가 60% 이상을 차지한다. 복부비만으로 인슐린저항성이 조금만 생겨도 어릴 때의 영양결핍으로 인슐린분비능에 장애가 있어 쉽게 당뇨병이 생기는 것이다.

40~50대 이상 당뇨병 환자는 빈곤했던 시절 자궁 내 태아 시기 또는 신생아의 급속한 성장 시기에 영양이 부족했다. 이것이 췌장 소도세포의 발육부전을 일으키고 베타세포의 인슐린 분비 감소를 초래했다. 적게 먹고 많이 활동하는 생활습관과 환경에서는 당뇨병이 나타나지 않다가 경제성장과 함께 늘어난 식사량과 변화하는 생활습관으로 운동량이 적어지면서 부족한 인슐린분비능과 과부하된 당질 위주 음식이 충돌해 당뇨병이 많이 발병하는 양상이다(빈곤과 풍요의 충돌).

저체중으로 태어난 아이는 인슐린저항성이 유의미하게 높다. 내장형 비만은 태아나 성장기에 영양결핍으로 저체중이다가 성인이 되어 체중이 늘 때 일어나는데, 팔과 다리는 가늘고 내장지방이 과잉 축적되는 것이 특징이다. 우리나라 40대 이상 성인에서 복부비만으로 인한 당뇨병, 고혈압, 이상지혈증 등이 폭발적으로 증가하는 이유다.

인슐린저항성의 원인으로는 과음, 과식과 운동부족에 따른 복부비만 이외에도 유전, 출산 시 저체중, 스트레스가 있다. 인슐린저항성을 유발하는 요인을 적절하게 치료하지 않고 장기간 방치하면 당뇨병은 물론 죽상동맥경화성 심장 뇌혈관질환(심근경색, 뇌졸중)을 초래하게 된다.

미국 국가 콜레스테롤 교육프로그램(National Cholesterol Education Program, NCEP)의 성인 치료 패널(Adult Treatment Panel, ATP) III 보고서에서는 다음을 구성요소로 정의했다.

① 복부비만(허리둘레 남자 90cm, 여자 80cm 이상)

② 고중성 지방혈증(150mg/dL 이상)

③ 저HDL 콜레스테롤혈증(남자 40mg/dL, 여자 50mg/dL 이하)

④ 고혈압(130/85mmHg 이상)

⑤ 내당능장애나 당뇨병

이 중 세 가지 이상 있는 경우 대사증후군으로 정의한다(다음 표 참조). 특이한 점은 비만의 지표로 체질량지수가 있지만, 복부비만이 인슐린저항성과 대사증후군에 상관관계가 더 큰 점을 강조해 비만의 지표를 허리둘레로 단순화한 것이다.

대사증후군 진단기준(NCEP ATP III)		
위험인자		
복부비만	남자	90cm(36인치) 이상
	여자	80cm(32인치) 이상
중성지방		150mg/dL이거나 그 이상
HDL 콜레스테롤	남자	40mg/dL 이하
	여자	50mg/dL 이하
혈압		130/85mmHg이거나 그 이상
공복혈당		110mmHg이거나 그 이상

NHANES III(Third National Health and Nutrition Examination Study) 연구 결과에 따르면 NCEP ATP III 진단기준으로 정의한 대사증후군이 미국인 남자에서 24.0%, 여자에서 23.4%로 보고되어 있다. 우리나라의 경우 국민건강영양조사 자료에 따르면 정상인에서 남자 24.5%, 여자 26.1%였다.

서구에 비해 생활습관이 비교적 양호하고 비만한 사람이 적은 우리나라에서 이와 같이 대사증후군의 유병률이 높은 것은 놀라운 결과다. 제2형 당뇨병 환자의 대사증후군 유병률은 80% 정도이며 한국인 30대 이상 성인의 약 20%에서 대사증후군을 동반하고 있다. 전체적으로 나이가 들면서 대사증후군이 증가하였고, 30~40대의 경우 남자에서 많지만 50대 이후에는 여자에서 급격히 증가하는 양상을 보였다. 따라서 한국에서 당뇨병 환자는 인슐린저항성과 인슐린분비능 문제가 모두 있기 때문에 그에 맞는 맞춤형 치료를 해야 한다.

인슐린저항성이란 몸에서 인슐린이 작용함으로써 그 효과가 떨어져 있는 것을 일컫는데 인슐린저항성이 성인병의 뿌리 노릇을 한다. 이러한 대사성증후군이 있는 사람은 유전적 요소가 많이 관여하므로 가족 중 중풍이나 관상동맥질환으로 사망한 사람이 있으면 조심해야 한다.

이러한 사람들은 공통적으로 30대 이후 체중이 늘면서 복부비만이 있는 경우가 많다. 특히 저체중으로 태어났거나 유년기와 청소년기에 마른 상태였다가 체중이 느는 경우 그 위험도가 높아진다. 물론 운동부족과 과음·과식 그리고 스트레스가 주요한 유발요인이다.

3. 대사증후군 어떻게 진단하나

시대가 변함에 따라 예전에는 노인에서 발생하던 병들이 최근에는 청장년층에서 나타나고 있다. 이러한 병들을 생활습관병(성인병)이라고 한다. 여기에는 심혈관질환(중풍, 심근경색증), 당뇨병, 고혈압, 비만증, 악성종양, 골다공증 등이 있다. 생활습관병이 많이 생기게 된 것은 현대사회의 환경 변화 때문이라고 할 수 있다. 즉 유전적 소인과 사춘기 이전의 상대적 영양결핍과 더불어 생활양식의 서구화와 스트레스, 운동부족 등이 복합적으로 어우러져 발생한다고 볼 수 있다.

아래에 제시한 항목별 점수에서 7점 이상이면 위험하고, 11점 이상이면 대사성증후군 환자로 판단해 치료를 받아야 한다.

대사증후군 진단

1. 연관된 성인병 및 생화학적 이상

1) 고혈당	
제2형 당뇨병	4점
임신성당뇨병	3점
내당능장애(혈당치 110~126mg/dl)	2점
2) 고중성지방혈증	
중성지방 〉166 및 HDL 콜레스테롤 〈 35mg/dl	3점
중성지방 〉166mg/dl	2점
중성지방 〉87~166mg/dl	1점
3) 원발성 고혈압	
혈압 140/90mmHg	2점
혈압 125~140/85~90mmHg	1점

4) 조기 관상동맥질환(50세 이하에 발병)	3점
5) 요산치(7mg/dl 이상)	2점

2. 가족력(직계가족)

1) 제2형 당뇨병 또는 내당능장애	3점
2) 원발성 고혈압(60세 이하에 발병)	2점
3) 조기 관상동맥질환(50세 이하에 발병)	2점

3. 유발 요소

1) 저체중 출생(2.5kg 이하)	2점
2) 비활동성(90분 이하의 유산소운동)	2점

4. 비만 및 복부비만(최대 4점)

1) 체중 증가: 18세(여자는 21세) 이후에 4, 8, 12kg	각각 1~3점
2) 체질량지수: 23~25, 25~27kg/m²	각각 1~2점
3) 허리둘레(인치): (여자) 28~30이거나 30 이상	각각 1~2점
(남자) 34~36이거나 36 이상	각각 1~2점

5. 지방간

초음파상 경증~중증	각각 1~3점

* 위에 제시한 항목별 점수가 7점 이상이면 위험하고 11점 이상이면 대사성증후군 환자로 생각하여 치료해야 한다.

❖ 치료보다 예방이 중요한 대사성증후군 ❖

비만증은 체지방이 과다하게 축적되는 것으로, 비만에 따른 성인병의 빈도는 전신비만의 정도보다는 체지방의 분포와 밀접히 연관되어 있다. 즉 지금까지 알려진 바로는 상체비만(남성형 비만)이 하체비만(여성형 비만)에 비하여 대사이상 빈도가 높다는 것으로, 복부비만(내장형 비만)이 심할수록 성인병의 위험도가 높아진다.

내장형 비만은 복강 내 장간막에 중성지방이 많이 쌓이는 것이다. 태아기나 성장기에 영양결핍으로 말랐던 사람이 30대 이후 체중이 늘 때, 팔과 다리 등은 가냘프면서 뱃속에 지방이 축적되는 '거미형 비만'이 된다. 우리나라 중년층은 어려서 영양결핍 시기를 거친 경우가 많아 팔과 다리는 빈약한데, 30대 이후 영양과잉과 운동부족으로 체중이 늘면서 복부비만이 되기 쉽다. 복부비만은 인슐린저항성, 고인슐린혈증, 고혈압, 당뇨병 인슐린비의존형, 이상지혈증을 일으킨다. 이것들이 복합적으로 작용해 동맥경화증(심장병, 중풍)을 일으킨다.

당뇨병은 혈당을 낮춰주는 인슐린 분비량이 줄어들거나 인슐린의 작용이 저하되어 고혈당과 요당을 나타내는 만성 대사질환이다. 당뇨병은 임상적 특징에 따라 인슐린의존형 당뇨병, 인슐린비의존형 당뇨병, 인슐린요구형 당뇨병으로 분류한다.

과거 5년간 세브란스병원에 입원했던 당뇨병 환자 1,266명을 분류해보았다. 그 결과 인슐린의존형이 2.3%, 인슐린비의존형이 91.1%(비비만형 68.6%, 비만형 22.5%)로 서구의 당뇨병과 비교할 때, 한국인에서는 인슐린의존형 당뇨병 환자가 적은 대신, 영양실조형(수척형) 당뇨병 환자가 소수 있었다. 또 인슐린비의존형 당뇨병 환자도 비만형은 적고 비비만형이 많은 것이 특징이었다. 그중에는 수척형 당뇨병 환자도 9.2%나 발견되어 서구인의 당뇨병과는 체중에서 차이가 많았다.

고혈압은 수축기 혈압이 140mmHg 이상이고 이완기 혈압이 90mmHg 이상인 경우를 말한다. 우리나라 전 인구의 약 15%를 고혈압 환자로 추정한다. 고혈압의 원인은 아직 확실하게 밝혀지지 않았다. 그러나 유전과 환경인자가 중요한 역할을 하며, 후자의 경우 체중과다(특히 복부비만), 과음, 스트레스, 고염식 등이 문제가 되는 것으로 보인다.

동맥경화증은 동맥혈관 내벽에 지방이 축적되고 섬유화 등이 일어나 동맥내강이 좁아지는 것이다. 관상동맥경화증은 협심증, 심근경색증, 급사 등을 유발하고, 뇌혈관을 침범하면 중풍이 나타난다. 동맥경화증의 원인을 보면 1차 위험요소로 고혈압, 고콜레스테롤혈증, 흡연 등이 있다. 2차 위험요소에는 비만증, 당뇨병, 고중성 지방혈증, 운동부족, 스트레스 등이 있다. 한국인은 서구인에 비해 아직 동맥경화증 발생빈도가 낮은 편이나 식생활 수준 향상과 운동부족 등으로 급속하게 증가하고 있다.

악성종양의 원인은 아직 확실하게 밝혀지지는 않았으나 유전과 환경인자 때문에 발생되는 것으로 추정한다. 그중에서 환경인자가 매우 중요하다. 여러 환경인자 중에서 식사는 흡연 다음으로 중요한 역할을 하여 암 발생의 약 35%에서 관여하는 것으로 보고되어 있다.

한국인의 성별에 관계없이 악성종양 중 가장 많은 위암은 과음, 과식, 과량의 염분 섭취를 중요한 원인으로 본다. 폐암은 흡연, 간암은 B형간염이 중요한 역할을 하는 것으로 알려져 있다. 영양과다, 특히 지방질 과량 섭취, 비만과 관련이 있는 유방암과 대장암, 전립선암은 한국인에서는 서구인에 비해 아직 적은 편이다. 하지만 근래에 지방질 섭취가 늘어나면서 이들 암이 증가되는 추세를 보이고 있다.

당뇨병, 고혈압, 동맥경화증은 발생기전에서 공통성을 갖는 질환군으로, 서구에서는 '대사성증후군'이라고 한다. 이 증후군의 요점은 성인병의 병인을 내분비·대사학적 관점에서 설명하려는 것이다. 태아기나 성장기에 영양(단백질)이 부족했던 사람이 성인이 되어 과음·과식과 운동부족으로 인한 비만증, 흡연, 스트레스 등 잘못된 생활습관에 따른 것이므로 이들 질환을 예방하려면 생활습관을 올바로 들여야 한다.

김규형 DGIST 교수,
대사증후군 원인 규명 실마리 제시

대사증후군 원인을 규명할 수 있는 실마리가 풀렸다. 김규형 대구경북 과학기술원(DGIST) 뇌·인지과학전공 교수 연구팀은 음식을 잘 먹고 있어도 굶고 있는 상황과 유사한 대사 상태를 가진 돌연변이 예쁜 꼬마 선충을 발견했다고 밝혔다.

이는 비만과 당뇨 등 대사성 질환의 원인 유전자 발굴과 치료 개발에 응용될 수 있을 것으로 기대된다. 연구 결과는 생물학 분야 세계적 학술지 〈이라이프(eLIFE)〉 온라인판에 게재됐다. 연구에는 DGIST 뇌·인지과학전공 박사과정 박지수 학생과 석·박사 통합과정 홍명진 학생이 공동저자로 참여했다. 김 교수팀은 뇌과학 및 발생학 연구에 주로 사용되는 예쁜 꼬마 선충을 실험동물 모델로 사용해 선충 개체발생 과정에 대해 연구해왔다. 예쁜 꼬마 선충은 개체발생 중 주변에 먹이가 부족하고 개체수가 급격히 증가했을 때 정상적 개체발생 과정을 멈추고 휴면에 들어가는 것으로 알려져 있다.

연구팀은 유전학적 스크린 방법으로 주변에 먹이가 풍부함에도 휴면에 들어가는 돌연변이 예쁜 꼬마 선충을 찾아냈다. 이런 특정 돌연변이 예쁜 꼬마 선충은 신경기능 유전자(CaMKI 유전자) 기능을 완전히 상실했다는 사실을 밝혀냈다.

이 돌연변이 예쁜 꼬마 선충은 먹이를 잘 먹는 상태에서도 굶고 있는 상태처럼 인슐린 분비가 현격히 줄었으며, 특히 먹이를 감지하는 감각 신경세포 활성도가 굶고 있는 상태처럼 높아져 있음을 확인했다.

김규형 교수는 "예쁜 꼬마 선충을 이용한 연구를 통해 사람의 CaMKI 유전자 대사조절 관련 기능을 새롭게 규명했으며 이번 연구로 비만, 당뇨 등 대사성 질환의 원인 유전자 발굴 및 치료 개발 연구에 응용할 수 있을 것"이라고 말했다.

2장
생활습관병의 전초기지, 비만

1. 비만은 생활습관병 제1위험 구역

젊은이들 사이에서 큰 인기를 얻었던 미국 영화 〈코요테 어글리〉를 보면, 자신의 꿈을 좇는 젊은이와 넘치는 열정을 걱정하는 부모 세대가 나온다. 〈아메리칸 뷰티〉가 보여주었던 일그러진 미국의 가정 모습과 달리 아주 따뜻하면서도 정감이 있는 영화다. 리얼리티가 떨어지긴 해도 이 세상 어디쯤 〈코요테 어글리〉 같은 곳이 있다면 꼭 한 번 들러보고 싶을 정도로 이미지 메이킹이 강한 영화였다.

특히 아버지 역으로 나온 존 굿맨이 인상적이다. 연기력도 그렇거니와 거구에 대한 부담감이 여간 크지 않기 때문이다. 의사의 눈으로 본다면 존 굿맨은 위험하기 짝이 없는 상태다. 그를 볼 때마다 우리가 성인병이라고 하는, 비만에서 비롯하는 질병인 동맥경화, 뇌졸중, 당뇨… 같은 단어가 떠오른다.

존 굿맨은 엄청난 비만으로 병원의 감시 대상이다. 딸은 전화를 걸어 이렇게 말한다. "아빠! 설마 지금 프라이드치킨 특대 사이즈를 먹으면서 텔레비전을 보고 계신 건 아니죠? 쌀과 채소를 드셔야 한다는 거 잊지 마세요." 영화 속 딸과 같은 심정으로 존 굿맨을 향해 말한다. "그렇게 먹다간 정말 큰일 난다고요."

그러나 존 굿맨은 여지없이 특대 사이즈 프라이드치킨을 맛있게 먹으며 소파에 앉아 텔레비전을 보고 있다. 귀여운 딸이 신신당부했는데도 기름진 음식 섭취 습관을 버리지 못한 것이다. 아내를 잃은 상심에 따른 정신적 스트레스는 또 어떤가.

영화 속 존 굿맨만큼은 아니더라도 우리 주위에는 병원에서 '위험한 상태'라는 말을 들을 만한 사람들이 꽤 있다. 술과 담배를 많이 하고, 스트레스를 많이 받고, 기름진 음식만 골라 먹으며 운동하기 싫어하는 모든 사람이 여기에 속한다.

중년쯤 되어 아랫배가 나오기 시작하면 스스로 위기의식을 느낀다. 그러나 여간해서는 이런 습관을 버리기 어렵다. 이제 이런 습관은 중년뿐 아니라 아이들에게까지 나타나고 있다. 움직이기 싫어하고 정크푸드를 좋아하는데다가 스트레스를 받는 생활이 이어진다.

존 굿맨을 놓고 따진다면 그는 이미 '생활습관병 위험자'다. '생활습관병' 중에서도 각종 합병증의 주범인 비만이 그의 일부가 되었다는 사실은 그를 한번 보기만 해도 알 수 있다.

2. 비만이란 무엇인가

비만은 섭취한 열량 중에서 소모되고 남은 부분이 체내의 피하와 복강 (내장)에 과잉 축적되는 현상이다. 우리나라에서도 과식과 운동부족으로 비만증 인구가 점차 늘고 있다. 선진국에서는 남자 20%, 여자 30%가 비만으로 추산된다. 우리나라 총인구의 17%가 비만 환자로 여겨지며, 이는 앞으로 더욱 증가할 것으로 본다. 비만 중 특히 복부비만 환자가 급속히 늘고 있고 소아비만도 증가 추세에 있다.

아시아 성인에서 체질량지수와 허리둘레에 따른 동반질환 위험도(WHO, 1999)

분류	체질량지수(kg/㎡)	동반질환 위험도	
		허리둘레: 남자 90cm, 여자 80cm	
		이하	이상
저체중	18.5 이하	낮다	보통
정상범위	18.5~22.9	보통	증가
과체중	23 이상		
위험체중	23~24.9	증가	중등도
1단계 비만	24.9~29.9	중등도	고도
2단계 비만	30 이상	고도	매우 고도

이러한 사람에서는 성인병인 당뇨병, 고혈압, 고지혈증(이상지혈증), 동맥경화증(중풍, 심장병)이 많이 발생하는데 이를 정리하면 다음 표와 같다.

비만으로 증가되는 질병(WHO, 1998)

매우 증가(3배 이상)	중등도 증가(2~3배)	약간 증가(1~2배)
제2형 당뇨병	관상동맥질환	암(유방암, 자궁내막암, 대장암)
담낭질환	고혈압	생식호르몬 이상
이상지질혈증	골관절염(무릎과 고관절)	다낭성 난소증후군
대사증후군	고요산혈증과 통풍	임신이상 및 태아이상
호흡곤란		요통
수면무호흡증		마취 위험 증가

비만은 지방이 과다 축적되어 생긴다. 지방은 피하지방과 내장지방으로 나눌 수 있다. 이때 주로 문제가 되는 것은 내장지방이다. 피하지방은 대사적으로 큰 문제를 일으키지 않는다. 피하지방은 어릴 때부터 살이 찌거나 운동과 더불어 찐 경우 주로 축적된다. 대표적인 예가 스모선수다. 이들은 대부분 피하지방으로 되어 있다. 따라서 의학적으로 문제가 되는 내장형 비만은 태아나 성장기에 정상 또는 저체중이다가 성인이 되어 체중이 늘 때, 팔과 다리는 가냘프면서 뱃속에 지방이 축적되는 것이 특징이다.

복부비만이 성인병으로 발전하는 과정을 살펴보면, 복강 내 지방이 과잉 축적되면 혈액 속으로 지방산을 많이 방출한다. 지방산이 혈액에 증가되면 근육이나 간장에서 인슐린의 효과가 떨어진다. 인슐린은 각 세포 속에 에너지원인 포도당을 들여보내는 역할을 하는데 혈중에 지방산이 증가되면 세포는 포도당 대신 지방을 받아들이게 되어 포도당 유입이 방해받게 된다. 이런 현상을 인슐린저항성이라고 한다.

인슐린저항성으로 포도당이 세포 내로 들어가지 못하면 혈중 포도당이 높아져 췌장의 베타세포가 자극을 받아 인슐린 분비가 촉진됨으로써 혈중 인슐린 농도가 높아진다. 이를 고인슐린혈증이라고 한다. 만일 인슐린을 분비하는 췌장 베타세포가 그 기능을 감당하지 못하면 당뇨병이 생긴다.

혈액 속 인슐린 농도가 높아지면 신장의 염분이 잘 배출되지 않아 체내에 염분과 수분이 축적되고 교감신경이 자극을 받아 심장박동이 늘어나며 혈관이 수축되어 고혈압이 된다. 고인슐린혈증이면 혈중 중성지방 농도가 높아지고 인체에 유익한 콜레스테롤(고밀도지단백, high density lipoprotein cholesterol, HDL-C)의 농도가 떨어지는 이상지혈증이 나타난다. 이것들이 복합적으로 작용해 동맥경화증을 일으킨다. 동맥경화증이 생기면 관상동맥에서는 협심증과 심근경색증을 일으키고 뇌동맥에서는 뇌졸중을 초래한다.

이러한 대혈관 합병증의 원인을 나무로 설명하면, 뿌리에 인슐린저항성이 있는데 여기에는 과음, 과식, 운동부족에 따른 복부비만(내장형 비만)과 유전, 스트레스 등이 기여한다. 우리나라 40대 이상 성인에서 겉으로는 별로 뚱뚱하지 않으면서 복부비만이 급속하게 늘어 당뇨병, 고혈압, 이상지혈증 등이 폭발적으로 증가하고 있다. 이들 질환군을 통틀어 대사성증후군(인슐린저항성증후군)이라고 한다.

비만의 원인으로는 다음과 같은 것을 들 수 있다.

① 쿠싱증후군

② 약물의 부작용: 피임약, 스테로이드, 신경안정제

③ 뇌종양(동반되는 증상: 두통, 시야장애, 구역질)

④ 유전

⑤ 과식과 운동부족

비만의 원인으로 유전적 요인도 중요하다. 부모가 비만하지 않은 경우 비만이 될 확률은 10%이지만 부모 중 한쪽이 비만인 경우 40%, 부모 모두가 비만인 경우 60~70%에서 비만이 된다. 따라서 부모가 비만인 경우 자식은 특별히 주의해야 한다. 유전적으로 기초대사율이 낮으며 지방세포의 수가 많고 크기도 크기 때문이다.

3. 비만을 자가측정하는 방법

비만하지 않아 보이는데 '마른 비만'인 사람들이 꽤 있다. 전체적으로는 뚱뚱해 보이지 않는데 체지방지수가 정상 수치를 넘어선 경우가 이에 속한다. 대표적으로 팔다리는 마르고 배만 볼록한 올챙이형 혹은 거미형 비만을 들 수 있다.

복부비만은 전체비만보다 위험할 수 있다. 평소 자가진단을 해서 '마른 비만'의 위험에 빠지지 않도록 조심해야 한다. 비만지수는 다음 수식에 따라 계산하면 된다. 이는 임상에서 가장 많이 사용하는 비만측정 방법이다.

1. 이상체중법(Modified broca's method)

가장 많이 쓰이는 계산방법이다.

비만도(%) = (실제체중/표준체중) × 100

표준체중 = (키(cm)−100) × 0.9

→ 120% 이상이면 비만, 120~140%이면 경도비만, 140~200%이면 중등도 비만, 200% 이상이면 고도비만

2. 체질량지수(Body mass index, BMI, Quetelet's index)

신장, 체중을 이용한 지수 중 체지방량과 가장 관련성이 높다.

체질량지수(kg/m²) = 체중(kg)/신장의 제곱(m²)

→ 서구사회에서는 25~29.9m²이면 과체중, 30kg/m²이면 비만으로 정의하지만, 우리나라를 비롯한 아시아 지역은 25kg/m² 이상을 비만으로 규정한다.

3. 카우프(Kaup)지수

2세 미만에서 많이 사용하는 방법으로 18 이상이면 비만이다.

체중(g)/신장(cm)² × 100

이 밖에도 부위별 비만을 알아볼 수 있는 측정법으로는 '허리−엉덩이 둘레비(Waist−hip ratio)'를 따져보는 방법이 있다. 복부나 허리의 둘레는 앞쪽에서 보아 몸통의 가장 좁은 부분 혹은 자연적인 허리선 부위에서 측정한다. 엉덩이 둘레는 엉덩이 뒤쪽으로 최대로 확장된 부위를 포함해 최대 둘레 부위에서 측정한다.

남자는 복부 지방이 더 많아 복부비만을 남성형 지방분포라고 한다. 여성은 둔부 지방이 더 많아 엉덩이 둘레가 더 큰 것을 여성형 지방분포라고 한다. 심혈관계 질환, 당뇨병, 고혈압, 고지혈증 같은 주요 비만 합병증은 복부 지방 증가와 관련이 있다. 남성은 WHR이 1.0, 여성은 0.85보다 크면 비만 합병증의 위험이 커진다. 병원에서는 피부주름 두께 측정법, 생

체전기저항 분석법 등을 사용해 비만도를 평가하기도 한다.

4. 비만은 어떻게 치료하나

❖ 생활습관 교정이 최선의 방법 ❖

비만의 가장 중요한 원인은 과식과 운동부족이기 때문에 식사와 운동 요법이 중요하다. 특히 비만 치료는 치료율이 5% 이하이고 실패율이 90% 이상이다. 단기간에 체중을 감량할 수 있으나 대부분 6개월 이후 체중이 다시 늘어난다. 따라서 비만 치료는 체중을 이상체중으로 줄이고 5년 이상 유지해야 성공했다고 정의한다.

비만 치료의 중요한 원칙은 절대로 체중을 급격히 감량해서는 안 된다는 것이다. 이는 요요증후군을 일으켜 오히려 체중을 더욱 증가시킨다. 살 빼기 비법은 없다. 꾸준한 식사요법과 운동요법에 전문의와 상의해 적

따라해야 할 습관	버려야 할 습관
밥을 천천히, 정한 양만 먹는다.	밥을 빨리 먹으며 폭식한다.
항상 식사시간을 지킨다.	일을 하면서, 길에 다니면서 먹는다.
음식을 깔끔하게 정리해둔다.	음식을 버리지 못한다.
항상 약간 모자란 듯 요리해서 먹는다.	인스턴트식품을 좋아한다.
스트레스를 받으면 먹지 않는다.	배고픔을 참지 못한다.
심심하면 재미있는 일을 찾는다.	심심하면 먹는다.
자꾸 움직인다.	움직이기 싫어한다.

절한 약물을 사용해야만 치료할 수 있다.

우선 앞의 표와 같은 습관을 들이려고 노력해야 한다.

❖ 감량 계획 짜기 ❖

목표설정

감량 계획은 개별적으로 짜야 한다. 통상 일주일에 0.5kg 감량을 목표로 하고 전체 체중감량을 현재 체중의 10%가 넘지 않도록 한다. 연령이나 건강 상태에 따라 개별적으로 치료해야 한다. 일주일에 0.5kg을 감량하려면 하루 에너지 섭취를 500kcal로 제한하거나 소모해야 한다. 소아나 노인은 무리하게 감량하려 하지 말고, 감량이 어려우면 현재 체중을 유지하는 정도로 한다. 둔부형 비만 환자보다는 복부형 비만 환자와 여러 가지 위험요인이 있는 환자는 감량을 적극적으로 시도해야 한다.

감량 시작

① 생활습관은 이렇게

ㅇ**음식을 살 때**: 시장은 식사 후 볼 것, 미리 목록을 정해서 살 것, 인스턴트식품은 사지 말 것

ㅇ**일상생활에서**: 음식을 보이지 않는 곳에 저장할 것, 한 끼에 먹을 수 있는 만큼만 만들 것, 정해진 시간과 장소에서만 식사할 것, 작은 용기를 사용할 것, 식사 후 곧바로 식탁을 떠날 것, 다른 사람의 권유에 따른 식사를 거절할 것, 불안하거나 우울할 때는 식사를 피할 것

○**식사습관:** 먹을 만큼만 담아서 먹을 것, 천천히 먹을 것, 그릇을 비우려고 애쓰지 말 것, 음식이 아깝다고 먹지 말 것, 책을 보거나 텔레비전을 보면서 먹지 말 것

○**영양 교육:** 음식물의 열량을 알 것, 실천 가능하게 열량의 섭취를 줄일 것

○**신체활동:** 많이 걸을 것, 계단을 이용할 것

② 식사습관은 이렇게

체중이 줄어들려면 첫째, 환자의 열량 요구량보다 적게 섭취해야 한다. 둘째, 영양 결핍에 빠지지 않도록 필요한 영양소가 충족되어야 한다. 셋째, 환자들이 장기간 실천할 수 있어야 한다. 감량 식사요법에는 저열량 식사요법, 초저열량 식사요법 등이 있는데, 의사의 처방에 따라야 한다.

식품	제한식품	허용식품
소고기	소갈비, 소꼬리	살코기, 장조림
돼지고기	삼겹살, 족발, 머리	살코기
닭고기	닭껍질	살코기
생선	뱀장어, 통조림	등푸른생선, 흰살생선
달걀	달걀프라이	달걀찜, 삶은 달걀
채소, 과일	사과, 배	오이

일반적 지침

○기름진 음식, 단 음식을 좋아하는 사람은 살찌기 쉬우므로 입맛을 바꾸는 것이 바람직하다. 될 수 있으면 기름기가 적고 달지 않게 먹는 것이

비만 예방에 매우 중요하다.

ㅇ단백질이 부족하면 신체기능을 제대로 할 수 없으므로 살코기, 흰살 생선, 달걀, 콩류를 적당히 섭취한다.

ㅇ튀김, 볶음, 부침 요리를 피하고 삶거나 찌거나 굽는 조리방법을 택한다.

ㅇ가공식품, 인스턴트식품, 패스트푸드, 스낵, 케이크, 아이스크림, 초콜릿, 사탕 등은 피한다.

ㅇ채소, 버섯, 해조류는 비타민, 무기질, 섬유질이 풍부하므로 많이 먹는다. 이들 음식은 특히 식이요법을 할 때 생길 수 있는 변비 예방에 좋다.

③ 운동은 이렇게

식사요법만으로 체중을 조절하는 것보다 규칙적인 운동을 병행하면 에너지 소모를 늘려 체지방을 줄이는 데 효과가 더 크다. 심한 비만증에서는 운동 능력이 제한되어 처음부터 심폐기능을 고려하지 않고 과다하게 운동하면 오히려 부작용이나 신체적 위험이 따른다. 운동의 종류, 강도, 시간, 횟수와 운동의 진행속도 등이 운동 계획에 포함되어야 하고, 연령과 다른 질환 유무, 심폐기능, 골관절 근육에 대한 평가도 고려해야 한다.

ㅇ**운동의 종류:** 유산소운동이면서 충격이 적은 운동이 좋은데, 에너지 소비가 효과적이며 관절에 무리가 가지 않기 때문이다. 걷기와 계단 오르기는 가장 쉽고 편리하게 할 수 있는 운동으로 손상이 별로 없다는 장점이 있다. 자전거타기, 수영 등도 권장하는데, 관절에 체중이 부하되지

운동별 열량소비량(kcal/hr)

운동	55kg	66kg	운동	55kg	66kg
걷기	230	313	등산	399	472
속보	290	264	수영	424	500
배드민턴	315	371	축구	448	529
자전거	327	386	농구	455	538
골프	278	329	조깅	508	600
탁구	230	271	스쿼시	700	826

않는 좋은 운동이다.

○**운동 강도**: 최대 운동능력의 60~70%로 한다.

○**운동 시간**: 체지방을 줄이려면 적어도 1회에 30~40분은 운동을 해야 한다.

○**운동 빈도**: 일반적으로는 일주일에 3~5회이지만 비만한 사람은 매일 하는 것이 좋다. 주당 최소한 900kcal 이상의 에너지를 소비할 수 있는 운동이 효과적이다. 산보를 1분에 110보 속도로 45분, 속보를 1분에 140보 속도로 30분, 조깅을 1분에 180보 속도로 15분, 수영을 400m 하는 것이 성인을 기준으로 약 200kcal가 소비되는 운동량이다.

5. 비만에 좋은 운동

사람은 동물이기 때문에 움직여야 한다. 하지만 적당한 운동은 인간에게 필수적이지만 어느 정도 이상은 신체적·생리적으로 스트레스가 된다. 즉, 몸에 좋은 운동과 나쁜 운동이 있다. 자신의 건강상태와 체력수준 그리고 체질에 맞는 알맞은 강도의 운동은 유익한 운동이지만 장시간 고강도 운동은 해로운 운동이다.

운동은 산소 섭취 유무에 따라 무산소운동과 유산소운동으로 구분한다. 운동 강도에 따라서는 고강도, 중강도, 저강도 운동으로 나눌 수 있다. 장시간 운동과 단시간 운동으로도 나눌 수 있다. 마라톤은 이 중에서 어느 경우에도 속한다. 물론 마라톤선수가 뛰는 것은 무산소, 고강도, 장기간 운동이지만 비전문가는 이를 자기 건강상태, 체력수준, 체질에 맞게 조절해야 한다.

장시간의 유산소, 저강도 운동을 할 때는 지방(유리지방산)을 사용하며, 단시간의 무산소, 고강도 운동을 할 때는 주로 탄수화물(글리코겐)을 사용한다. 당원이 어느 정도 소비되면 단백질을 영양소로 이용해 포도당을 만들어낸다. 일반인이 체력을 증진하는 운동선수가 목적이 아니라 체력을 유지하고 과잉 체지방을 줄이려는 것이 목적이라면 자신에게 알맞은 운동을 해야 한다.

이는 달리기를 할 때도 마찬가지다. 조깅이나 마라톤을 할 때도 이를 명심하여 자신에게 맞는 운동량과 거리를 정해야 한다. 초보자가 처음부터 몇 년간 운동해서 근육과 폐활량을 갖춘 사람처럼 운동하면 몸만 상한다. 특히 살을 빼고자 운동하는 사람은 체지방을 연소할 수 있는 60분 내외의 저강도 장시간 운동이 좋다.

글리코겐이 분해되어 에너지원으로 작용되는 갑작스러운 심한 운동 혹은 단시간의 고강도 운동은 관절염증, 심장장애, 돌연사를 초래할 수도 있다. 특히 당뇨병이나 고혈압, 고지혈증이 있는 사람은 동맥경화증이 있을 확률이 높다. 이때 운동을 하면 갑자기 혈액량이 많이 필요해져 허혈증상이 생기게 된다. 협심증이나 심근경색, 일과성 뇌허혈이 생길 수도 있다.

운동을 너무 심하게 하면 오히려 폐기능이 손상될 수 있다. 공기가 좋지 않거나 꽃가루나 먼지가 많은 곳은 특히 주의해야 한다. 마라톤선수들은 일반인에 비해 천식에 걸릴 확률이 3배 높다는 보고도 있다. 이는 호흡이 빨라지면서 많은 알레르기 분자가 기도를 따라 내려가기 때문으로 보인다.

훈련 강도가 높을수록 면역체계의 기능이 억압돼 감염위험이 커질 수도 있다. 즉, 무리한 운동은 오히려 건강을 해치기 때문에 땀이 조금 날 정도의 적당한 운동이 건강을 위해 좋다. 특히 달리기에 적응이 안 된 경우 무리하게 달리기를 하면서 가쁜 숨을 장기간 쉬게 되면 이산화탄소가 배출되지 않고 산소를 충분히 흡입하지 못해 숨이 많이 차게 된다.

이산화탄소가 증가하게 되면 이산화탄소의 뇌혈관 확장작용으로 두통이 온다. 이때 고혈압이 있는 환자나 뇌혈관이 좁아져 있는 사람은 뇌출혈을 일으킬 수도 있다. 따라서 달리기를 할 때는 코와 입으로 심호흡을 해서 이산화탄소 배출과 산소 흡입을 충분히 할 수 있도록 해야 한다.

달리기는 동물인 인간에게 중요한 활동이다. 하지만 무리하지 않게 해야 하며, 자신의 건강상태와 수준을 고려해 과하지 않게 해야 한다.

6. 비만 환자의 형태와 치료 사례

❖ 제니칼(지방흡수억제제)로 치료될까 ❖

사람들은 대부분 자기 체형에 불만이 많다. 이런저런 친구를 만나거나 친척을 만나면 으레 공짜 의료상담을 하게 되는데 이 중 반 이상이 비만에 대해 물어본다. 그런데 실제로 비만이 당뇨병, 고혈압, 동맥경화증, 지방간 등 성인병과 밀접히 관련되어 있기 때문에 비만 이야기를 진지하게 하다보면 한두 시간은 훌쩍 지나간다. 최근에는 진짜로 비만한 사람뿐 아니라 젊은 여자들도 비만에 관심이 많은데, 이는 비만을 미용 문제로 인식하기 때문이다.

좀더 날씬해져서 예뻐 보이고 싶은 욕망을 탓할 수는 없다. 하지만 비만 치료약인 제니칼이 엄청나게 팔리는 것을 보며 이상과열이 아닌가 싶을 정도로 걱정이 앞선다. 먼 친척이 전화해 제니칼을 구해달라거나 비쩍 마른 여자 후배가 제니칼을 먹게 해달라고 부탁한다. 하지만 의사로서 그 적응증을 고려할 때 참으로 난감한 경우가 많다.

과연 제니칼은 체중감량에 특효약일까? 비만 약물치료는 최근 급진적인 변화를 겪었다. 수많은 약이 발매되었다가 부작용으로 판매되지 못했다. 비만 치료약으로 공식허가를 받지 못했으나 암암리에 사용되는 약물도 많다. 미국 식품의약국(FDA)에서 공인한 약품은 올리스타트(orlistat, 제품명 제니칼)밖에 없다.

올리스타트는 스트렙토마이스 톡시트리시니(streptomyces toxytricini)에 의해 생성된 립스타틴(lipstatin)의 화학적 유도체로 췌장과 위의 리파아제를 억제함으로써 중성지방의 가수분해를 억제한다. 약용량 의존성으로 식이 지방의 흡수를 저하하며 하루 세 번 120mg씩 투여해 최대효과를 나타낸다. 이러한 작용으로 비만한 사람에게 체중 감소를 가져온다.

외국의 연구에 따르면 267명에서 하루 360mg을 1년간 투여한 뒤 체중이 8.5% 감소되었고, 30% 정도의 식이지방 흡수 억제를 나타냈으며, 96% 이상 대변으로 배설되었다. 하지만 부작용으로 설사, 복통, 대변을 못 참음, 지방변 등이 있었다. 5% 정도는 부작용으로 투약 중단을 경험하였다. 지방질의 묽은 대변과 지방용해 비타민의 흡수장애 등이 있었으므로 종합비타민이 보충되어야 한다.

현재까지 한국인을 대상으로 한 연구는 진행 중이어서 그 결과가 주목되고 있다. 하지만 한국인은 평균 식사에서 지방 함량이 30% 이하이며, 탄수화물이 60% 이상인 곡물 위주 식습관이어서 지방흡수 억제 효과가 어느 정도 나타날지 의문스럽다. 오히려 20~25%의 적당한 지방 섭취는 권장하는 식사 습관이다.

실제로 한국인의 복부비만은 서구인처럼 과다한 지방 섭취 때문에 오는 것이 아니다. 밥을 많이 먹거나, 술과 안주를 많이 먹거나, 과일을 많이 먹는 식습관이 주된 원인이다. 즉, 우리 몸에 축적되어 있는 지방은 지방을 많이 섭취해서 생긴 것이 아니라 여분의 탄수화물이 지방으로 전환되어 생긴 경우가 많다. 따라서 실제 비만의 원인이 과식에 있는지 운동 부족과 스트레스에 있는지 냉정히 판단해야 한다.

비만 치료에서 중요한 것이 운동요법이므로 제니칼만 먹는다고 해서 체중이 빠지는 것은 아니다. 비만 치료 약물은 여러 부작용이 있을 수 있으므로 비싼 제니칼이 효과가 있는지 비만 전문의사와 반드시 상의한 뒤 복용해야 한다.

특히 비만의 약물치료는 치료의 적응증과 시기, 장단기 요법 등에 관해 아직 정확하게 정립되지 못했다. 비만 치료 약물은 식이요법과 육체적 활동을 포함하는 포괄적인 체중감량 프로그램의 일부로만 사용해야 한다.

또한 비만 전문의사의 지속적인 모니터가 필요하다. 반드시 생활방식의 변화를 동반해야 하며, 약물치료의 효력과 안전성을 위해 계속해서 점검해야 한다. 제니칼은 결코 비만에 특효약이 아니다. 반드시 식사요법과 운동요법을 동반해야 한다. 특히 우리나라에서 제니칼의 효과가 연구될 때까지는 조심스럽게 사용해야 한다.

❖ 술과 비만은 어떤 관계일까 ❖

비만형 술배

회사원 김씨(42세, 남성)는 대기업 부장이다. 영업부서에서 근무하기 때문에 술을 접대할 일도 많고 접대를 받을 때도 많다. 김씨는 대학시절과 군대시절에 키 173cm에 몸무게 55~57kg으로 빼빼한 편이었다. 그런데 직장생활을 시작한 뒤 체중이 점점 늘더니 최근에는 몸무게가 90kg까지 되었다. 허리둘레는 38인치다.

김씨는 술을 좋아하는 편이지만 자신이 알코올중독이라고 생각하지는 않는다. 술을 안 먹어도 별다른 증상이 없기 때문이다. 하지만 업무상 회

식이 잦을 뿐 아니라 친구들도 많이 만나는 편이기 때문에 일주일에 3~4일은 술을 마신다. 주량은 폭탄주 7~8잔, 소주 2병 정도다.

김씨는 술을 먹기 전 고깃집이나 횟집에서 충분히 식사하며, 집에 와서는 자정 무렵 밥을 또 먹는다. 술을 먹은 다음 날 아침이나 점심은 속이 출출해서 평소보다 밥을 더 많이 먹는다. 항상 피로감이 있던 터에 직장에서 신체검사를 했는데 당뇨와 고혈압이 있다고 해서 병원을 방문하였다.

김씨는 당뇨병이나 고혈압이 있는 30~40대 이상 남성의 평균 모습이다. 김씨의 칼로리 섭취량을 계산해보면, 저녁식사와 야식으로 적어도 800~1,000kcal(60kg 성인 남성의 하루 적정 칼로리 섭취량은 30~35kcal/kg으로 1,800~2,000kcal)를 섭취하였다. 또 술로 800~1,000kcal(맥주 1컵 100kcal, 위

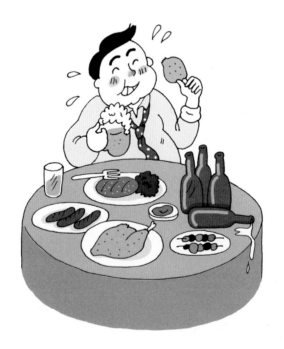

스키 1잔 100kcal, 소주 1.5잔 100kcal)를 섭취했다.

술은 저혈당을 유발해 공복감을 주기 때문에 밤에나 그다음 날 식사를 더 많이 하게 한다. 게다가 김씨처럼 운동도 거의 하지 않고 스트레스도 많이 받는 직장인이라면 성인병이 없는 것이 오히려 이상한 일이다. 김씨는 그래도 당뇨병과 고혈압이 발견되어 병원에 왔으니 다행이다. 그렇지 않으면 과로사나 돌연사로 불행한 일이 생겼을지도 모른다.

영양실조형 술배

목수일을 하는 박씨(49세, 남성)는 키 168cm, 몸무게 54kg으로 마른 편이지만 허리는 34인치로 복부비만이다. 박씨는 한 달에 20일가량 일하는데 이때 점심에 소주 1병, 일 끝나고 나서 소주 2~3병을 마신다. 일이 없을 때도 저녁에 반주 삼아 소주 2~3병은 마신다. 술은 시장기가 돌 때 김치나 멸치를 안주 삼아 먹는다.

박씨는 젊었을 때나 지금이나 체중 변화는 거의 없지만 팔다리는 가늘어지고 배는 자꾸 나오는 것 같은 느낌이 있었다. 그런데 최근 갑자기 체중이 3~4kg 빠지고 물을 많이 마시며 소변을 많이 보았다. 병원에서 검사해보니 혈당이 435mg/dL로 나와 입원해서 인슐린 치료를 받고 있다.

박씨는 술로 몸이 망가진 대표적인 사례다. 술은 텅 빈 칼로리라고 하는데 다른 필수영양소는 갖고 있지 않지만 열량은 7.9kcal/g(탄수화물 4kcal/g)로 높다. 따라서 박씨처럼 다른 안주를 먹지 않거나 식사를 하지 않고 술만 먹으면 술기운에 열량이 있어 일하는 데 힘은 나지만 단백질 섭취가 안 되기 때문에 팔다리가 점점 가늘어진다. 또 여분의 알코올은 지방으로 전환되어 내장지방으로 축적된다. 탄수화물 위주로 식사하고 술을 많이 먹게 되는 유흥업소에 종사하는 아가씨들의 술배가 이런 경우라고 할 수 있다.

단백질이나 미네랄, 비타민 등이 부족하기 때문에 근육도 없어지지만 인슐린을 분비하는 췌장 내 베타세포도 없어지기 때문에 당뇨병이 잘 생긴다. 그리고 일단 생기면 평생 인슐린 주사를 맞는 경우가 많다.

술은 적당히 마시면 혈액순환에 좋고 좋은 콜레스테롤을 증가시켜 동맥경화증을 예방한다. J곡선이라고 해서 아주 안 먹는 사람이 적당량 먹는 사람보다 사망률이 높지만 적당량을 넘어서면 사망률이 급격히 높아진다. 하지만 웬만하면 술을 먹지 말라고 한다. 적당한 주량이란 소주 3잔, 위스키 2잔, 맥주 2컵인데 이른바 주당들은 이 정도만 먹지 않는다는 것을 잘 알기 때문이다.

❖ 과일만 먹는데 왜 배가 나올까 ❖

가정주부 김씨(45세, 여성)는 키 160cm, 몸무게 68kg이다. 결혼하기 전에는 몸무게가 42~43kg이어서 다들 애나 제대로 낳을 수 있을지 걱정하였다. 하지만 첫째를 낳고 5kg 정도 몸무게가 늘었고, 둘째를 낳고도 5kg 정도 몸무게가 늘었다. 그래서 몇 차례 다이어트를 하였으나 번번이 실패하고 오히려 배만 자꾸 나와서 걱정이 많다.

김씨의 하루 식단은 대강 이렇다. 아침식사로 밥 1공기와 김치, 나물 종류를 먹는다. 점심식사는 2~3시경 간단하게 국수나 밥을 1그릇 정도 먹는다. 오후 간식으로 인절미나 감자부침개, 과일 등을 먹는다. 저녁은 살이 찐다고 안 먹지만 과일을 워낙 좋아해서 겨울에는 귤을 5~6개, 여름에는 참외, 사과, 배 등을 2~3개 먹는다.

김씨는 끼마다 밥과 전쟁하는데도 살이 빠지기는커녕 가끔 한 번씩 폭식할 때마다 체중이 1~2kg 느는 것 같아 걱정을 많이 했다. 다행히 당뇨나 고혈압은 없었으나 내당능장애와 골결핍이 심하였으며, 가벼운 빈혈 수치를 보였다.

우리나라의 식생활은 곡류 위주로, 당질 섭취가 1970년대 총섭취 열량의 80%를 차지한다. 현재는 서구화·도시화로 식생활 구조가 변화되어 점차 당질 섭취가 줄어들고 있지만 아직 곡류 위주의 식생활이 계속되고 있다.

위에서 곡류 위주 식사패턴의 한 예로 가정주부 김씨의 하루 식단을 제시하였다. 김씨는 본인이 적게 먹는다고 생각하지만 하루 1,800~2,000 kcal를 섭취하고 있다. 이 중 당질은 80% 정도를 차지하고, 단백질은 10%, 지질은 10% 정도를 차지한다. 이와 같이 과다 섭취한 당질은 체내에서 중성지방으로 바뀌어 복부비만을 일으킨다.

또한 탄수화물은 위 배출시간이 짧기 때문에 반동성 저혈당증이 와서 더 자주 허기를 느끼게 된다. 따라서 김씨가 식사 때마다 허기를 참느라 고생하는 것은 당연하다. 김씨는 이러한 탄수화물 위주의 식사 외에도 과일을 많이 먹는다. 과일은 일반적으로 수분함량이 많고(80~90%) 단백질과 지방함량은 대단히 적지만 다른 미네랄이나 비타민은 많이 들어 있어 적당히 먹으면 좋다. 하지만 당질이 10% 정도 들어 있어 너무 많이 섭취하면 복부비만을 일으킨다.

우리나라 여자들 중에서 과일로 배를 채우면서 과일은 살이 찌지 않는다고 잘못 알고 있는 사람이 많다. 예를 들면, 중간 크기의 귤 1개는 50kcal, 배 1개는 150kcal, 사과 1개는 100kcal, 참외 1개는 100kcal, 수박 1쪽은 50kcal 정도가 된다. 따라서 과일로만 하루에 300~400kcal를 섭취하고 있다.

탄수화물 위주로 식사하는 김씨는 설탕, 포도당 같은 단순 당질을 많이 섭취하지만 다른 필수영양소는 갖고 있지 않은 텅 빈 칼로리다(단백질과 지방이 부족하다). 따라서 오히려 부분적인 영양결핍을 초래해 팔다리는 가늘어지면서 배는 자꾸 나와 거미 같은 인간이 된다. 특히 김씨는 여러 번 체중감량을 시도하였으나 실패했기 때문에 기초대사량이 떨어져 있어 적은 열량 섭취에도 체중이 늘게 된다.

올바른 식사 섭취 패턴은 당질 대 단백질 대 지질의 섭취비율이 60~65 대 15 대 20~25다. 김씨는 과다한 당질, 특히 과일 섭취를 줄이고 동시에 양질의 단백질 섭취를 늘리는 것이 바람직하다. 결론적으로, '영양'이라는 현상은 절대적으로 식사의 균형성에 준해 성립된다는 것을 잊어서는 안 된다.

생리적 기능을 향상하고 각종 성인병을 예방하기 위하여 당질과 섬유소 섭취를 조절할 때는 반드시 양질의 단백질·지질·무기질·비타민류 등 각종 중요한 영양소 섭취를 염두에 두어야 한다. 어느 것이 좋다고 편중되게 섭취하면 결코 좋지 않다.

김씨는 젊었을 때부터 유제품이나 단백질을 워낙 적게 섭취해 빈혈도 있었으며, 골다공증이 곧 생길 것으로 보인다. 김씨는 균형 잡힌 식사와 운동을 해야 하며, 비만 전문의와 상의해 약물 등의 도움을 받아 서두르지 말고 살을 빼야 한다. 그렇지 않고 또다시 섣불리 다이어트를 하면 건강을 해칠 우려가 크다. 하느님은 인간의 몸을 음식을 골고루 먹어야 제대로 작동하도록 만들었다.

❖ 살 빼기 성공률은 5% 미만 ❖

군에서 계급이 장군이었던 고씨와 얘기할 기회가 있었다. 고씨는 키는 175cm였지만 몸무게가 95kg이었다. 고씨는 임관할 때는 70~72kg으로 아주 보기 좋은 몸매를 갖고 있었지만 중대장을 마치고 참모생활을 하면서 체중이 불기 시작하였다. 업무가 많아 스트레스를 받으면 식욕이 왕성해져 많이 먹고, 바쁘니까 운동도 제대로 못하게 되어 순식간에 7~8kg이 늘어난 것이다.

이때부터 끝없는 살 빼기 전쟁이 시작되었다. 식사량을 줄이는 일부터 시작하여 초기 2~3개월에 3~4kg 빠지는 성과를 거두었다. 그러나 군부대 특성상 계속된 스트레스에 회식을 몇 차례 하고 나면 오히려 2~3kg이 더 찌는 악순환이 되풀이되었다. 그러다보니 체중을 빼겠다고 결심한 후 오히려 1년 만에 5~6kg이 더 늘었다.

고씨는 상관과 동료들에게서 뚱뚱하다는 얘기도 심심찮게 들어온 터라 교육을 위해 학교에 가게 되어 시간이 나자 단칼에 살을 빼고자 단식에 들어갔다. 독하게 마음먹고 3주간 물과 간단한 채소류만 먹었더니 몸무게가 6~7kg 빠졌다. 기쁜 마음으로 단식을 끝내고 정상생활로 돌아왔으나 이후 순식간에 10kg이 다시 늘어 급기야 90kg을 넘기게 되었다. 이제 살 빼기는 거의 포기한 상태인데 문제는 과다한 체중으로 당뇨와 고혈압이 생겼다는 것이다.

이와 같은 사례는 우리가 흔히 볼 수 있다. 병원에서 근무하는 인턴과 레지던트 가운데도 이와 같은 사례가 많다. 특히 수술하는 외과 쪽 전공의들은 아침 일찍 드레싱을 하고 회진한 뒤 바로 수술방에 들어간다. 그리고 오후에 나와 곧바로 수술환자 상태를 보러 회진하고 나면 8~9시가 되는 경우가 많다. 너무 힘들고 한 끼도 못 먹은 상태에서 2~3인분을 한꺼번에 먹는 경우가 많다. 이런 상태에서 살이 쪄서 틈틈이 다이어트로 조절해보지만 불규칙한 식사와 스트레스로 오히려 체중이 더욱 불어나 전공의를 마칠 무렵이면 10~15kg 늘어나 있게 된다.

비만 치료는 크게 나누면 초열량식사요법, 운동치료, 행동치료, 약물요법, 수술요법 등이 있다. 과거에는 물론 지금도 비전문가들은 이런 치료를 각각 개별적으로 시행하면서 자기 방식이 최상의 방법인 양 선전하는데 이는 아주 잘못된 것이다.

현재 미국비만학회는 초기에 식사요법, 운동치료, 행동치료를 동시에 해야 한다고 제시한다. 여기에 비만 합병증이 있거나 위의 치료에 반응이 없는 환자에게 약물치료를 첨가하도록 제시한다. 체중은 2~3개월부터 감량되기 시작해 6개월까지 많이 감량되지만 더 중요한 것은 체중감량 상태를 유지하는 것이다.

대부분 체중감량 상태를 유지하지 못하고 오히려 체중이 더 늘어나는 요요증후군을 보이게 된다. 그래서 비만 치료 성공률은 현재까지 5% 미만으로 보고되고 있다. 또 감량된 체중을 최소 2년간 유지해야 치료에 성공하였다고 판단한다.

환자들은 살 빼기에서 입체작전을 펼쳐야 하는데 식사요법, 운동요법, 행동치료, 약물요법을 충분하게 지속되도록 해야 한다. 단식하거나 불규칙하게 식사하면 오히려 몸 상태가 동면하는 동물처럼 되어 기초대사율을 낮추고 기아에 대비해 영양분을 가장 효율이 좋은 지방으로 바꾸어 축적하게 된다. 즉, 섣불리 살을 빼려다 실패하면 물만 먹어도 살이 찌는 요요증후군 상태가 된다.

체중을 감량한 뒤 유지가 안 되는 가장 중요한 이유는 비만한 환자는 포만중추의 조절점(set point)이 높게 설정되어 있기 때문이다. 그래서 살을 뺄 때 적게 먹던 식사량이 계속 유지되지 않는 경우가 많다. 이런 경우 행동치료를 하면서 식욕을 억제하는 약제를 지속적으로 복용해야 한다. 다시 강조하지만 살 빼기는 지름길이 없을 뿐만 아니라 입체적 · 지속적으로 해야 한다. 그리고 더욱 중요한 것은 수성하는 것이다.

❖ 내장지방을 빼야 ❖

우리는 대개 건강을 이유로 살을 빼려고 한다. 하지만 최근에는 비만을 질병의 관점이 아니라 미용의 문제로 인식해 피하지방 흡인술을 많이 한다. 세계보건기구(WHO)에서 건강(health)이란 육체뿐만 아니라 정신도 포함한다고 했으므로 피하지방을 빼고 행복을 느낀다면 쌍꺼풀을 수술하는 것과 다를 바 없다고 본다. 하지만 피하지방보다는 내장지방이 비만 관련 질병과 연관되어 있으므로 이에 관련된 사례를 얘기해보겠다.

이씨는 38세 회사원으로 키 169cm, 몸무게 78kg의 탄탄한 몸매를 가지고 있다. 주위에서 심심찮게 뚱뚱하다는 얘기를 듣던 터에 체질량지수가 27.3kg/m²로 이상체중의 126%나 되는 것을 알고는 체중감량을 하려고 마음먹었다.

이씨는 태어날 때 정상체중이었으며, 어려서부터 운동을 좋아해 테니스, 수영, 등산 등 못하는 운동이 없을 정도로 만능 스포츠맨이다. 종합검사를 한 결과 당뇨와 고혈압이 없고 피검사에서도 모두 정상이었으며, 체지방률도 23%로 정상이었다. 따라서 이씨는 살을 뺄 필요가 없으며 이대로 운동을 규칙적으로 하면 앞으로도 문제가 없을 것이다.

복부비만은 피하형과 내장형 두 가지가 있다. 피하형은 복벽 아래에 지방이 쌓이는 것으로 성장기 청소년에게서 나타난다. 내장형은 복강 내 내장 사이를 가르는 장간막에 지방이 쌓이는 것으로 성장기나 젊어서는 말랐던 사람이 30대 이후 체중이 늘 때 팔과 다리 등은 가냘프면서도 뱃속에 지방이 축적되는 것이다.

우리나라의 중년 이후 사람들은 영유아기에 우유도 못 먹고 사춘기 때 고기도 많이 못 먹은 상대적 영양결핍 시기를 거친 경우가 많다. 이들은 팔, 다리 등 전체적인 근골격이 빈약한데, 중년 이후 상대적인 영양과잉과 운동부족으로 살이 찐다. 이때 주로 복부비만으로 나타난다. 피하형과 내장형 비만은 컴퓨터단층촬영(CT)을 이용하면 정확하게 구별할 수 있다.

복부비만이 성인병으로 발전하는 과정을 살펴보면, 복강 내 지방세포는 지방질을 쉽게 축적하고 분해하는 특성이 있어 뱃살이 쉽게 불어나고 혈액에는 지방산을 많이 분비한다. 지방산이 혈액에 분비되면 그 첫 반응으로 근육이나 간장에서 인슐린의 효과가 떨어진다. 인슐린은 신체의 각 세포에 에너지원인 포도당을 들여보내는 구실을 하는데 혈중에 지방산이 높아지면 세포는 포도당 대신 지방을 받아들이게 되어 포도당 유입이 방해받게 된다. 이를 의학적으로 인슐린저항성이라고 한다.

인슐린저항성으로 포도당이 소비되지 않으면 혈중 포도당이 높아진다. 이렇게 되면 췌장의 베타세포가 자극을 받아 인슐린 분비가 촉진되어 혈중 인슐린 수치가 높아진다. 이를 고인슐린혈증이라고 한다.

혈액 속의 인슐린 수치가 높아지면 신장의 염분배출이 줄어들어 체내에 축적되고 교감신경이 자극을 받아 심장박동이 촉진되거나 혈관이 수축되어 고혈압이 생긴다. 혈중의 포도당 수치가 계속 올라갈 때 췌장의 베타세포가 인슐린 분비기능을 감당하지 못하면 인슐린비의존형 당뇨병이 발병한다.

고인슐린혈증이 되면 혈중의 중성지방농도를 높이고 인체에 유익한 콜레스테롤(HDL-C)의 농도를 낮추는 이상지혈증이 발병한다. 이것들이 복합적으로 작용하여 동맥경화증을 일으킨다. 동맥경화증이 생기면 관상동맥에서는 협심증과 심근경색증을 일으키고 뇌동맥에서는 뇌졸중(중풍) 같은 무서운 합병증을 초래하게 된다.

실제로 이씨는 허리가 35인치로 두꺼워졌지만 CT 촬영 결과 대부분 피하지방이고 내장지방은 많지 않았다. 일본의 스모선수들이 이런 유형이다. 이들은 엄청난 비만 환자지만 어릴 때부터 운동과 더불어 체중을 늘려왔기 때문에 대부분 피하지방으로 구성되어 있다. 이런 사람이 금식해서 살을 **뺀**다면 소중한 근육만 잃어버리고 별로 나쁘지도 않은 피하지방만 조금 **빼**내어 실제로는 건강만 상하게 된다.

7. 살이 찌지 않으려면

❖ 어떤 사람이 살찌기 쉬운가 ❖

옆집에 사는 강씨 부부의 아홉 살 된 아들은 몸무게가 50kg이 넘는다. 이 아들이 학교에서 친구들에게 뚱뚱하다고 놀림을 받자 강씨는 어떻게 하면 살을 **뺄** 수 있는지 물어왔다. 그러면서 강씨는 아들이 그렇게 많이 먹는 편도 아닌데 왜 살이 찌는지 모르겠다고 했다. 아내가 조기분만을 하는 바람에 아들은 태어날 때 몸무게가 2.7kg밖에 안 되었다고 했다.

한데 강씨 부부의 몸을 보고 일단 비만의 원인을 유전성으로 어느 정도는 판단하였다. 남편이 키 172cm, 몸무게 85kg으로 거구였고 아내도 키 158cm, 몸무게 65kg으로 비만했다. 이렇듯 가족적으로 비만한 경우 아이는 생후 2~3세부터 비만이 나타나 6세 때 성인에서의 비만도를 80% 이상 반영하는 것으로 되어 있다. 이 아이도 2~3세 때부터 통통하더니 6세 때에는 확연히 비만 아동이 되었다고 한다. 아직까지 사람에게서 비만 유전자가 명확히 발견되지는 않았으나 주로 기초대사율이 낮은 원인이 그중 한 가지로 제시되고 있다.

기초대사율은 생명유지에 필요한 최소한의 대사율이다. 여기에 섭식 후 식품의 소화, 흡수, 분배에 필요한 에너지량을 포함시키면 안정 시 대사율이 되는데 통상 안정 시 대사율을 많이 사용한다. 몸무게가 70kg인 남자의 경우 하루 약 1,500kcal를 소비해 하루 에너지 소비량의 60~75%를 차지한다. 통상 남자는 1.0kcal/hr/kg, 여자는 0.9kcal/hr/kg을 소비하는 것으로 되어 있다.

이 기초대사율은 유전적으로도 정해지지만 평소 운동량에 따라서도 많이 변화한다. 조금만 먹어도 살이 찌는 사람은 기초대사율이 낮은 경우다. 그 밖에 포만중추의 포만 역치가 높게 세팅되어 있어 유전적으로 많이 먹는 경우도 생각할 수 있다. 간단히 말해서 먹는 양이 소비하는 양보다 많을 때 지방으로 축적되어 살이 찌는 것이다. 유전적으로 비만이 생기기 쉬운 체질이라도 적게 먹고 활동을 많이 하면 비만이 안 생길 수도 있기 때문에 너무 낙담할 필요가 없다.

요즘에는 유전적이라고 생각했던 것이 태아기나 영유아기의 영양상태와 관련이 있다는 주장이 제기되고 있다. 1992년 헤일즈와 바커라는 영국 의사가 출생 시 체중과 성인병·비만의 관계를 조사하여 발표하였다. 이에 따르면 출생 시 저체중아가 성인병·비만과 밀접하다고 한다.

이에 대한 실례로, 제2차 세계대전 당시 나치는 1944년 9월부터 다음 해 5월까지 서부네덜란드를 봉쇄하였는데 이 기간의 일부 또는 전부 동안 태아였던 남성들은 뚜렷한 패턴을 나타냈다. 그들의 어머니가 임신 첫 3개월(1945년 3~5월) 동안 굶주렸다가 그 뒤 충분한 음식을 섭취했을 경우 태어난 남자아기들은 정상적인 상황에서 태어난 아기보다 체중이 더 나가고 키가 더 크며 머리가 더 컸다. 그들은 성인이 됐을 때 비만이 될 확률이 높았다.

그들의 어머니가 임신 마지막 석 달 동안만 굶주렸다면(예컨대 1944년 11월 태어난 경우) 대개 그들은 어른이 돼서도 날씬한 상태를 유지했으나 복부비만을 많이 갖게 되었다. 그 과정을 추정해보면, 음식물을 적게 섭취하면 태아는 이른바 '검약성 표현형'을 발달시켜 신진대사 패턴을 모든 칼로리를 비축하도록 설정한다. 이는 태아기에 영양부족으로 식욕조절 장치가 "언제 기아가 닥칠지 모르니 무엇이든 섭취하고 비축하라"는 세팅으로 맞춰졌기 때문이다.

태아 초기의 영양과다는 "과하게 섭취할 필요가 없다"는 쪽으로 세팅을 하게 된다. 임신 후반 영양부족을 겪은 태아는 지방세포 수가 적을 수 있다. 그에 따라 출생 후 비만이 될 확률이 줄어들지만 성인이 되어서 영양분을 과잉 섭취할 경우 좀더 쉽게 복부비만이 되는 것이다. 따라서 양친이 비만이거나, 저체중으로 태어났거나, 어릴 때 약골이었거나, 성인이 되어 살이 찐 사람은 비만, 특히 복부비만을 조심해야 한다.

❖ 단백질은 어떻게 해야 하나 ❖

최 부장(42세 남자, 172cm, 78kg)은 보통 아침에 밥 한 공기에 국과 김치로 식사를 한다. 점심에는 회사 근처 식당에서 국수 또는 냉면으로 식사를 하고, 저녁은 집에 와서 밥 1공기와 김치, 몇 가지 밑반찬으로 식사를 한다. 이처럼 평소에는 탄수화물 위주로 식사하지만 고기도 좋아해 일주일에 한두 번은 저녁에 회사 동료나 친구와 불고기나 삼겹살 2인분 이상을 먹으면서 소주를 한두 병 마신다. 회사일로 바빠서 운동은 별로 하지 못하는데, 최근 1년간 배가 나오고 체중이 5kg이나 늘었다.

최 부장은 최근 피로감이 심하고 일에 대한 의욕이 떨어졌으며 직장 신체검사에서 혈압이 높으니 살을 빼라는 얘기를 들었다. 그래서 최 부장은 기름진 음식은 철저히 줄이고 외식마저 삼갔는데 오히려 뼈마디가 아프고 속이 쓰리며 힘이 더 없어졌다.

우리 몸의 세포는 물을 제외하면 대부분 단백질로 되어 있다. 이처럼 단백질은 매우 중요한 영양소로 팔다리의 근육, 위장, 심장, 간장과 혈액, 각종 효소, 호르몬, 항체, 체액과 산-염기 균형 유지 등 중요한 기능을 담당한다. 그런데 이렇듯 몸을 구성하는 단백질은 그대로 정체되어 있는 것이 아니라 항상 일정한 속도로 분해되어 소실되고 동시에 이를 보완하기 위한 합성작용도 계속 일어난다.

체내에서 분해되는 단백질은 대변, 소변, 땀으로 체외로 배설된다. 그 밖에도 피부표면의 소실, 손톱·발톱·모발 등에 의한 손실도 일어난다. 또한 식도에서 항문에 이르는 9m의 소화관 내막(점막)도 하루에 4분의 1씩 탈락과 재생이 반복된다. 이 과정에서도 단백질이 필수 구성성분이기 때문에 매일 단백질을 충분히 섭취하지 않으면 위벽이 손상되어 식전 또는 음주 후 속쓰림 등이 나타난다. 따라서 식사로 단백질이 적절히 보충되어야 한다.

음식으로 공급된 단백질은 이용되고 남으면 몸에 저장되지 않고 소변으로 배설되므로 매일 적어도 한 끼는 양질의 단백질(고기, 생선, 콩 등)을 일정량 섭취해야 한다. 최 부장은 평소 단백질이 부족하며 외식으로 가끔 육식을 많이 하지만 이것이 저장되지 않기 때문에 결과적으로 단백질이 균형 있게 공급되지 않았다. 게다가 운동부족으로 체중이 늘어 심한 피로를 느끼게 되었다.

단백질을 구성하고 있는 아미노산은 20가지다. 이 중 인체에서 합성하지 못하는 8가지 아미노산을 필수아미노산이라고 하는데 이는 반드시 식사로 섭취해야 한다. 단백질이 영양학적으로 질이 좋다는 것은 우리 몸에 필요한 필수아미노산이 고르게 충분히 들어 있다는 뜻이다.

필수아미노산이 한 가지라도 없으면 체내의 단백질이 합성이 안 되어 건강에 미치는 영향이 대단히 크다. 특히, 우리나라 성인의 20~30%는 채식 위주 식습관을 가지고 있거나 단백질 섭취 습관이 잘못 들어 양질의 단백질이 제대로 공급되지 않는다. 이러한 단백질 부족으로 OECD 국가 중 결핵 유병률이 가장 높고 아직도 상부 소화기질환(위염, 위하수), 여러 가지 감염증 등이 건강을 위협하고 있다.

우리나라 식생활에서 단백질을 질적으로 보강하는 방법은 곡류와 두류의 혼식, 곡류와 동물성 식품의 동시 섭취를 들 수 있다. 주로 곡류에 부족한 아미노산은 쌀과 콩류를 혼합하거나 동물성 식품을 함께 섭취함으로써 보강할 수 있다. 하지만 동물성 단백질이 몸에 좋다고 해서 너무 많이 먹으면 경제적으로도 손해(고기 1kg 생산에 곡물사료 7kg 필요)일 뿐만 아니라 통풍이나 골다공증이 오기 쉽다. 당뇨병 환자에서는 신장합병증을 일으키고 육류, 달걀 등에 포화지방산과 콜레스테롤이 많이 들어 있어 동맥경화증(심장병, 중풍)의 원인이 된다.

따라서 비만을 치료한다면서 그렇지 않아도 부족한 단백질을 줄이면 건강은 오히려 나빠진다. 최 부장은 탄수화물을 과도하게 섭취하고 운동이 부족해서 비만해진 것이지 고기를 많이 먹어서 비만해진 것이 아니다. 단백질과 지방은 적게 먹어도 안 되지만 너무 많이 먹어도 문제다.

8. 살을 빼려면

❖ 살이 빠지는 데도 순서가 있다 ❖

스물여덟 살인 권양은 키가 161cm, 몸무게가 84kg인데, 고등학교 때부터 살이 쪘다. 여러 차례 살을 빼려고 시도하였으나 한 일주일은 어느 정도 진행되지만 번번이 식욕을 억제하지 못하고 실패하였다. 2~3kg 빠졌다가 오히려 체중은 늘고 팔다리는 가늘어졌다.

그러다가 단식원에 가면 한 달에 10kg을 뺄 수 있다는 얘기를 듣고 단식원에 들어갔다. 그곳에서 물과 채소류 위주의 초열량식사(600kcal)를 하였는데 이틀 만에 3~4kg이 빠졌다. 이후 일주일간은 하루에 0.5~1kg씩 빠져나갔는데 점점 힘이 들어 운동을 할 수 없었다. 10일 정도 지나니까 몸무게가 7~8kg 빠져 힘은 들었지만 매우 만족스러웠다.

하지만 일주일 정도 더 지났으나 몸무게는 거의 변하지 않으면서 기운이 빠지고 끼니마다 허기가 져서 고통스러웠다. 힘이 들어도 몸무게가 줄면 참겠는데 몸무게는 거의 변동이 없고 기운이 빠져 운동도 할 수 없었다. 하루하루가 너무 힘들어 급기야 4주째 거의 탈진상태에서 집으로 돌아왔다. 이후 집에서 죽과 고기를 며칠 먹었더니 금방 3~4kg이 늘었다. 식사조절을 한다고 하였으나 한 달 만에 오히려 평소 체중보다도 1~2kg이 더 늘었다.

권양은 금식하거나 단식투쟁할 때와 유사한 경로를 거쳤는데 우리 몸은 금식을 하면 제일 먼저 당원(glycogen)을 분해해 영양분(혈당)을 공급한다. 당원은 간에 300~400g, 근육에 700~800g을 평균적으로 저장하고 있는데 수분을 3~4배 함유하고 있다. 우리가 흔히 사우나에서 땀을 빼면 2~3kg이 빠졌다고 좋아하면서 음료수에 빵을 먹는데 이는 살이 더 찌는 요인이다. 당원이 가수분해되면서 수분이 증발해 빠진 것이지 지방이 빠진 것이 아니다.

씨름선수가 경기 후 몸무게가 3~4kg 빠진다는 것이나 육체노동을 한 후 얼굴이 해쓱해지는 것 또한 당원이 분해되고 탈수돼서 온 현상이지 살이 빠진 것이 아니다. 금식이 이틀째 접어들면 당원이 거의 고갈되어 근육을 분해해 영양분(혈당)을 공급하게 되는데 이 기간이 일주일 정도라고 보면 된다.

우리 몸의 영양소는 탄수화물과 단백질이 4.1kcal/g의 열량을 내고 지방이 9.8kcal/g의 열량을 낸다. 따라서 탄수화물과 단백질이 영양소로 이용될 때는 체중이 급격히 빠지지만 지방은 매우 더디게 빠진다. 특히 지방은 수분을 거의 함유하지 않기 때문에 지방 1kg이 빠지려면 9,800kcal를 소비해야 한다. 성인이 하루에 1,800~2,000kcal를 섭취한다고 할 때 최소한 5일은 굶어야 한다.

하지만 운동하지 않고 앉아서 굶기만 하면 단백질이 60~70% 빠지고 지방은 30~40%의 비율로 소비된다. 운동을 계속하면 근육은 자극에 의해서 유지되기 때문에 근육 소실량을 많이 줄일 수 있다. 그래도 근육 30~40%에 지방 60~70% 비율로 빠진다. 따라서 금식 일주일이 지나면 체중 감소 속도가 매우 더디게 된다. 이때 몸에서는 생명의 위험 신호로 먹어야 한다는 신호가 매우 강하게 나온다.

비만 치료는 대부분 3~4주 때 포기하게 된다. 문제는 3~4주 때 금식을 포기하면 몸은 기초대사율을 마치 동면하는 동물처럼 아주 낮게 세팅하고, 들어오는 영양분은 최대한 영양저장소에 가장 효율이 좋은 지방으로 저장한다는 것이다.

권양은 금식원에서 너무도 고생스럽게 체중을 감량하였으나 실제로 빠진 것은 근육이다. 기도원을 나와서 일상으로 돌아오자 대부분 지방으로 체중이 증가했다. 권양은 체지방률이 40%를 넘었는데(정상인은 20~25%) 이 시도의 실패로 최소 5% 이상 더 늘었을 것이다.

권양은 이제 운동해도 근육이 많이 없어 쉬 피로할 것이다. 이는 근육이 움직이지 못하고 지방이 출렁거리기 때문이다. 또한 기초대사율이 낮고 근육이 적어 음식을 조금만 먹어도 살이 쉽게 찐다. 한마디로 하지 않은 것만 못한 최악의 비만 치료를 한 것이다.

❖ 살 빼는 운동은 어떻게 해야 하나 ❖

마흔한 살인 백 중령은 키 172cm, 몸무게 83kg으로 건강한 체격을 유지하고 있지만 허리가 36인치다. 이젠 보기 좋은 몸매를 갖추는 것도 중요하므로 살을 빼기로 결심하였다. 전투체육시간에 축구나 테니스를 2시간 정도 하고 집에 와서는 글라이딩(gliding)을 20~30분 하기도 하고 역기를 들기도 하였다. 하지만 땀이 나도록 운동하고 나면 힘이 많이 들고 갈증이 나며 식욕이 자꾸 생겨 콜라 등 음료수를 찾게 되었고 식사 때면 자꾸 먹어 체중감량 효과가 없는 것 같았다.

비만 환자는 살을 빼고자 하는 욕구가 너무 강해 단시간에 효과를 보려고 한다. 따라서 고강도 운동을 땀이 흠뻑 나도록 한다. 하지만 강도가 높은 운동은 체내에 저장된 글리코겐(포도당의 저장 형태)을 주로 사용하고 체지방은 적게 사용한다. 따라서 고강도 운동은 체지방 감량 효과가 적다. 오히려 저강도 운동이 체지방을 주로 이용한다.

글리코겐은 수분을 3~4배 가지고 있기 때문에 1kg을 소비하면 3~4kg이 탈수되면서 체중이 줄고 얼굴도 해쓱해져 비만인은 무척 흡족해하지만 실제 체지방은 거의 빠지지 않은 상태다. 오히려 식욕이 더 왕성해져 음식을 자제하기 힘들어지며, 음식물을 먹은 뒤에는 금방 원상복귀되거나 더욱 살이 찐다. 축구나 테니스도 고강도 운동이지만 글라이딩이나 역기도 고강도 운동이다.

비만 환자에게 운동을 권하는 이유는 여러 가지가 있다. 첫째는 물론 열량소비다. 한 달에 체지방을 1kg 줄이려면 하루 평균 400kcal 정도를 소비하는 운동을 해야 한다. 이 정도는 산보 90분, 속보 60분, 조깅 30분에 해당한다. 통상 1만 보를 걸으면 된다.

여기서 유의할 점은 비만인의 운동 목적은 체력 증진이 아니라 건강 증진이므로 최대 운동 능력의 50~80% 범위의 저강도 운동을 해도 충분하다는 것이다. 고강도 운동은 지속하기가 어렵고 효과가 오히려 반감될 수 있다. 또한 저강도 운동이 오히려 식욕을 억제한다.

1~2시간 저강도 운동을 하면 교감신경계 호르몬, 성장호르몬, 글루카곤 등의 호르몬이 분비되어 혈당을 새로 만든다. 또 몸 안에서 체지방을 이용해 영양분을 공급함으로써 오히려 식욕을 억제한다. 이 밖에도 저강도 운동은 지속적으로 할 수 있으므로 기초대사율을 높이는 역할을 한다.

둘째는 근육량을 늘려준다. 근육은 지속적인 자극으로 서서히 양이 증가한다. 한데 몸에서 근육은 엉덩이를 포함한 하지에 가장 많다. 따라서 하지를 이용한 걷기 등의 운동은 가장 좋은 지방 제거 방법이다. 또한 걷고 뛰면 하지뿐만 아니라 전신 근육을 이용하게 된다. 글라이딩이나 역기 등은 복부근육이나 상체근육 발달에는 좋을지 모르나 전체적으로는 쏟는 정성에 비해 비효율적이다.

셋째는 인슐린저항성이 개선된다. 인슐린저항성은 당뇨병, 고혈압, 동맥경화증의 근원인데 이를 개선해준다. 인슐린저항성은 근육량과 관계가 있으며 그 밖에 근육과 간에서의 포도당 이용 정도와 관계가 밀접한 운동이 이를 개선해준다.

넷째는 스트레스를 풀어준다. 인간은 움직일 동(動)자를 쓰는 동물이다. 즉, 움직여야 몸이 제대로 돌아가게 만들어졌다. 한데 고강도 운동은 오히려 몸에 스트레스를 줄 수 있다. 따라서 몸에 무리를 주지 않는 저강도 운동을 하면서 스트레스 해소에 도움을 주는 방향으로 운동해야 한다.

결론적으로 운동을 해서 체중을 급격히 감량하려는 것은 금물이다. 이렇게 하면 오히려 몸만 축나고 살이 더 찔 수 있다. 다시 말하지만 체중감량에는 왕도가 없으므로 물 흐르듯 천천히 그리고 지속적으로 해야 한다.

❖ 약물로 비만을 치료하는 방법 ❖

어떤 사람이 비만 치료를 하려고 설사제를 지속적으로 복용하고, 조금 많이 먹었다 싶으면 손가락을 입에 넣어 다시 토해내는 식의 살 빼기를 하다 사망하였다는 기사를 보았다. 살을 빼려고 지속적으로 이뇨제를 복용하면 소변만 많이 나오지 지방이 빠지는 것은 아니다.

비만의 약물치료는 급진적인 변화를 겪고 있다. 그동안 공인되었다가 여러 부작용으로 삭제되어 FDA가 공인한 약품 중 3개월 이상 사용하도록 허가된 약품이 없었다. 그러다 1997년 11월, FDA는 새로운 비만 치료제인 올리스타트를 허가했다. 하지만 비만의 약물치료는 치료의 적응증과 시기, 장단기 요법 등에 관해 아직 정확하게 정립되지 못한 실정이다.

현재까지 나와 있는 결론을 간단히 정리하면, 식이요법과 육체적 활동을 포함하는 포괄적인 체중감량 프로그램의 일부로 사용되어야 하며, 그 적응증으로는 체질량지수가 25 이상 또는 복부비만(허리둘레가 남자 90cm, 여자 80cm 이상)이면서 비만 관련 위험인자나 질병이 있는 환자들이다. 약품이 환자의 체중을 줄이고 유지하는 데 효과적이며 심각한 부작용을 낳

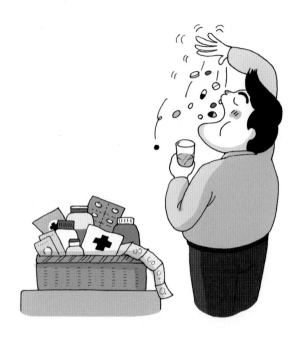

지 않을 경우, 약물투여가 지속되어야 하는 것으로 보고되고 있다. 이는 비만이 만성질환으로 간주되어, 이에 대한 치료를 그만큼 중요한 것으로 생각하기 때문이다.

비만 치료는 식사제한뿐 아니라 운동요법과 행동요법을 같이한다 해도 만족할 만한 감량에 이르기가 매우 어렵다. 오히려 치료하는데도 체중이 다시 느는 것을 경험하게 된다. 따라서 체중 감소 효과를 높이고 체중조절 프로그램의 순응도를 높이기 위해 약제를 사용하게 된다.

이상적인 약물치료는 다른 만성질환에서와 같이 증상이 치료되어야 한다고 보고되고 있다. 임상에서 고혈압, 당뇨병, 고지혈증을 치료할 때 약물요법은 고혈압에서 혈압, 당뇨병에서 혈당, 고지혈증에서 혈중 지질치가 반드시 정상화되지 않을 수 있으나 정상으로 되도록 치료를 지속해야 한다.

이와 마찬가지로 비만 치료 또한 마치 당뇨병 치료에서 혈당을 조절하듯 장기간 해야 한다. 따라서 안전해야 한다. 즉 비만 환자에게 비만 치료제를 투여하면 몸무게가 감량돼 일정 기간 조절이 가능하지만, 많은 환자는 약제 투여를 중단한 뒤 다시 몸무게가 늘어난다. 비만에서 늘어난 몸무게는 당뇨병에서 고혈당처럼 지속적인 치료가 필요하다. 따라서 이뇨제나 설사제, 흥분제는 절대로 사용하면 안 된다.

체중감량제의 치료효과는 약제복용의 순응도에 관계없이 매우 다양해서 같은 약제가 효과를 나타내는 환자와 그렇지 않은 환자가 있다. 이것은 몸무게가 20여 개가 넘는 유전자에 의해 조절되며, 비만이 서로 우월한 여러 유전자에 의해 발생하기 때문이다.

고혈압이나 고지혈증에서 여러 약제가 시도되거나 약제의 병합요법이 필요한 것처럼 비만에서도 병태에 따라 효과 있는 약제의 선택이나 병용이 필요하다. 비만 치료제는 크게 나누면 식욕억제나 흡수 불량의 유도에 따른 에너지 섭취 저하제와 열대사 촉진에 따른 에너지 소비 증가제 및 식욕억제제가 있다. 따라서 이들을 적절히 배합하는 것이 중요하다.

비만 치료 중 가장 중요한 문제는 기력이 떨어지고, 특히 근육이 같이 빠지는 것이다. 이를 보완할 수 있는 약제의 하나로 성장호르몬이 유전공학적으로 대량 생산된 후 지방 산화작용을 이용한 비만 치료 가능성에 대한 관심이 높아지고 있다. 식이를 제한하고 성장호르몬을 11주 투여한 보고에서 에너지 이용률이 25% 증가하였다는 보고가 있다.

6개월 치료한 뒤 체중에 유의한 변화는 없었지만 제지방은 6.2kg 증가하였으며 체지방은 5.8kg 감소하였다는 보고가 있다. 현재 성장호르몬은 임상적·경제적으로 비만 치료제로보다는 근육량의 증가와 지방의 감소에 효과가 있다. 따라서 인슐린저항성을 개선하고, 근육을 증강시켜 체질을 개선할 수 있는 약제로 기대되고 있다.

❖ 황제다이어트, 효과 있나 ❖

요즘 사람들은 비만과 관련된 다이어트에 관심이 많아 웬만한 것은 의사들보다 더 잘 알고 있는 것 같다. 비만 환자가 고단백질 위주 식사에 대해 문의한 적이 있다. 이 사람은 육식동물인 호랑이, 사자 등은 몸매가 날씬한 반면 탄수화물 위주로 섭식하는 소, 하마 등 초식동물은 뚱뚱한 것으로 보고 이런 생각을 하였다고 했다.

통상 비만 다이어트의 기본은 저열량 다이어트다. 하지만 전체 칼로리를 줄이는데 어디에 중점을 두느냐에 따라 저당질 위주의 식사에 고단백식사를 첨가하기도 하고, 고지방 식사를 첨가하기도 한다. 저열량 다이어트는 하루 섭취 칼로리를 800~1,200kcal로 줄이고 이 중 탄수화물이 55~60%, 지방이 25~30%, 나머지는 단백질로 섭취하는 것이다.

일반적으로 비만 다이어트라고 하면 이러한 형태를 말한다. 한데 이렇게 에너지 섭취량을 줄이고 운동으로 체지방을 연소하는 경우 배고픔, 전신쇠약에 정상적인 생활이 잘 안 되어 대부분 실패한다는 것이 가장 큰 문제다. 따라서 개인의 의지와 굳은 결심이 필요하지만 2년간 감량된 체중을 유지하는 경우는 5% 미만이라고 보고될 정도로 어려운 일이다.

지방 축적에 탄수화물이 중요한 역할을 하기 때문에 탄수화물 섭취량을 줄이고 단백질 섭취량을 늘려 영양공급원으로 사용하게 하는 다이어트가 제시되었다. 이는 과잉 공급된 단백질이 체내에 저장되지 않고 배설되기 때문에 포만감을 주면서 지방 축적 우려가 없다는 장점이 있다.

이러한 저당질 고단백 식사요법을 하려면 돈이 많이 들기 때문에 황제다이어트라고 불리기도 했다. 외국에서는 케톤식이요법(Ketogenic diet), 덴마크식 다이어트, 달걀다이어트 등으로 불렀다. 이 식사요법의 근거는 무조건 먹지 않는 저열량 식사요법의 중요한 실패요인인 허기가 지는 것을 방지하여 다이어트 실패율을 줄인다는 것이다. 통상 표준체중 1kg당 1.5~3g까지로 단백질을 많이 섭취하면서 당질 섭취를 절대적으로 제한하는 것이다.

하지만 비만 다이어트를 시행할 때 7가지 요소를 고려해야 하는데, 이는 첫 글자가 C로 시작하기 때문에 7C로 불리기도 한다. 열량(Calory), 균형 잡힌 영양요소(Composition), 비용(Cost), 치료자와의 친숙성(Consumer friendliness), 건강상 문제가 있는 사람에 대한 적용성(Coping with coexisting health problems), 좋은 관리 프로그램의 구성요소를 가지고 있는가(Components of sound management program), 장기간 체중유지 효과(Component provisions for long-term weight maintenance)가 그것이다.

황제다이어트는 단기간의 체중감량 효과는 인정되고 있다. 하지만 실질적인 체지방 감소효과인지 그리고 장기간 사용할 때 안전성에 대한 평가, 다른 식사요법과의 차별화된 우수성 여부는 논란의 여지가 있다.

고단백 식사요법을 할 때 케톤산증 현상이 일어나고 이에 따른 이뇨작용과 수분 손실, 전해질 소실이 일어나 처음 3~4일간 탈수에 따른 체중감소가 일어난다. 이는 엄격히 말해 체지방분해에 따른 체중감량이 아니다. 오히려 탈수에 의한 근무력, 기립성저혈압이 나타날 수 있다. 또한 탄수화물 섭취 감소에 따라 기억력 감퇴와 피로감이 생길 수 있다. 그 밖에 요산이 증가되어 고요산혈증이 있을 수 있으며, 단백질 속에는 지방도 많이 함유되어 있기 때문에 고지혈증이 동반되기 쉽다.

단백질 섭취를 전체 칼로리에서 15~20%까지 늘려도 무방하다. 하지만 이보다 더욱 증가시켜 고단백질 식사만으로 살을 빼려는 것은 비용 측면뿐 아니라 효과 면에서도 유용함을 보장하기 어렵다.

❖ 뱃살은 어떻게 빼나 ❖

마흔세 살인 한씨는 키 175cm에 몸무게가 85kg이다. 1년 전쯤 한씨와 운동을 한 번 같이하고 사우나를 한 적이 있다. 한씨는 뱃살을 빼고자 운동하는데 살을 빼고자 하는 욕심이 앞섰는지 아주 심한 고강도 운동을 하였다. 역기도 들고 워킹 머신에서 빠른 걸음으로 땀이 흠뻑 나도록 운동하였다.

운동 도중에는 뱃살을 빼기 위해서라면서 계속해서 배를 두드리고, 쥐어짜고, 진동기로 배를 한참씩 자극하였다. 사우나를 할 때는 증기실에서 20분 정도 있고 땀이 흠뻑 난 후에야 나왔다. 옷을 입을 때 보니 허리를 코르셋 채우듯 빡빡하게 졸라매었다. 마치 뱃살을 꽉 조여서 기름 짜듯이 없애려는 것처럼. 하지만 체중감량에 성공하지 못했음은 물론이다.

사실 많은 비만 환자는 살을 빼려는 이유가 여러 비만 합병증(당뇨병, 고혈압, 동맥경화증 등)을 예방하기보다는 미용 때문이다. 비만을 질병 관점에서 접근하는 것과 미용 문제로 접근하는 것은 언뜻 큰 차이가 없어 보이지만 치료에 들어가면 엄청난 차이가 생긴다. 즉, 질병 관점에서 비만을 치료하고자 하는 것은 몸을 잘 보존하고 더 나아가 건강을 증진하려는 것이 목적이기 때문에 비만 치료방법 또한 의학적으로 증명되고 신체에 해가 되지 않는 것만 선택한다. 그리고 꾸준한 관리와 지속적인 상담을 바탕으로 적절한 약제를 전문가와 상의해서 고른다.

반면 미용을 이유로 체중을 감량하려고 할 경우, 단시간에 빼려는 조급성을 보이고 몸을 망치는지와 관계없이 오로지 체중을 줄이기 위해 수단과 방법을 가리지 않는다. 비만 환자가 빼려는 것은 내장지방이기 때문에 금식을 하거나 채소 종류로 식사를 하여 2~3개월 만에 10~20kg 뺀다든지 하는 것은 무식한 방법이다. 복벽부나 대퇴부 등에 있는 피하지방을 지방흡입술로 빼는 것도 의미가 없다. 한씨처럼 배를 마사지하거나 진동기로 움직이거나 꽉 잡아매는 것도 물론 효과가 없다.

뱃살을 빼려면 자기 배가 주로 피하지방인지 내장지방인지 구분해야 한다. 뱃가죽을 손으로 잡았을 때 잡히는 부분은 피하지방이다. 그 밖에 밑에 있는 부분이 내장지방에 의한 비만이라 생각하면 된다. 가장 정확하게는 컴퓨터 단층촬영으로 볼 수 있다.

다음에는 이렇게 복부비만을 일으킨 원인을 분석해야 한다. 먼저 영양섭취를 분석해 탄수화물 과도 섭취에 따른 뱃살인지(밥배, 술배, 과일배),

지방 섭취가 주요 문제인지 분석해야 한다. 이에 따라 저칼로리 균형식으로 바꾸며, 이때 단기간 승부하는 초열량식사요법보다는 현재 섭취 칼로리에서 20~30% 감량하도록 섭취해야 한다.

식사요법과 더불어 약제를 선택할 때 식욕억제제와 대사항진제, 흡수억제제를 적절히 사용해야 한다. 배고픔과 피로감이 너무 심하면 내장지방 흡수와 근육 강화를 위해 성장호르몬 보충요법을 시도해볼 수도 있다.

이와 더불어 가장 중요한 것은 운동이다. 저강도 유산소운동을 시간과 여건에 맞는 전신 운동으로 택하여 해야 한다. 하루 1시간(7,000~8,000보)만 걸어도 300~400kcal를 소비할 수 있다. 가능하다면 속보나 가벼운 달리기도 좋다. 그리고 될 수 있으면 스트레스를 받지 않도록 해야 한다.

일단 20대 중반 이후 불어난 체중은 내장지방으로 축적되었다고 봐도 된다. 이를 빼는 방법은 저강도-지속적인 운동이 가장 좋다. 뱃살을 빼는 데 가장 중요한 것은 절대로 살 빼기에는 왕도가 없다는 것이다. 꾸준히 생활 속에서 습관화해야 하며, 살이 한순간 찌지 않았듯이 빠지는 것도 하루아침에 가능하지 않다는 것을 알아야 한다. 하지만 희망적인 것은 식이요법과 저강도-지속적인 운동을 했을 때 가장 먼저 빠지는 지방도 내장지방이라는 사실이다.

❖ 식사습관은 어떻게 잡아야 하나 ❖

서른세 살인 주부 윤씨는 3~4개월 사이에 체중이 10kg 넘게 늘어서 키 161cm에 몸무게 72kg이 되었다. 평소 통통한 편이었지만 뚱뚱하지는 않

있는데 스트레스를 심하게 받으면서 체중이 급격히 늘었다. 우선 살이 너무 갑자기 쪄서 쿠싱병이 아닌지, 약물의 부작용(피임약, 스테로이드, 신경안정제), 뇌종양(동반되는 증상: 두통, 시야장애, 구역질), 유전 그리고 과식과 운동부족이 원인인지를 분석하였다. 그러나 특별한 이차적 원인을 발견할 수 없었다. 이후 영양분석과 식습관을 조사하였다. 식습관에서 커다란 문제가 발견되었는데, 스트레스를 받으면 폭식한다는 것이었다.

살이 가장 많이 찌는 습관으로는 밥을 불규칙하게 먹고 빨리 먹으면서 폭식을 하는 것이다. 규칙적인 식습관을 갖지 못하고 한번에 왕창 먹는 것이 가장 나쁜 습관이다. 이럴 경우 필요 이상으로 칼로리를 섭취하게 된다. 이때 여분의 칼로리는 모두 지방으로 전환되어 축적된다.

다음으로 나쁜 습관이 일을 하거나 길을 다니면서 먹는 것이다. 스트레스를 많이 받는 사람은 특히 과자나 사탕 등을 옆에 두고 일을 한다. 식사를 규칙적으로 하고 심심할 때는 군것질보다는 다른 일로 시간을 보내야 한다. 비만한 사람의 식습관 중 하나가 음식을 버리지 못하는 것이다. 이는 특히 주부들에게 많은 습관인데, 식구가 남기는 음식을 버리지 못하고 다 먹는다. 상차림을 잘 조절해서 가족이 먹을 만큼만 내놓아 음식을 남기지 않도록 하며 밥을 언제나 약간 모자란 듯이 먹는 습관을 들인다.

최근 비만의 원인 중 중요한 것으로 인스턴트식품이 있다. 실제로 비만인 중 많은 사람이 컵라면, 포장육, 햄버거 등을 좋아한다. 한데 인스턴트식품은 대부분 동물성 기름으로 만들고 설탕이나 조미료가 많이 들어가 칼로리가 높다. 방부제도 많이 들어 있어 건강에도 안 좋다. 이 밖에 비만환자가 고쳐야 할 습관으로 배고픔을 참지 못해 아무 때나 먹는 것, 심심하면 먹는 것, 움직이기 싫어하는 것이 있다.

따라서 비만 환자는 다음과 같은 습관을 들이려고 노력해야 한다.

① 밥을 천천히 정한 양만 먹는다.

② 항상 식사시간을 지켜서 먹는다.

③ 음식을 깔끔하게 정리하여 일정량만 먹는다.

④ 항상 약간 모자란 듯 요리하고 먹는다.

⑤ 스트레스를 받으면 먹지 않는다.

⑥ 심심하면 재미있는 일을 찾는다.

⑦ 자꾸 움직인다.

위와 같은 습관 외에 음식을 먹을 때도 몇 가지 가려야 한다. 우리 주위의 식단에서 조심해야 할 것을 몇 가지 들면, 붉은 살코기는 될 수 있는 한 피하는 것이 좋다. 붉은 고기는 단백질도 많지만 지방도 많이 함유하고 있기 때문이다.

따라서 소고기에서 소갈비, 소꼬리 등은 삼가고 순살코기나 기름을 뺀 장조림을 먹는 것이 좋다. 붉은 살코기가 아니라도 돼지고기에서는 삼겹살, 족발, 머리고기에 지방이 많아 제한하는 것이 좋으며 돼지 살코기는 괜찮다. 닭고기는 흰살이기 때문에 비만인에게 좋은 단백질을 제공하는데, 닭껍질은 삼가는 것이 좋다.

생선 역시 흰살코기여서 지방이 없는 좋은 단백질을 제공하지만 뱀장어나 통조림에는 지방이 많기 때문에 조심하는 것이 좋다. 등푸른생선이나 흰살생선은 콜레스테롤을 낮추고 몸에 좋은 오메가 3 지방이 많아 건강에 좋다.

우리나라 사람은 단백질 섭취량이 부족하다. 그렇다고 매일 고기를 먹기는 어렵다. 이때 손쉽게 양질의 단백질을 공급받을 수 있는 것이 달걀이다. 하지만 프라이보다는 찜을 하거나 삶아서 먹는 것이 좋다. 과일을 좋아하는 이들이 많은데 사과, 배, 감 등 달달한 과일은 삼가고 토마토, 오이처럼 달지 않은 채소를 먹어야 한다. 하지만 우리나라에서 가장 큰 비만의 원인은 역시 탄수화물 위주의 밥배와 술배임을 명심하고 균형식을 하려고 노력해야 한다.

❖ 다이어트 음식, 이렇게 먹자 ❖

짠 음식은 될 수 있으면 피한다

소금이 주류인 나트륨을 많이 섭취하면 몸속의 소화액 분비를 촉진해 식욕을 좋게 해준다. 밥도둑이란 말이 있듯 짠 음식을 먹으면 더불어 음식을 많이 먹게 된다. 즉, 나트륨을 많이 섭취하면 식욕을 느끼는 호르몬인 그렐린(ghrelin)이 활발히 분비되고, 식욕을 억제하는 호르몬인 렙틴(leptin)이 덜 분비된다. 입맛도 일종의 중독이기 때문에 마치 약물 중독자가 점점 더 강한 약을 탐하듯 짠맛에 길이 든 사람은 점점 더 음식을 짜게 먹게 된다.

저염식 다이어트는 나트륨의 양을 줄여 하루에 소금을 5g 이하만 섭취하는 것이다. 한국인은 소금이 직접 들어가지 않더라도 간장이나 고추장, 된장으로도 나트륨을 많이 섭취하고 있다. 절임, 젓갈 등 숙성된 음식에도 염분이 많다. 우리가 흔히 먹는 김치만으로도 하루 염분의 30% 정도를 섭취하게 된다. 국과 찌개 등 고염식 음식에 적응되어 있는 입맛이 하루아침에 변하기는 어려우므로 서서히 바꿔나가야 한다. 너무 심한 저염식 다이어트도 좋지 않다. 음식이 갑자기 너무 싱거워지면 먹기 어려울 수도 있다.

① 국물요리를 할 때는 다시마나 멸치 등을 우려낸 육수를 사용한다.

② 국이나 찌개에 들어가는 채소 양을 두 배로 늘린다.

③ 나트륨 배출을 돕는 칼륨이 풍부한 해조류, 채소, 과일 등을 자주 먹는다.

④ 마늘, 대파, 깻잎, 허브, 청양고추 등 다양한 향미채소와 향신료를 사용한다.

⑤ 가공식품이나 패스트푸드 섭취를 줄인다.

다이어트에 좋은 식재료

○**토마토, 오이:** 비타민 C가 풍부하고 소화가 잘되며 위에 부담을 주지 않아 다이어트에 좋다. 칼로리가 낮고 포만감이 높기 때문에 허기를 달래는 데도 효과적이다.

○**청국장:** 정장효과가 뛰어나 설사와 변비를 개선해주며 신진대사를 촉진한다. 사포닌과 레시틴이 콜레스테롤 성분을 흡수·배출하여 다이어트에 효과적이다.

○**사과:** 포만감이 높고 오래가며 식이섬유가 풍부해 배변활동을 도와 변비와 설사에 효과적이다. 하지만 많이 먹으면 안 된다.

○**감자:** 고구마에 비해 당이 적고 수분과 칼슘, 인 등의 무기질이 풍부해 다이어트 식품으로 효과적이다. 하지만 많이 먹으면 안 된다.

○**버섯류:** 일반성분은 채소류와 흡사하며, 프로비타민 D_2인 에르고스테롤(ergosterol)의 함량이 많은 것이 특징이다.

○**두부:** 고단백 저칼로리 불포화 지방산으로 건강에도, 다이어트에도 좋다.

○**다시마:** 저칼로리에 이뇨작용을 촉진하고 붓기를 제거해준다. 섬유질이 다량 들어 있어 포만감이 높다.

○**단호박:** 카로틴이 풍부하고 소화흡수가 잘된다. 섬유질이 많아 변비 예방에도 효과적이다.

○**흰살코기(소고기, 돼지고기, 닭고기), 등푸른생선, 흰살생선, 삶은 달걀, 달걀찜:** 고단백, 저열량으로 균형 잡힌 영양소를 공급한다.

해독주스는 만병통치약이 아니다

해독주스는 채소와 과일의 영양성분을 골고루 섭취할 수 있다. 채소에는 미네랄과 식이섬유가 풍부하고 과일에는 비타민이 풍부하다. 매일 일정량의 채소와 과일을 섭취하면 건강에 이롭다. 해독주스는 또한 섬유성분의 흡수율이 좋다. 채소는 살짝 데쳐서 갈아먹으면 그냥 먹는 것보다 소화흡수율이 훨씬 높다.

해독주스는 섬유성분을 생으로 먹는 것보다 더 많이 먹을 수 있고 미네랄과 비타민이 들어 있으나 단백질에 있는 필수아미노산 성분은 없기 때문에 식사대용으로 할 수는 없다. 다만 체중감량에 도움이 되는 포만감을 주어서 음식물 섭취를 줄이는 효과는 있다. 만병통치약과 같은 음식은 아니므로 다이어트할 때 보조적으로 먹는 것이 좋다. 하지만 과일에 들어 있는 당분이 오히려 비만을 유발할 수도 있다.

일반적으로 해독주스를 만들려면 채소(양배추, 당근, 브로콜리, 토마토 각 각 100g)를 알맞게 썰어 물을 잠길 정도로 붓고 10~15분간 삶는다. 삶아 놓은 물과 채소를 식혀놨다가 과일(사과, 바나나 각각 200g)을 넣고 갈아 서 먹는다.

필자가 권하는 다이어트 주스(청춘주스)

○좋은 점

① 비만 치료는 체중감량이 목적이 아니라 체지방량을 줄이고 근육량 을 늘리는 것이다. 따라서 근육 생성에 필요한 단백질(닭가슴살과 참 치)을 보충해주어야 한다. 단백질(특히 필수아미노산)이 부족하면 면 역력이 떨어지고 오히려 허기가 심해질 수 있다.

② 식사량 감소에 따른 비타민, 무기질을 보충해준다.

③ 골다공증을 예방하기 위하여 신선한 과일과 더불어 우유와 요구르 트를 섭취해 칼슘을 보충한다.

④ 색깔이 있는 과일과 채소에는 항산화작용이 있는 식물화학물질 (phyo-chemical, 식물체에서 유래된 물질로서 일반적으로 영양소로 작용하 지는 않으나 생리활성을 나타내는 화합물)이 다량 들어 있어 빨강, 노랑, 주홍, 보라색 등이 골고루 들어가는 조합으로 먹으면 좋다.

⑤ 몸무게가 많이 빠지면 필연적으로 근육 소실이 동반되며 일단 소실

된 근육은 쉽게 복구되지 않는다. 특히 중년 이상은 과도한 체중감량으로 근육통, 관절염, 디스크, 골다공증 등 근육과 뼈의 손실이 올 수 있기 때문에 단백질과 비타민을 공급해 근육을 강화해주어야 한다.

⑥ 다이어트가 목적이 아니더라도 육류를 싫어하고 탄수화물을 과도하게 섭취하는 이들이나 성장기 아이들, 활동량이 많은 저체중 성인, 단백질 섭취가 부족한 경우에도 도움이 된다.

○**재료**

① 사과 1/4, 배 1/4, 토마토 1/3, 오렌지 1/4, 가지 1/4

② 우유 150mL, 요구르트 50mL

③ 닭가슴살 50g, 참치 1/2캔

○**만드는 법**

믹서기에 ①, ②, ③을 넣고 갈아서 주스처럼 마신다.

비만, 부모가 바뀌어야
아이들이 바뀐다

보건복지부는 서울 중구 포스트타워에서 제6회 비만 예방의 날 행사를 연다. 복지부는 비만 예방의 중요성을 알리고 국민 인식을 바로 한다는 목표하에 2010년부터 10월 11일을 비만 예방의 날로 정했다. 매년 '체력 바로 알기', '허리둘레 알기' 등 캠페인도 함께한다. 올해 행사는 가족과 함께하는 아동·청소년 비만 예방의 중요성을 알리기 위해 '부모가 바뀌어야 아이들이 바뀐다'는 슬로건 아래 열린다.

복지부는 이날 대한비만학회와 함께 '부모와 자녀가 함께하는 아동·청소년 비만 예방 생활수칙 5가지' 캠페인을 발표한다.

캠페인은 '아이의 적정 체중 알기', '아이와 함께 걷는 즐거움 익히기', '부모의 건강한 식습관 지키기', '충분한 휴식과 수면시간 확대하기', '아이와 함께 있는 시간에는 전자기기에서 멀어지기' 등 일상에서 실천할 수 있는 비만 예방 생활습관으로 구성됐다.

이날 행사에서는 비만의 예방·치료·연구·식생활 향상에 공헌한 보건의료인, 공무원 등 24명에 대한 포상도 한다. 관계 부처, 학계 전문가 등이 참석한 비만 예방 정책 토론회도 진행될 예정이다.

복지부는 "비만의 예방과 관리를 위해서 가장 먼저 해야 할 일은 비만을 단순한 외모상의 문제가 아니라 질병으로 인식하는 것"이라며 "아동기 비만은 성인이 되면 질병으로 이어지는 경우가 많은 만큼 학교·가정에서 건강한 생활을 실천할 수 있도록 지원을 확대하겠다"고 밝혔다.

3장
소리없는 살인마, 고혈압

1. 혈압을 다스리면 10년은 더 산다

한창 재활훈련을 하고 있는 장씨는 왼쪽 팔과 다리가 약간 돌아가 있지만 처음 뇌졸중으로 병원을 찾았을 때보다는 많이 좋아졌다. 50대 초반의 평범한 회사원인 장씨는 용변을 보다가 쓰러졌다. 평소 고혈압이 있던 장씨는 그날따라 혈압약을 먹지 않았다.

"전날 술을 좀 많이 마셨어요. 거기다 아침에 혈압약 먹는 것을 깜박했습니다." 쓰러진 다음 날 어느 정도 회복된 장씨는 묻기도 전에 이렇게 말했다. 고혈압이라는 진단이 나와 조심하라고 당부했던 의사의 말이 무색해지고 말았다.

장씨는 전형적인 회사원으로 30년을 살았다. 일주일에 한 번은 '폭탄주'를 마셔야 하는 접대를 해온 지도 30년이나 되었다. 거기에 담배는 하루 두 갑이 기본이었다. 또한 고혈압에 치명적인 식습관을 가지고 있었다. 바닷가가 고향이다보니 소금에 절인 생선구이와 젓갈이 꼭 밥상에 올라야 했다.

30대 초, 머리가 자주 아파 병원을 찾았더니 '고혈압'이라는 진단이 나왔다는 장씨는 그 후 꼭 혈압약을 챙겨 먹었지만, 사회생활을 이유로 술과 담배는 줄이지 못했다. 그리고 한 달 전 뇌졸중으로 쓰러진 것이다.

2. 고혈압이란 무엇인가

고혈압은 수축기 혈압이 140mmHg 이상이고 이완기 혈압이 90mmHg 이상인 경우를 말한다. 중·장년층에서 급증하고 있는 성인병인 고혈압은 협심증, 심근경색증 등의 심장질환과 뇌졸중 등의 뇌혈관질환을 일으키는 주요 원인이다. 우리나라 성인 인구의 20~25%에서 발견되며 나이가 들수록 발생 빈도가 높다. 특히 그 원인이 잘 알려져 있지 않은 본태성 고혈압은 일반적으로 30대 후반부터 서서히 증가하기 시작해 60대에서는 40% 이상 발생한다.

1997년 의료보험공단 통계에 따르면 병원 수진자 1만 명 중 고혈압이 1,200명으로 가장 많고 당뇨병이 600명이었다. 이 두 질환이 여러 성인병 중에서도 많이 발병된다고 보고된 것이다.

고혈압은 심혈관계 질환, 심근질환, 뇌졸중의 위험요인이다. 따라서 음식과 혈압의 관련성을 이해하는 것은 고혈압의 예방과 치료에 중요하다.

특히 경증 고혈압 환자에게 약물치료나 체중감량과 함께 식습관을 포함한 생활습관 교정의 중요성을 인식시킬 필요가 있다. 비만, 나트륨 섭취 과다, 칼륨이나 칼슘 섭취 부족, 과다한 알코올 섭취 등 고혈압 발생에 관여하는 영양학적 요인이 있다.

고혈압을 위한 식사요법(Dietary Approaches to Stop Hypertension, DASH)으로 지방은 적게 먹고, 과일과 채소를 많이 섭취하며, 저지방 유제품을 먹으면 혈압을 빠르게 효과적으로 낮출 수 있다. 이러한 체중조절, 염분 섭취 제한, 알코올 섭취 제한 등의 비약물요법을 먼저 시행해야 한다.

고혈압 환자의 심혈관질환 위험도는 고혈압의 정도와 더불어 표적장기 손상과 흡연, 고지혈증, 당뇨병 등과 같은 다른 위험인자들의 유무로 결정된다.

고혈압에는 원인이 있어 2차적으로 고혈압이 생기는 경우가 있으나 이는 전체 고혈압의 5% 정도다. 갈색흑색종, 쿠싱증후군, 신장질환, 신혈관협착증, 뇌질환 등 여러 질환이 있는데 특히 젊은 나이(35세 이하)에 생기거나 갑자기 여러 증상을 동반하면서 발병하면 정밀검사를 받아야 한다. 나머지는 원인을 알 수 없는 1차성 또는 본태성 고혈압이라고 하는데 전체 고혈압 환자의 95%를 차지한다.

본태성 고혈압의 병인 기전으로 교감신경계의 활성화와 신장에서 소디움의 과다 재흡수가 제시되고 있다.

본태성 고혈압을 유발하는 원인으로는 다음과 같은 것을 들 수 있다.

ㅇ**유전체질:** 부모 중 한 사람이 고혈압이 있으면 30%에서 자식에게 고혈압이 생긴다. 부모 모두가 고혈압이 있으면 60%에서 발병한다. 또한 부

모가 40세 전후에 발생하면 자식도 대개 40세 전후에 발병한다.

ㅇ**가령(加齡)**: 나이가 듦에 따라 혈관의 탄력성이 차츰 떨어지면서 동맥이 굳어져 고혈압이 발생한다.

ㅇ**식염**: 사람이 하루에 필요한 식염량은 1~2g이다. 여러 조사에 따르면 식염을 다량으로 섭취하는 민족이나 지역에서 고혈압과 뇌졸중 발생 비율이 높은 것으로 보고되고 있다. 미국인은 평균 10g으로 고혈압 발생률이 12%인데 한국인은 평균 20g 이상으로 고혈압 발생 비율이 20% 이상이다.

ㅇ**한랭**: 몸이 차가운 공기와 접촉하면 체온 발산을 막기 위하여 혈관이 수축된다. 그러면 혈액흐름에 저항성을 주어 혈압을 올린다. 따라서 혈압은 여름보다 겨울에 많이 발병한다.

ㅇ**비만**: 비만한 사람은 순환혈액량이 늘고, 말초혈관의 저항이 커져 확장기 혈압이 오른다. 특히 복부비만이 있는 사람은 내장지방 세포에서 혈압에 영향을 미치는 호르몬과 여러 물질을 분비하여 혈압을 올린다.

ㅇ**스트레스**: 스트레스를 받으면 뇌하수체에서 호르몬이 분비되어 교감신경계가 활성이 된다. 교감신경계는 말초혈관을 수축시키고, 맥박을 빨리 뛰게 하여 혈압을 올린다.

ㅇ**흡연**: 담배에 포함되어 있는 니코틴은 교감신경을 흥분시켜 혈압을 올린다.

고혈압 환자에서 흔히 나타나는 증상은 만성두통, 가슴 두근거림, 숨참, 손발 저림, 만성피로, 불안감, 불면증 등이나 의외로 증상이 없는 경우도 많다.

　고혈압이 원인인 병 가운데 가장 많이 차지하는 것이 뇌졸중(특히 뇌출혈)으로 전체의 약 50%다. 이어서 협심증과 심근경색 등의 심장병이 30~35%, 신부전이 10~15%를 차지한다.

3. 고혈압은 어떻게 진단하나

　일반적으로 혈압을 두 번 이상 측정하여 기준(140/90mmHg)보다 높으면 고혈압으로 본다. 고혈압은 혈압을 측정하여 진단한다. 혈압은 상황에 따라 변동이 있고 여러 원인으로 상승할 수 있으므로 한 번 측정해서 판단하기는 어렵다. 따라서 두 번 이상 외래를 방문하여 두 번 이상 측정한 혈압으로 판단한다. 보통 의자에 편하게 앉아서 측정한다. 이렇게 진단된 고혈압은 대부분(약 95%) 특별한 원인을 알 수 없는 일차성 고혈압이다.

　집에서 재면 정상인데 병원에서 의사가 재면 고혈압으로 나오는 경우가 있다. 이는 혈압계의 차이도 있지만 백의(白衣)고혈압(white coat hypertension)인 경우가 많다. 흰 가운을 입은 의료진 앞에 앉기만 하면 혈압이 높아진다는 뜻에서 붙여진 이름이다. 이것은 위험성이 크지 않고 치료가 필요하지 않은 경우가 많다.

　혈압과 심혈관질환으로 인한 사망률은 비례하므로 정상혈압과 고혈압 사이에 엄밀한 경계가 있는 것은 아니다. 고혈압의 기준은 통계적으로 심혈관계 합병증에 따른 사망률이 증가하는 혈압으로 정의한다. 혈압이 높을수록 고혈압은 위험성이 커지는데, 다음과 같이 구분한다.

혈압에 따른 고혈압의 구분

	수축기압(mmHg)	확장기압(mmHg)
정상	130 이하	85 이하
높은 정상	130~139	85~89
고혈압(1도)	140~159	90~99
고혈압(2도)	160~179	100~109
고혈압(3도)	180 이상	110 이상

한편, 어떠한 원인이 있어 발병한 이차성 고혈압은 매우 적다. 이는 원인질환을 치료하면 교정할 수 있으므로 의사는 다음과 같은 경우에는 이차성 고혈압을 의심해 추가 검사를 할 수 있다.

① 나이가 너무 젊거나 많다(20세 이전 또는 50세 이후).

② 혈압이 매우 높다(180/110mmHg 이상).

③ 말초 장기손상의 증거가 있다(고혈압으로 합병증이 생겼음을 의미).

④ 안저(眼底)검사(fundus exam)상 2도 이상의 병변

⑤ 혈청 크레아티닌 1.5mg/dL 이상

⑥ 엑스레이나 심전도상 심비대 소견

⑦ 이차성 원인이 의심되는 검사소견

⑧ 다른 원인이 없는 저칼륨증

⑨ 복부에서 잡음이 청진됨

고혈압을 증상으로 알아볼 수는 없을까? 고혈압에는 특별한 증상이 없다. 두통, 현기증, 이명 등을 고혈압의 증상으로 생각하기 쉬우나 이것이 고혈압 환자가 정상인보다 특별히 많은 것은 아니다. 따라서 고혈압에 의한 합병증이 생기기 전에는 혈압을 재지 않는 한 고혈압인지 알기 어렵다.

4. 고혈압은 어떻게 치료하나

고혈압의 치료에는 비약물요법과 약물요법이 있다. 비약물요법에는 금연, 절주, 체중조절, 적절한 식사요법(과식과 짠 음식을 피할 것)과 규칙적인 운동이 있다. 이들로 혈압조절이 잘 안 되면 의사의 지시에 따라 적절히 약물요법을 해야 한다. 최근에 많이 쓰이는 약제로는 칼슘길항제(노바스크, 페르디핀), 에이씨이 억제제(카포텐, 아서틸, 레니텍), 알파차단제(카듀라, 미니프레스)가 있다. 과거에 흔히 쓰이던 이뇨제와 베타차단제는 당및 지질대사 장애, 발기부전 등의 부작용이 있어서 특수한 경우에만 사용한다.

고혈압에 쓰이는 약은 주로 다음 네 가지다.

① 이뇨제(diuretics)

② 교감신경차단제(adrenergic inhibitor, alpha and beta blocker)

③ 칼슘길항제(calcium antagonist)

④ 안지오텐신 전환효소 억제제(ACE inhibitor)

❖ 고혈압을 친구처럼 생각하라 ❖

본태성 고혈압은 완치되지 않는다. 따라서 평생 치료해야 할 경우가 많으므로 생활습관의 개선이 필요하다. 그간 고혈압과 합병증의 위험인자에 관한 연구가 많이 있었다. 이들을 어떻게 줄이거나 없애는가 하는 것이 고혈압의 비약물요법, 즉 생활요법의 요체다.

문제는 이들 위험인자들이 개인의 성격·생활습관 등에 뿌리박고 있기 때문에 환자 자신이 필요성을 충분히 인식해 적극적으로 개선하려고 노력하지 않는 한 좋아지기 어렵다는 것이다. 고혈압의 생활요법을 크게 식사요법·운동요법·이완요법·기타로 나누어 알아본다.

식사요법

○**감량식(체중조절):** 고혈압은 비만자에게 많고, 고혈압 환자는 비만인 경우가 많다. 고혈압과 비만증은 모두 순환기질환의 위험인자로 동맥경화증의 발증 및 진행을 촉진해 뇌졸중이나 심장사고를 일으킨다. 따라서 고혈압 환자는 식사요법으로 칼로리를 제한해 비만해지지 않도록 해야 한다.

감량은 대부분의 정상 및 고혈압 환자에게 혈압강하를 일으킨다. 경우에 따라서는 과체중의 절반만 줄여도 혈압이 정상으로 된다. 이때의 혈압강하는 혈장량의 감소, 심박출량의 감소에 따르는 심박수 감소와 혈중 콜레스테롤, 요산 및 혈당 감소를 초래한다.

뚱뚱한 고혈압 환자는 체중을 줄이는 것만으로도 혈압을 내릴 수 있다.

특히, 어린이나 청년층에서는 체중 감소만으로도 고혈압을 완치한 예가 있다. 비만이라고 해서 반드시 고혈압이 있는 것은 아니지만 비만은 고혈압을 발생시키는 주요 위험요인이다. 체중을 9.2kg 감량하면 수축기혈압을 6.3mmHg, 확장기혈압을 3.1mmHg 감소시키는 것으로 보고되었다.

비만이 고혈압을 일으키는 기전은 명확하지 않지만 비만하면 인슐린저항성이 증가하여 고인슐린혈증을 유발한다. 그러면 신장에서 나트륨의 저류가 발생하고, 교감신경계가 자극되며, 전해질 운반기능 변화를 일으켜 고혈압이 발생한다고 한다. 비만하면 혈관 내 체액의 용적이 증가하고 심박출량이 는다. 따라서 체중 감소는 과체중인 고혈압 환자의 첫 번째 치료목표가 된다. 신체활동을 늘리고 저지방, 저칼로리 식사를 유지하는 것이 체중과 혈압을 조절하는 효과적인 방법이다.

단순비만의 원인을 거의 과식 때문이라고 단언하는 사람도 있을 만큼 비만증 치료는 당연히 감식요법이 기본이 된다. 체중 1kg을 줄이고자 할 때 지방조직의 수분함량을 20%라고 하면, 7,200kcal를 소모해야 한다. 따라서 주당 1kg, 월 4kg 감량을 기대하려면 하루 1,000kcal를 덜 섭취해야 한다. 일반적으로 체중조절을 위한 감식은 남자는 1,500kcal, 여자는 1,200kcal로 시작하는 것이 좋다. 그러나 실제로 1개월에 2kg 정도 줄이는 것이 일상생활에 지장이 없다.

식사요법을 오래 지속하려면 200~300kcal를 덜 먹으며 식사를 즐겁게 한 뒤 그만큼 운동으로 소비하는 것이 바람직하다. 운동으로 소비되는 에너지는 의외로 적어 예컨대 체중 70kg인 사람이 20분간 조깅하면 약 160kcal가 소모되는데 이것은 우유 한 컵의 열량이다. 운동량을 늘리는 것만으로 감량하기는 어려우나 운동과 감식을 함께하면 강압효과가 증가된다고 한다. 운동은 고비중 콜레스테롤을 증가시키고 정신적 건강감을 키워주는 효용이 있으므로 운동과 감식을 함께하는 것이 바람직하다.

감식을 시작한 뒤 일주일 안에 갑자기 일어섰을 때 어지럽다거나 힘이 쭉 빠지는 것 같다고 호소하는 일이 종종 있다. 이때에는 탈수와 급격한 혈압강하가 일어날 확률이 높으므로 수분 섭취량을 늘려야 한다. 향신료는 칼로리는 없지만 식욕을 돋우므로 제한하는 것이 좋다.

그 밖에 천천히 잘 씹고 시간을 들여 즐겁게 식사하며, 열량이 적은 국물이나 채소 등을 먼저 먹고 주식은 나중에 먹도록 식사 순서를 바꾸는 것도 한 방법이다. 간식은 총열량 내에서 하되 될 수 있는 한 먹지 말고 야식은 하지 않는 것이 좋다.

○**미국의 DASH 식단**: 미국의 고혈압을 물리치기 위한 식이방법(DASH)은 미국 심폐혈관연구소에서 혈압을 낮추기 위해 제시한 식사요법이다. 이는 포화지방, 콜레스테롤, 총지방 섭취를 줄이고 과일, 채소, 무지방 및 저지방 유제품 섭취를 강조하는 식사법이다. 잡곡, 생선, 닭 등의 가금류, 견과류가 DASH 식단에 포함되며, 붉은색 육류, 당류, 설탕 첨가 및 함유 음료는 적게 포함되어 있다. 위 식단과 더불어 저염식을 유지하면 수축기 혈압 11.4mmHg, 이완기혈압 5.5mmHg을 낮출 수 있다.

○**저염식**: 역학적으로 식염 섭취량과 고혈압의 발생빈도 사이에는 밀접한 관련이 있다. 일반 주민의 식염 섭취량은 평균 18g인 반면 고혈압 다발지역으로 유명한 일본 아키다 지방의 고혈압 환자가 하루 섭취하는 식염의 양은 무려 33g이라고 한다. 서구인들의 하루 식염 섭취량이 평균

10g, 일본인이 12g인 데 비해 한국인은 15~20g으로 추정된다.

하루 소변 내 염분의 증가량이 2.3g이면 3~6mmHg의 수축기혈압이 상승하고 0~3mmHg의 이완기혈압이 상승한다고 한다. 그러나 모든 사람이 나트륨에 반응하지는 않는다. 고혈압 환자의 50%와 정상 혈압인 사람의 25%가 염분에 민감하다고 알려져 있다. 저염식을 하면 수축기혈압 5mmHg, 이완기혈압 2.6mmHg은 낮출 수 있다고 보고되어 있다.

최근 일부에서는 5g 이하의 저염식이 최상의 방법은 아니라는 보고가 나오고 있다. 일반적으로 저염에 의하여 강압되기 쉬운 환자는 대부분 식염 감수성으로 용량 의존성 고혈압(저레닌 고혈압)이다. 그 밖에 젊은 사람보다는 노인이, 백인보다는 흑인이, 그리고 경증보다는 중증이 많다.

중증도의 염분 제한을 하려면 다음 지침을 따르면 된다.

첫째, 조리할 때 또는 식탁에서 소금을 가급적 쓰지 않는다.

둘째, 짠맛을 원하면 무염간장이나 대용소금을 사용한다.

셋째, 가공식품·인스턴트식품을 될 수 있으면 삼간다. 하루 소금 5g인 중등도 저염식은 음식 재료로 염분 함량이 극히 적은 것을 쓰고, 조리할 때 소금을 3g 정도 쓸 수 있다. 경도의 저염식으로 10g 내외로 하려면 조리할 때 식염 함량 17%인 보통 간장 6~8g을 쓸 수 있다. 그러나 식탁에서 간장이나 소금을 더 쓰면 안 된다.

음식은 뜨거울수록, 설탕을 많이 쓸수록 짠맛이 덜 느껴지므로 조리할 때 유의해야 한다. 식초 사용량을 늘리면 간장 사용량을 줄일 수 있다. 양식에서는 식탁소금을 사용하지 않으면 8g 정도의 목표를 쉽게 달성할 수 있으나 우리의 식습관으로는 12g 정도로 줄이는 것이 밥맛을 잃지 않는 최소한도다.

식염을 제한할 때 하루 총량이 문제이므로 한두 가지 조금 짠 음식을 먹었다고 해서 문제되는 것은 아니다. 하루 얼마만큼의 소금이 며칠간 계속 들어갔느냐가 중요하다. 따라서 온 식구가 싱겁게 먹도록 노력하고 짠 음식은 되도록 피해야 하지만 너무 싱거우면 음식맛이 없어진다는 단점이 있다. 만일 염분이 몸 안에 많이 들어갔다고 생각되면 물을 많이 마셔서 오줌과 함께 빠져나가도록 한다.

○**식사성 칼륨과 칼슘:** 칼륨이 고혈압 예방에 유효하다는 것은 사과 섭취량이 많은 지방에서 고혈압과 뇌졸중 발생률이 낮은 것을 보아도 역학적으로 분명하다. 그러나 임상적으로 칼륨 보급이 고혈압 치료법의 하나로 주목된 것은 최근의 일이다. 현시점에서는 학문적으로 타당성이 인정되어 있지 않다. 칼륨의 강압효과는 나트륨 섭취량과 관계가 있으며 저나트륨보다 고나트륨 식사에서 강압효과가 크다고 알려져 있다.

그러나 이뇨제로 유발된 저칼륨혈증은 부정맥을 일으켜 위험하므로 고혈압 환자는 특히 혈중 칼륨치가 떨어지지 않도록 유의해야 한다. 직접적인 혈관확장 효과, 나트륨 배설하진, 레닌 분비 억제 등의 기전으로 설명되는데, 칼륨을 보충해서 수축기와 이완기 혈압이 각각 3.11mmHg, 1.97mmHg 감소하였다는 보고가 있다. 특히 추적 기간 중 소변 내 염분의 배출량이 많았던 환자에서 혈압강하 효과가 더 크다고 보고되었다. 따라서 나트륨 함량이 높고 칼륨 함유량이 낮은 가공식품 섭취를 제한하는 것이 좋다. 오렌지, 오렌지주스, 감자(특히 껍질), 바나나 등의 신선한 과일과 채소에 칼륨이 많다.

칼슘을 많이 섭취하면 고혈압을 감소시키고, 일부에서는 혈압강하 효과를 볼 수 있다고 한다. 칼슘은 세포막에서 혈관의 긴장도 유지와 관련이 있지 않나 생각한다. 칼슘을 충분히 섭취하는 것이 일반적인 고혈압 치료에 도움이 될 수는 있다. 하지만 고혈압을 치료하기 위하여 칼슘보충제를 복용하라고 추천하지는 않는다.

칼슘과 마그네슘의 함량이 높은 것이 심혈관계 질환의 낮은 사망률과 관계있다는 보고가 있다. 혈관의 평활근 수축을 결정하는 세포 내 칼슘의 농도를 조절하는 Na/K-ATPase 펌프를 원활히 동작하려면 적절한 마그네슘이 필요하다. 하지만 마그네슘 결핍은 심한 영양결핍 환자, 만성알코올중독, 흡수장애 등에서나 볼 수 있을 뿐 마그네슘 보충에 따른 혈압강하 효과는 아직 증명되지 않았다.

○**알코올**: 매일 30gm 이상의 알코올을 마시는 술꾼에게 고혈압이나 뇌졸중 발생 빈도가 높다는 것은 잘 알려진 사실이다. 그 이하의 알코올 섭취가 고혈압의 이병률을 증가시키거나 승압효과를 발휘하지는 않는다.

소량 음주자는 비음주자보다 혈압이 낮다는 보고가 있고, 혈압과 알코올 섭취량 사이에는 J형 곡선관계가 있다고도 한다. 알코올을 매일 35~40gm 마시는 사람이 음주량을 80% 줄이면 1~2주 사이에 수축기혈압이 5mmHg 떨어진다고 한다. 알코올 섭취가 과다한 열량의 근원이 된다는 것 이외에는 특별히 알코올을 금지할 필요가 없고 소량의 음주마저 끊어야 하는 것은 아니다. 하지만 매일 과음하는 것은 피해야 한다.

실전에서는 안주를 포함한 음식, 분위기, 신체 및 정신상태, 동석자가 누구냐에 따른 복합적 요인이 작용하므로 일반적으로 20~30gm(맥주 1병,

소주 반 병, 양주 더블 1잔, 정종 대포 1잔)로 하향조정하는 것이 바람직하다. 알코올은 남성보다 여성에게 혈압상승 효과가 더 크다고 하니 여성은 위에 말한 양보다 적게 마셔야 할 것이다.

금주하는 것이 상책이나 부득이한 경우에는 천천히, 요령껏 마시고 안색이 변하거나 가슴이 울렁거리거나 숨이 가쁘면 심장에 무리가 된다는 징조이니 그만 마시는 것이 좋다. 집에서 반주로 마시는 정도는 무방하다고 하겠다.

ㅇ**커피와 담배:** 커피를 마시지 않는 사람이 커피 석 잔과 같은 양의 카페인 150mg을 먹으면 혈압이 오른다. 교감신경계가 자극을 받기 때문일 것이다. 커피를 늘 마시는 사람도 커피를 마신 후 15~20분 동안 5~15mmHg의 혈압이 올라간다. 그러나 커피를 습관적으로 마실 경우 유의한 혈압 상승을 초래한다는 근거는 희박하다. 다만 부정맥과의 상관은 분명하므로 될 수 있으면 덜 마시는 것이 상책이다.

흡연은 심혈관질환의 주요 위험인자이므로 담배를 끊는 것이 좋다. 그러나 금연한다고 혈압이 내려가지는 않는다. 오히려 금연 후 체중이 10~15% 늘어 그에 따른 혈압 상승의 우려가 있으므로 담배를 끊으려고 할 때는 동시에 칼로리 섭취량을 줄여 체중이 늘지 않게 해야 한다.

고혈압에서 식사요법의 요체는 첫째, 체중감량을 위한 감식, 둘째, 나트륨 섭취를 제한하는 저염식, 셋째, 알코올 제한을 위한 금주 또는 절주다. 그 밖에 콜레스테롤과 포화지방산 섭취 조절, 풍부한 채소와 해조류 등을 통한 식이성 섬유 섭취가 있다.

운동요법

역도나 밀기, 당기기, 던지기, 팔씨름 등 정적(등척성) 무산소운동은 고혈압 환자에게 해롭다. 규칙적인 동적(등장성) 운동이 강압효과가 있다고는 하나 고혈압을 예방한다는 근거는 없다. 다만 운동을 하고 신체적성이 큰 사람은 더 건강한 생활태도를 보여준다.

정기적·동적 유산소운동 프로그램은 체중조절에 도움이 된다. 주로 앉아 있는 생활양식과 관련된 심혈관 위험을 줄이기 위해서라도 운동은 권장할 만하다. 문제는 장기 치료법으로써 지속 여부와 운동 중 예측하지 못한 심발작을 예방할 수 있느냐에 있다.

운동을 처방하기 전에 우선 운동을 해도 좋은지 결정해야 한다. 즉 의학

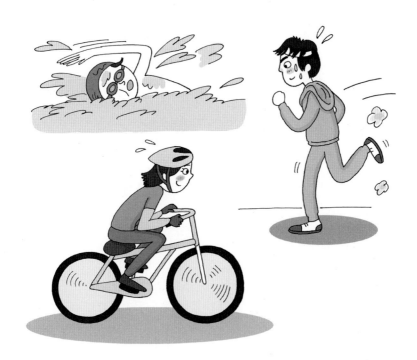

적 검사를 실시하여 운동의 금기사항이 있는지를 보고 운동 부하검사로 운동능력을 측정해야 한다. 그리고 운동의 내용과 강도를 결정해야 한다.

단기간의 고도 운동보다는 중등도 운동을 오래한다(하루 30~60분). 걷기, 달리기, 수영, 자전거타기 등 유산소 운동이 바람직하다. 운동은 최소한 1주 3회 정도 해야 심폐기능을 유지할 수 있으며 오래 계속하려면 안전하고 흥미로운 것이 바람직하다.

고혈압 환자가 운동할 때 조심할 것은 심장 내벽의 박리, 심발작 뇌출혈, 뇌색전, 뇌순환장애 등이다. 운동은 안전제일을 우선으로 하는데, 5~10분 준비운동을 한 뒤 약 30분간 본운동, 5~10분간 정리운동을 하는 것이 좋다. 주 3~7회 정도 즐겁게 하되 절대로 무리하지 말아야 한다.

정신요법

현대사회를 살아가려면 가정에서, 직장에서, 거리에서 스트레스를 일으키는 원인을 넘쳐흐르게 만난다. 하지만 이것들을 일일이 피해 달아나다가는 사회생활을 할 수 없다. 따라서 고혈압 환자들은 외부에서 오는 스트레스를 줄이거나 빨리 해소하는 방법을 자기 나름대로 강구해야 한다.

첫째, 근심·걱정·불안·공포·초조 등은 지속적인 정신적 스트레스가 되지만 원인이 막연하기 때문에 눈덩이처럼 커지기만 하는 경향이 있다. 이를 해결하는 방법으로 카네기는 ① 불안 등의 원인을 분석·확인하고 ② 원인이 되어 있는 사태가 현실적으로 일어날 확률을 검토하고(기우일 경우가 많다) ③ 만일 최악의 사태가 일어나면 체념하고 받아들이는 마음의 준비를 해두며 ④ 최악의 사태를 피하기 위하여 적극적으로 행동할 것 등을 권장한다. 이런 테크닉을 쓰면 불안 등의 스트레스는 상당히 줄일 수 있을 것이다.

둘째, 노여움·욕구불만은 자기중심적인 사람에게 많다. 화를 잘 내는 사람은 객관적으로 상대방 처지에서 사물을 보는 습관을 들이는 것이 중요하다. 경우에 따라서는 노여움이 혈압을 올려 뇌졸중이나 심장발작의 방아쇠가 될 수 있다는 것을 알아야 한다. 직장에서 상사나 부하들에게 지나치게 감정노출을 억제하면 스트레스를 지속적으로 일으키게 된다. 감정의 방출구로 오락·취미·운동 등을 권장한다. 또 정신적 노동, 긴장에 따른 정신적 스트레스는 일상생활에서 피할 수 없으므로 적극적으로 해소하는 방법을 강구해야 한다.

정신적 노동이 장기간 지속되는 작업을 할 경우, 중간에 적절히 쉬면서 정신을 이완하는 것이 필요하다. 그 방법으로는 신체적 활동 이외에 음악을 듣거나 그림을 감상하거나 자율신경훈련, 이른바 바이오피드백이나 명상, 좌선 등을 한다. 정서나 자율신경계가 불안정한 고혈압 환자에게는 효과가 기대된다.

수면부족이나 신체적 과로 등은 정신적 스트레스를 증강하므로 신체적으로도 충분히 휴식을 취해야 하는 것은 말할 것도 없다. 또 환자 가족의 협조를 얻어 가정환경을 화기애애하게 만드는 것이 대단히 중요하다.

기타 요법

○**수면:** 수면은 피로를 풀고 에너지를 축적하는 가장 좋은 방법으로, 개인차가 있으나 7~8시간이 표준이다. 숙면을 해야 아침에 피로가 말끔

히 씻어지므로 수면 습관을 잘 들여야 한다. 오후 10시 이전에 잠자리에 들 것, 저녁은 7시 전에 먹을 것, 잠자기 전 차나 물을 마시지 말 것, 취침 전 1~2시간은 머리 쓰는 일을 삼갈 것, 피로가 심할 때는 목욕이나 가벼운 체조, 산보 등을 하되 30분 안에 끝낼 것 등이 필요하다. 침실은 어둡고 환기가 잘되며 소음이 적어야 한다. 온도와 습도를 쾌적하게 맞추며, 이불은 가볍고 요는 너무 푹신하지 않아야 한다. 규칙적인 수면이 우리 몸에 리듬을 주기 때문에 불규칙적인 수면시간은 안 좋다.

○**레크리에이션:** 적극적 휴양이라고 할 수 있는 레크리에이션은 수면만으로는 회복되지 않는 피로를 풀고 내일의 활력을 찾기 위하여 필요하다. 정신노동자는 산책, 자전거타기, 달리기, 수영, 골프, 배구, 배드민턴 등 신체활동을 하는 것이 좋다. 육체노동을 주로 하는 이들은 근육피로 해소를 촉진하는 가벼운 운동, 독서, 음악감상, 연주, 장기, 바둑 등이 좋다.

○**규칙적인 생활:** 신체활동에 필요한 아드레날린이나 부신피질호르몬의 분비는 날이 밝으면서 상승하기 시작하여 오전 8시경에 최고치에 이른다. 그 후 내려가서 오전 0~4시경에 최저치가 된다. 모든 대사활동은 낮에 활발하다. 낮에는 교감신경이, 밤에는 부교감신경이 우위에 있다.

이런 생리적 리듬을 '일중변동'이라고 하는데, 이에 거슬리면 스트레스가 된다. 정상 근무자에 비하여 3교대 근무자에서 심근경색 발생률이 높다. 해외여행을 할 때 생체리듬이 깨지면 강한 스트레스가 되어 심장발작의 방아쇠가 된다.

따라서 고혈압과 합병증이 있는 환자는 생리적 리듬에 맞게 일찍 자고 일찍 일어나는 규칙적인 생활을 하고 피로가 덜 쌓이도록 작업방법도 연구해야 한다. 밤샘이나 야근은 되도록 피해야 한다.

ㅇ**성생활:** 성교할 때 정신흥분과 육체운동은 카테콜아민 분비를 촉진하여 심박수 증가, 혈압 상승을 일으키며 심근 산소 소비량을 늘린다. 오르가슴 때는 혈압과 정맥압이 급상승했다가 직후에는 급강하하여 혈압 차이가 100이 되는 경우가 있다.

평균 심박수는 분당 117이고 소비열량은 분당 6kcal 정도로, 마스터의 2계단 운동부하 검사 중 더블(소비 칼로리 5~6kcal)에 합격하면 성교 허용 범위다. 이른바 '복상사'에서 나타나듯이 성교 중 사망빈도가 높은 것은 환자가 음주나 과식 후 낯선 환경에서 배우자가 아닌 상대와 성교하기 때문이다. 부부간의 일상생활에서는 안전하다고 본다.

ㅇ**목욕:** 목욕의 에너지 소비는 정상보행에 준한다. 혈압변동이나 혈액 농축에 따른 뇌졸중 발작, 심박출량 증가는 심발작의 요인이 된다. 고혈압 환자는 열탕이나(44℃) 오래 탕 안에 들어가 있는 것은 삼가고 미지근한 물(39~40℃)에서 10분 이내로 목욕해야 한다. 입욕 전후 춥고 차가운 것에 노출되면 혈압이 급격히 오를 위험이 있으므로 탈의실이나 욕실의 온도에 유의해야 한다.

ㅇ**배뇨:** 방광내압이 오르면 혈압이 오르고 배뇨에 의한 내압하강은 급격한 혈압강하로 때론 실신을 일으킨다. 밤에 용변을 볼 때 뇌졸중 발작 빈도가 높은 것은 한랭폭로에 의한 급격한 혈압 상승에 따른 것이거나 선발작 후뇨의 출현일 수 있다. 따라서 실내변기를 사용(요강 등)하고 화장실의 난방 등에 유의해야 한다. 취침 전 물을 지나치게 많이 마시지 말아야 하며, 커피 · 홍차 등은 카페인에 의한 이뇨작용이나 정신 흥분작용 등

이 있으므로 피해야 한다.

고혈압 발병을 예방하기 위한 생활습관 지침

① 고혈압 가족이면 더욱 위험인자를 줄이려고 노력한다.

② 비만은 건강의 적이므로 표준체중을 유지한다.

③ 금주, 금연이 최선책이고 절주는 차선책이다.

④ 적절한 신체활동을 유지한다.

⑤ 온 가족이 함께 싱겁게 먹는다.

⑥ 콜레스테롤 · 동물성 지방은 적게 먹는다.

⑦ 채소 · 해조 · 과일을 즐겨 먹는다.

⑧ 나이보다 열 살은 젊도록 육체적 · 정신적으로 노력한다.

⑨ 스트레스는 바로 풀어버린다.

⑩ 희망을 갖고 긍정적으로 살아간다.

⑪ 3개월에 한 번씩 혈압을 재본다.

고혈압 발증 촉진인자

무릇 질병이든 사고든 예방하려면 먼저 원인을 알아야 한다. 고혈압은 90% 이상이 원인을 모르는 본태성이다. 따라서 수인성 전염병을 예방하기 위하여 물을 끓여 먹는다든가 간염에 걸리지 않으려고 간염 예방주사를 맞는 것 같은 확실한 예방법이 고혈압에는 없다.

이미 고혈압이 발병한 사람에게 합병증 발생 내지 진행을 방지하는 2차예방은 비약물 및 약물 요법을 통한 강압요법과 위험인자들을 줄이거나 없앰으로써 가능하다. 고혈압의 소질이 있거나 그렇지 않은 사람 모두 고혈압 자체의 발증을 방지하는 1차예방은 발증 촉진인자를 찾아 조절함으로써 어느 정도 가능하다.

고혈압의 1차예방에 관하여 발증 촉진인자를 항목별로 간단히 살펴보면 다음과 같다.

○ **혈압의 유전성:** 고혈압 가계(家系) 중 발생빈도가 일반 인구의 그것보다 높다는 사실에는 여러 학자의 의견이 일치되어 있다. 혈압에 유전성이 있다는 것은 친가상관, 형제상관이 큰 것으로 알 수 있으며 유전력이 어느 정도인지는 유전과 환경의 비율을 알기 위해서도 필요하다.

정상인 부부 사이에서 고혈압 자녀가 생기는 비율은 18%인 데 반해 양부모 모두 고혈압일 때는 46%, 한쪽이 고혈압일 때는 34% 정도라고 한다. 따라서 고혈압의 유전력은 0.5, 즉 혈압치는 유전적 영향을 50% 받는 것으로 나타나므로 환경의 영향도 50% 받는다는 사실을 중시하지 않으면 안 된다.

○ **나이:** 원시사회에서는 나이를 먹어도 고혈압 발생빈도가 높아지지 않았다고 한다. 이는 문명사회에서 나이를 먹어감에 따라 분명히 혈압이 높아지는 사실과 대조적이어서 환경요인의 축적이 고혈압의 발증 요인이 될 수 있다는 증거이기도 하다. 우리나라 성인의 고혈압 발생빈도가 약 15%라면 60대에는 40%, 70대에는 60%에 이른다. 나이 먹는 것은 어찌할 수 없으나 정신적 · 육체적으로 젊음을 유지하고 젊게 살려고 노력하는 것은 고혈압의 예방과 직결된다는 사실을 명심해야 한다.

○ **비만증:** 흔히 고혈압이 마른 사람보다 뚱뚱한 사람에게 많다고 하나

마른 사람에게서도 고혈압이 얼마든지 있을 수 있다. 고혈압 환자 중 비만 환자는 체중 10kg을 줄이면 수축기압 3~4mmHg, 확장기압 2~3mmHg 정도를 줄일 수 있다. 평균 6개월에 4.4kg 줄이면 혈압이 2.5mmHg 감소 했다. 이것은 역으로 말하면 고혈압 소질이 있는 사람이 비만증이 되면 고혈압이 잘 생기지만 체중감량만으로 고혈압이 정상으로 되지는 않는 다는 것이다.

비만이란 표준체중[(신장-100)×0.9]보다 20% 이상 증가된 상태를 말 한다. 비만도와 혈압은 상관계수가 크며, 비만자가 많은 집단일수록 상관 경향이 크다. 비만의 빈도는 생활양식의 도시화에 따라서 증가하는 것이 분명하며, 이들 집단에서는 고혈압과 상관이 명백하다. 일반적으로 비만 자의 수명은 짧다고 하며 고혈압 환자가 비만증이 있을 때는 위험인자가 하나 더 늘게 되어 합병증 발생 위험도 그만큼 커지므로 정상 체중을 유 지하는 것이 필요하다.

5. 잘못 알려진 고혈압 상식 다섯 가지

❖ 혈압은 1~2년에 한 번만 재면 된다? ❖

직장인은 1~2년마다 한 번씩 실시되는 정기 신체검사 등에서 혈압을 재지만 일반인은 혈압을 측정할 기회가 이보다 더 적다. 일반적으로 30 대까지는 1년에 1회 정도, 40대부터는 1년에 2회 이상 혈압을 재고, 혈압이 높아지는 경향이 있으면 더 자주 혈압을 측정해야 한다. 요즘은 혈압기가 많이 보편화되어 있으므로 눈에 띄는 대로 자주 체크해보는 것도 좋은 방법이다.

❖ 혈압약은 한번 먹기 시작하면 평생 먹어야 한다? ❖

고혈압으로 진단되었다 하더라도 특히 경증 고혈압인 경우에는 처음부터 약물 처방을 하기보다 수개월 동안 식이 및 운동요법, 체중관리 등을 통해 혈압을 낮춰보려는 시도가 필요하다. 약물을 사용하기 시작하였더라도 일반적인 섭생상태나 환경 변화 등에 따라 수시로 용량을 조절해야 하며, 조절상태가 만족스러울 경우 당분간 약물을 끊기도 한다. 하지만 고혈압이 진단되어 혈압약을 먹던 환자가 약을 끊게 되는 비율은 10% 정도로 보고되고 있어서 약물의 증감은 있어도 완전히 끊을 정도가 되는 경우는 많지 않으므로 의사와 상의 없이 임의적으로 약을 끊는 일은 삼가야 한다.

❖ 경증 고혈압은 치료할 필요가 없다? ❖

경증 고혈압은 합병증이나 동반질환이 따로 없으면 처음부터 약물치료를 하지 않고 식이, 운동 등의 섭생요법을 먼저 한다. 하지만 당뇨병, 고지혈증, 협심증 등의 동반질환이 있거나, 신장 및 심장의 합병증이 온 경우 등에는 좀더 신속하고 철저하게 정상 혈압을 유지할 필요가 있다. 따라서 경증 고혈압이라도 처음부터 적극적인 치료를 시도하게 된다.

❖ 소아, 청소년 시기에는 고혈압이 없다? ❖

일반적으로 소아, 청소년 시기에는 고혈압의 유병률이 적은 편이다. 하지만 최근 소아 및 청소년 비만이 늘면서 이들 연령층에도 조기 고혈압이 진단되는 경우가 늘고 있다. 이 경우 약물치료보다는 체중조절이 선행되어야 한다. 하지만 혈압이 지속적으로 높으면 약물치료를 해야 한다.

❖ 병원에서 재는 혈압이 가장 정확하다? ❖

혈압을 정확히 재려면, 혈압을 일시적으로 상승시킬 수 있는 커피, 담배 등은 측정 30분 전에는 피하고, 소변을 본 상태에서 5분 정도 휴식을 취한 후 측정한다. 혈압이 생각보다 높게 나와 다시 재야 할 경우 적어도 2분이 지난 뒤 측정한다.

간혹 병원에만 가면 집에서보다 혈압이 높게 나올 때가 있다. 이는 측정기기의 불량이 아니라면, 평상시 혈압이 아닐 수 있다. 병원이라는 상황이 불안감과 스트레스를 유발하여 일시적으로 혈압이 높아질 수 있기 때문이다. 이런 경우 24시간 혈압을 측정할 수 있는 모니터를 사용하여 하루 동안 평균 혈압을 얻기도 한다.

어르신들, 고혈압약과 소염진통제 함께 복용하지 마세요

어르신들은 일반 성인에 비해 대사기능 등 신체기능이 떨어지므로 약을 복용할 때 용법·용량을 정확히 지키고 병용하는 약이나 음식 등에 대해 좀더 세심한 주의가 필요하다. 식품의약품안전처는 어르신들이 의약품을 안전하고 올바르게 사용할 수 있도록 '어르신을 위한 안전하고 올바른 의약품 사용안내 리플릿'을 마련해 전국 보건소, 노인요양시설 등에 배포한다고 밝혔다.

유사한 약을 중복해서 과다 복용하는 것을 방지하려면 단골 병·의원과 약국을 정해서 다니는 것이 좋다. 현재 복용 중인 모든 약을 의사나 약사에게 알려주고 과거에 약을 먹고 생긴 부작용도 꼭 알려야 한다. 약을 임의로 판단해서 복용하거나 중단하는 것도 금물. 반드시 의사나 약사와 상의해야 한다. 두 개 이상의 약을 같이 복용하는 경우에는 상호 작용이 있을 수 있으므로 주의가 필요하다.

일반적으로 고혈압약과 소염진통제를 같이 먹으면 혈압이 상승하고 당뇨약과 감기약·호르몬제를 병용하면 혈당이 올라갈 수 있다. 고지혈증약과 항부정맥제·항바이러스제·항진균제 등도 함께 먹으면 근육통 등을 유발할 수 있다. 항응고제인 와파린의 경우 소염진통제·위장약 등과 함께 먹으면 출혈 위험이 높아진다.

식약처는 아울러 알약 등을 먹을 때 콜라, 유제품, 술 등과 같이 먹으면 약효에 영향을 줄 수 있으므로 물과 함께 복용해야 한다고 당부했다. 바나나, 오렌지와 일부 고혈압약을 같이 먹으면 심장박동이 빨라질 수 있고, 자몽주스는 고지혈증약, 부정맥치료제, 알레르기약 등과 함께 마실 경우 부작용 위험을 높일 수 있다고 덧붙여 설명했다.

포도주스도 고지혈증약(스타틴 계열), 고혈압약(칼슘 길항제), 안정제 등과 함께 먹으면 부작용 위험이 커지므로 주의가 필요하다. 식약처는 "의약품을 복용하는 경우 반드시 정해진 용법·용량과 주의사항을 꼼꼼히 읽어본 후 사용할 것"을 당부했다.

4장
평생 같이 가야 하는 난제, 당뇨

1. 늘어만 가는 당뇨병

"저는 당뇨를 만나기 전까지는 병원 한 번 가지 않고 정말 건강하게 살았습니다. 1991년 1월 어느 날, 체중이 너무 많이 나가 몸무게를 줄이려고 다이어트를 시작하였습니다(키 168cm, 체중 78kg). 아침식사는 굶고, 점심·저녁 식사도 2분의 1씩만 먹으며 5개월쯤 지나니까 체중이 63kg으로 15kg이나 줄었습니다. 다이어트에 성공했다고 기뻐했는데, 실은 다이어트로 체중이 감소한 것이 아니라 영양실조와 영양불균형으로 인한 당뇨때문이었습니다."

당뇨모임에 나온 40대 환자의 고백이다. 이 환자는 비만으로 무릎이 아파오기 전까지는 건강에 별다른 관심이 없이 지내왔다. 몸에 해롭다는 술, 담배도 별로 하지 않았고 워낙 낙천적인 성격이라 스트레스를 받을 만한 일도 웃어넘기는 경우가 많았다. 그러나 문득 보니 자기 몸이 흔히들 말하는 '거미형'이 되어 있었다. 팔다리는 가늘고 배는 볼록한 거미 말이다. 복부비만은 허리와 무릎에 통증을 유발했다. 그는 어쩔 수 없이 다이어트를 시작했다.

"몸에 나쁘다는 것은 하지 않았는데 어째서 내게 당뇨가 온 거죠?" 문제는 그의 몸이 영양실조 상태에 있었다는 것이다. 이는 그가 다이어트를 하기 전과도 관련이 있다. 비만은 과다한 영양 섭취 이외에 심한 영양불균형으로 오는 경우가 많다. 즉 그는 영양실조 이전에 심한 영양불균형 상태였다. 이렇게 불안정한 영양상태에서 다이어트를 시작하니 몸에 무리가 올 수밖에 없었다. 몸에 필수적인 단백질은 거의 빠져나가고 에너지로 쓰이고도 과다하게 남아버린, 불필요한 탄수화물만 몸에 가득 쌓이게 된 것이다.

비만과 당뇨는 '영양'을 매개로 민감하게 연결되어 있다. 이 남성은 평소 잡곡밥은 입에 대지도 않았으며 거의 매일 야식으로 떡을 즐겨먹었다. 유일하게 입에 대는 고기는 삼겹살. 그리고 달걀프라이는 항상 밥상에 올라왔다. 청년기 이후 운동이라는 것을 해본 기억이 없다. 탄수화물과 콜레스테롤 식품 과다 섭취 그리고 움직이기 싫어하는 습관이 모여 그의 인생 42년 만에 질병이란 이름으로 다가온 것이다.

현재 당뇨 환자는 세계적으로 1억 3,500만 명인 것으로 추산되며 2025년에는 2배로 늘어날 것으로 본다. 생활의 여유로 식생활 패턴이 급격히 바뀌면서 비만한 사람이 많아지는 대신 운동부족과 스트레스 현상은 더욱 심해지는 데 따른 것이다. 미국에서는 새로운 환자가 해마다 80여 만

명 생겨나고 있다.

우리나라에서도 당뇨병 환자가 급격하게 늘면서 전 인구의 5~7%(300~350만 명)에 이르는 것으로 추정되고 있다. 연천군과 정읍지역에서 성인 인구를 대상으로 조사한 보고에 따르면 30세 이상 성인인구의 10% 정도가 당뇨병이 있는 것으로 나타났다. 우리나라 역시 10년 전에 비해 환자 수가 5배 이상 늘어 인구 100명당 5~10명꼴로 추산된다.

우리나라에는 당뇨증상이 없어도 앞으로 당뇨병에 걸릴 가능성이 많은 '당불내성(糖不耐性)' 환자가 당뇨 환자보다 많다. 당불내성 환자는 고혈압 이나 지질대사장애, 고지혈증을 함께 관리해야만 중풍과 심근경색 같은 합병증을 막을 수 있다.

2. 당뇨란 무엇인가

우리가 섭취한 음식물은 포도당으로 변해서 혈액으로 들어가 세포 내로 흡수되어 에너지로 바뀌어야 한다. 그런데 포도당이 세포 내로 정상적으로 들어가지 못하고 혈액 속에 머물고 있다가 나중에는 당분이 넘쳐 소변으로 나오게 되는 상태를 당뇨(糖尿)라고 한다.

혈액 속의 포도당 농도(혈당)가 올라가게 되니 혈액이 끈끈하게 되고, 혈액을 묽게 하기 위하여 물을 많이 먹게 되며(다음), 물을 많이 먹으니 소변을 자주 보게 된다(다뇨).

배가 고프다는 것은 세포에 에너지가 부족하니 영양소를 빨리 보충해

달라는 신호인데 그것이 포도당이 세포 내로 흡수가 잘 안 되고 소변으로 빠져나감으로써 먹어도, 먹어도 배가 고픈 것(다식)이다.

흔히 당뇨인은 당분을 무조건 피해야 하는 것으로 알고 있는데 이는 잘못이다. 자동차에 연료가 있어야 움직이듯이 세포가 건강하게 활동하려면 에너지(포도당)가 정상적으로 공급되어야 한다.

누구나 당분 섭취는 필수적이며, 당뇨인도 음식물을 섭취한 뒤 포도당을 만들어내는 것이 정상이다. 그러나 세포 속으로 들어가는 양과 속도가 떨어지므로 한번에 먹는 음식량을 제한하여 일시적으로 지나치게 많

음식물이 흡수되지 않는 이유

췌장은 인슐린 생산공장이다. 췌장은 위장의 아래쪽, 십이지장 옆에 위치하여 소화효소(췌장즙)와 인슐린을 분비하는 장기다. 인슐린 분비 기능은 랑게르한스섬에서 이루어지는데, 단백질 호르몬인 인슐린(insulin)을 분비하는 베타(β)세포와 글루카곤(glucagon)이라는 호르몬을 분비하는 알파(α)세포 등으로 구성되어 있다.

혈당이 높을 때는 인슐린이 분비되어 혈당을 내리는 작용을 하고, 혈당이 떨어졌을 때는 글루카곤 호르몬이 간에서 당 생산을 늘려 혈당을 올리는 작용을 함으로써 항상 일정한 혈중 포도당 농도를 유지해준다. 섭취된 음식물은 췌장에서 분비되는 소화효소에 의하여 포도당으로 바뀌고, 혈액 내로 들어가 산소와 함께 인체의 구석구석 각 세포에 운반되어 에너지로 변한다.

포도당이 세포 안으로 들어가려면 세포막에 존재하는 인슐린 수용체(자물쇠)를 인슐린(열쇠)이 열어야 한다. 그런데 인슐린의 분비 결핍이 오게 되거나, 분비되어도 인슐린의 역할과 기능을 제대로 못하면 섭취된 포도당은 혈관에 고혈당 상태로 머물러 있다가 소변으로 배설되고 만다.

고혈당 상태가 계속되면 혈액순환장애가 오며, 혈액으로부터 영양물질을 받아 대사기능을 하는 심장, 신장, 뇌를 비롯하여 모든 장기나 기관에 고장을 일으켜 각종 합병증을 불러온다.

은 포도당이 만들어지지 않도록 조금씩 여러 번(하루에 4~5끼) 먹는 것이 현명하다.

3. 당뇨병의 분류

많은 환자에서 당뇨병의 형태를 정확하게 분류한다는 것은 새로운 기준을 가지고도 거의 불가능하다. 따라서 환자 진료에서 환자를 어떤 형태의 당뇨병으로 분류하는 것보다는 현재 나타나는 고혈당의 병태생리를 이해하고 이에 맞춘 적절한 치료방법을 선택하는 것이 훨씬 더 중요한 일이다.

임상에서 당뇨병 환자를 치료할 때 인슐린의존형, 인슐린비의존형, 인슐린요구형 세 가지로 구분하는 것이 환자가 이해하기도 쉽고 실제 치료방침과 부합되는 표현으로 생각하여 이렇게 부르기도 한다.

물론 학술적으로 제1형 당뇨병, 제2형 당뇨병으로 분류하지만 실제로 치료에서는 인슐린이 얼마나 부족하고 인슐린저항성이 얼마나 있는지가 중요한 기준이기 때문에 아래와 같이 분류했다.

❖ 인슐린의존형 당뇨병 ❖

인슐린의존형 당뇨병의 빈도는 우리나라 당뇨병의 2% 미만을 차지하며 소아에서 흔히 발생하지만 성인에서도 나타날 수 있다. 일반적으로 15세 이내에 일어나는 당뇨병은 소아당뇨병(인슐린의존형)이 많고, 15~35세에 발병하는 당뇨병은 인슐린요구형이 많다. 40세 이후에 발병하는 당뇨병은 인슐린비의존형이 많지만 발병 연령만으로 당뇨병을 분류하기는 어려운 경우도 많다.

당뇨병 및 내당능 이상의 분류

1. 당뇨병
　1) 인슐린의존형(제1형) 당뇨병(일명 소아 당뇨병)
　2) 인슐린비의존형(제2형) 당뇨병(일명 성인 당뇨병)
　　(1) 비비만형
　　(2) 비만형
　3) 영양실조형 당뇨병
2. 내당능장애
　　(1) 비비만형
　　(2) 비만형
3. 임신성 당뇨병

세계보건기구, 1985

이 당뇨병은 모든 연령층에서 발생할 수 있으나 15세 이하에서 가장 많이 발병하고 동양인을 포함한 유색인종에서는 백인종에서보다 드물게 발생한다.

인슐린의 분비능력이 전부 고갈되어 인슐린을 투여하지 않으면 당뇨병의 심한 증상이 나타나고 이것이 더 진행되면 급성 당뇨병성혼수에 빠져서 생명이 위독하게 된다. 처음 발병 후 수개월 내에 분비능력이 회복되어 인슐린을 쓰지 않아도 되는 기간(밀월기, Honeymoon period)이 있을 수 있다.

인슐린의존형 당뇨병의 특징은 몸이 마른 편에 최근 체중이 줄었다는 것이다. 심한 인슐린 결핍상태에 있어서 당뇨병성혼수(케톤산혈증)에 빠질 위험성이 크기 때문에 반드시 인슐린을 투여해야 하고 인슐린 투여를 임의로 중단해서는 안 된다.

❖ 인슐린비의존형 당뇨병 ❖

인슐린비의존형 당뇨병은 한국인 당뇨병 환자의 대부분을 차지하며 체중비에 따라 비만형과 비비만형으로 나눌 수 있다. 우리나라에서는 비비만형이 70~80%이지만 서구인은 비만한 당뇨병이 80% 이상을 차지한다. 한국인은 전신적 비만은 없다 하더라도 배가 나오는 복부비만이 반수 이상에서 관찰되고 있다.

생활수준의 향상으로 칼로리 과잉 섭취가 많거나 상대적으로 운동량이 줄고 많은 스트레스에 노출되면 인슐린저항성이 증가되어 당뇨병이 발현된다. 이때 계속 조절하지 않으면 인슐린 분비의 감소가 따르게 된다. 주로 40세 이후 많이 발생하며 현재 더욱 증가하고 있다.

이 경우는 가족력이 많고 당뇨병 발병이 완만하여 초기에는 별로 증상이 없는 것이 특징이다. 적어도 초기에는 인슐린 분비의 감소에 앞서서 인슐린저항성의 증가로 대사장애가 나타나며, 특수한 경우 이외에는 케톤산혈증을 일으키지 않는다. 따라서 초기에 혈당강하제를 쓰기보다는 식사와 운동요법으로 체중을 줄이고 근육을 키우면 당뇨병이 호전되는 경우가 많다.

❖ 인슐린요구형 당뇨병 ❖

국내 당뇨병학계에선 기존의 인슐린의존형 당뇨병(제1형)과 비의존형 당뇨병(제2형) 이외에 비전형적 당뇨병이라고 하는 중간형(제1.5형) 당뇨병을 새로운 당뇨병형으로 구분하는 경향이 있다. 1형과 2형의 특성이 복합되어 있어 당뇨병의 가족력을 가지며, 혈당이 높고 인슐린 분비량이 적지만 당뇨성케톤산증에 빠지지 않고 혈당 조절에 인슐린이 필요하다. 인슐린의존형은 갑자기 발병하고 일단 발병하면 인슐린요법이 반드시 필요한 당뇨병(인슐린의존형)이다. 인슐린요구형 당뇨병도 대부분 갑자기 발병하지만 인슐린을 투여하지 않아도 생명에 위협은 받지 않는다.

국내에서는 영양부족, 특히 성장기 단백질 결핍이 당뇨병 발병에 중요한 역할을 하는 것으로 알려져 있다. 임상소견과 대사적 특성은 인슐린의존형 및 인슐린비의존형 당뇨병과 다르다. 여기에는 섬유결석 췌장성 당뇨병과 단백질결핍성 췌장성 당뇨병이 있다. 영양결핍(채식주의)의 과거력과 저체중을 보이며, 중등도 이상(공복혈당 200mg/dL 이상)의 심한 고혈당을 보인다. 하지만 인슐린 주사를 맞지 않아도 케톤산혈증을 잘 일으키지 않는 것이 특징이다.

우리나라에서 과거에 인슐린의존형이라고 생각했던 환자들 중 상당수는 이 '중간형' 환자를 잘못 이해했던 경우라고 할 수 있다. 요즘 경험이 많지 않은 의사들은 혈당치가 300mg/dL을 넘으면 무조건 인슐린의존형이라 여기고 인슐린을 주사하는 일이 많다. 그러나 이러한 상태가 몇 개월 또는 몇 년이 되어도 혼수상태에 빠지지 않고 지내는 경우를 흔히 보게 된다. 그렇다고 이런 상태를 그대로 방치하면 건강을 유지할 수 없고 여러 가지 합병증이 나타난다는 것을 유의해야 한다.

'환자의 정확한 분류'가 인슐린 사용 여부를 결정짓는 조건이라 할 수 있으나 실제로 인슐린을 꼭 써야 할 환자들에게까지 인슐린 사용을 꺼리는 경우도 많다. 환자들은 '인슐린은 한번 쓰면 중독된다'는 속설 때문에 인슐린 사용을 기피한다. 의사들은 '인슐린으로 환자가 혹시 저혈당에 빠질까 두려워서' 인슐린 사용을 꺼리기도 한다. 또한 인슐린 사용을 과도하게 권장하는 경우도 많은데 필요 이상의 인슐린이 들어오거나 투여되면 오히려 비만을 유발하거나 그로 인해 심혈관계의 동맥경화증을 유발할 수 있으므로 전문의와 충분히 상의하여 사용 여부를 결정하고 이후 적정한 인슐린 양을 정해야 한다.

인슐린은 당뇨병 치료제가 아니다. 인슐린 분비기능이 부족하거나 없는 환자에게 인슐린을 보충하여 혈당 조절을 가능케 하는 것이다. 따라서 췌장이식 등 근본치료를 하지 않는 이상 평생 필요할 수밖에 없는 약물인 것을 명심해야 한다.

현재 우리나라 당뇨병 환자들은 많은 경우 인슐린의존형이냐, 비의존형이냐의 정확한 구분도 제대로 되지 않는다. 또한 주위 사람의 권유에 따라 원칙에 맞지 않는 치료를 하다가 나중에 여러 가지 합병증 때문에 고생하는 환자를 흔히 볼 수 있다.

❖ 기타 형태의 증후군 ❖

어떤 특정한 상태 혹은 증후군에 의한 이차성 당뇨병이나 그와 관련된 당뇨병을 의미한다. 췌장질환 또는 췌장조직의 수술적 제거에 따른 이차성 당뇨병, 말단비대증, 쿠싱증후군, 크로뮴친화세포종 등과 같은 내분비질환에 의한 이차적인 고혈당증, 특정 호르몬제나 약물 섭취로 유발된 고혈당증이 여기에 속한다.

❖ 특별한 연령이나 시기의 당뇨병 ❖

소아 당뇨병

1형인 인슐린의존형 당뇨병 중 14세 이전에 발병한 당뇨병을 특히 소아 당뇨병이라고 한다. 어린이에게서 생기는 당뇨병의 절반 이상은 제1형인데 제2형도 나타난다. 소아는 자기 상태를 표현하는 능력이 부족하므로 다음과 같은 증상이 있으면 당뇨병을 의심해야 한다.

① 기운이 없어 항상 비틀비틀 쓰러지려고 할 때

② 물을 많이 마시고 소변의 양도 증가할 때

③ 지금까지 밤에 소변을 보지 않던 아이가 소변을 보고 물을 많이 마실 때

④ 많이 먹는데도 점점 야위어갈 때

이런 상태는 그대로 방치해두면 탈수증상을 일으키고 증상이 진행되어

서 마침내 케톤산혈증으로 된다. 심한 피로감을 느끼고 기분이 나빠져 토하거나 배가 아프다. 의식이 혼탁해지고 혼수에 빠지는데 방치하면 사망하므로 반드시 입원해야 한다. 소아 당뇨병 환자는 성장기에 있으므로 특별한 배려가 필요하다.

식사요법은 제한식사가 아닌 정상적인 성장발육을 보장할 수 있는 최소 필요량을 충족해주어야 하므로 표준체중에 가깝게 접근하도록 칼로리와 식사를 조절해야 한다. 운동을 하며 일상생활을 규칙적으로 영위하도록 하고, 연령별 단계에 나타나는 특정한 정신적 문제, 환자와 가족 간의 정신적 갈등, 장기간 치료에서 야기되는 정신 및 신체적 문제에 대한 적극적 지도와 격려가 필요하다.

노인 당뇨병

50세 이상 장·노년층에서는 내당능장애와 당뇨병을 합해서 대상 인구의 20%를 차지할 것으로 추정된다. 평균연령이 늘면서 노인 당뇨병이 계속 증가하고 있다. 노년기에 생기는 당뇨병은 주로 인슐린비의존형 당뇨병이나 젊은 연령층에서 많이 발생하는 인슐린의존형 당뇨병도 가끔 발생한다.

노인에서 내당능이상 혹은 당뇨병이 생기는 원인은 노화에 따라 췌장기능이 떨어져 인슐린 분비량이 줄어들거나 근육량 감소, 활동량 감소, 유리지방산 증가, 모세혈관의 수와 기능의 저하 및 효소 기능의 감소에 기인한 말초조직에서의 인슐린 작용 감소 등이다.

노인 당뇨병의 치료는 각 연령에 해당하는 신체기관의 기능이 정상을 유지하도록 하고 합병증을 예방해 일상생활에 어려움이 없도록 도와주는 데 목적이 있다. 이를 위해 칼로리 함량을 줄이고 양질의 단백질, 비타민, 무기질을 섭취해야 한다. 섬유질이 풍부하고 치아 상태를 고려한 식사를 계획하며 자신의 능력에 맞는 적당한 운동을 규칙적으로 꾸준히 해야 한다. 식사와 운동으로 조절하기 어려우면 경구혈당강하제나 인슐린 치료제를 함께 사용한다. 또한 여생을 고려하여 너무 힘든 치료는 하지 않는다.

임신과 당뇨병

임신성 당뇨병이란 임신 중 처음 발견되거나 임신이 됨과 동시에 생긴 내당능이상을 말한다. 따라서 임신 전 진단된 당뇨병과 구별한다. 당뇨병 가족력이 있거나 거대아, 기형아, 사산아를 출산한 분만력이 있는 경우, 산모가 비만하거나 고혈압이 있거나 요당이 나오는 경우는 보통 임신 24~28주에 포도당 50g을 경구투여하고 1시간이 지난 뒤 혈당을 측정한다. 이 수치가 140mg/dL 이상이면 100g 포도당 부하검사를 다시 한다. 진단기준으로 공복혈당이 105mg/dL 이상, 100g 포도당 부하 후 1시간에 190mg/dL 이상, 2시간에 165mg/dL 이상, 3시간에 145mg/dL 이상 중 두 번 이상 혈당치가 기준을 초과하면 임신성 당뇨병으로 진단한다.

임신 중에는 내당능이 정상범위에서 조금만 벗어나도 태아 사망률 및 이환율이 높아지므로 혈당을 자주 측정하여 아침식사 전 60~90mg/dL, 점심, 저녁, 취침 전 60~125mg/dL, 식후 120mg/dL 미만, 새벽 2시부터 6시까지 60~90mg/dL 수준으로 조절한다. 식사와 운동만으로 조절이 안

되면 중간형 및 속효성 인슐린으로 조절한다.

임신성 당뇨병은 산모가 출산하면 없어진다. 그러나 임신성 당뇨병을 경험한 여자는 40~60대에 가서 당뇨병 환자가 될 확률이 25%이므로, 산후에는 당뇨병을 예방하기 위하여 운동을 규칙적으로 하고 비만하지 않도록 특히 주의해야 한다. 임신성 당뇨병도 발병 기전은 기존의 당뇨병과 크게 다르지 않아 인슐린 분비의 감소나 인슐린저항성의 증가로 오게 되는데, 적정 체중 유지와 유산소운동이 중요하다.

❖ 내당능장애 ❖

공복혈당이 정상(60~100mg/dL)과 당뇨병(〉126mg/dL) 사이에 있는 경우를 공복혈당장애라 하고 식후혈당이 140~200mg/dL 사이에 있으면 식후내당능장애라고 한다. 이 경우 3년 안에 진짜 당뇨병 환자가 될 확률이 30%이다. 또한 동맥경화가 잘 생기게 되므로 식사와 운동에 특히 주의하여 당뇨병을 예방해야 한다.

4. 당뇨보다 무서운 당뇨병 합병증

당뇨병이 무서운 것은 몸 구석구석에 합병증이 생기기 때문이다. 당뇨 환자의 5~10% 정도는 합병증으로 일상생활에 지장을 받는 것으로 조사되었다. 당뇨병성 합병증은 크게 급성과 만성으로 나뉜다.

❖ 당뇨병의 만성 합병증 ❖

당뇨병의 3대 만성 합병증으로는 당뇨병성 망막증 · 신증(腎症) · 신경병증이 있다.

당뇨병성 망막증

물체의 상이 맺히는 눈 속의 망막이 벗겨지고 출혈이 생겨 시력장애가 오고 심하면 실명한다. 당뇨병을 앓은 지 10~14년 사이는 26%, 15년 이상에선 63%가 생기는 것으로 알려져 있다.

당뇨병성 신증

10년 이상 된 당뇨 환자의 5% 정도가 갖고 있다. 처음에는 소변에서 단백이 검출되다 병이 진행되면서 콩팥기능이 떨어져 몸이 붓고 혈압이 오른다. 만성신부전으로 악화되면 혈액투석을 받아야 한다.

당뇨병성 신경병증

말초신경, 자율신경 등 몸의 모든 신경에 장애를 일으킨다. 저리고 아프며 감각을 못 느끼기도 한다. 남자에게는 발기가 안 되는 임포텐츠가 생긴다. 위와 장의 자율신경에 장애가 오면 구토, 변비, 설사 증세를 보인다. 방광이나 직장의 자율신경장애는 소변과 대변을 잘 못 가리는 요실금과 변실금 등을 유발한다.

종류	관리방법
시력장애	1년에 1~2회씩 안과검진을 정기적으로 받는다. 시력이 갑자기 떨어지거나 나빠지면 안과검진을 받는다.
신경장애	금주·금연을 한다. 특히 말단부위에 상처가 나지 않게 주의한다. 규칙적인 운동과 적당한 활동을 유지한다.
신장기능장애	당뇨병이 5년 이상 경과된 경우, 1년에 1~2회 신장기능을 점검한다.
발관리	매일 점검하여 사소한 상처라도 조기에 치료한다. 부드러운 양말과 여유 있는 신발을 신는다. 화상에 주의하고, 발톱은 일직선으로 여유 있게 깎는다.
치아관리	1년에 1~2회씩 치아 및 잇몸의 치과검진을 받는다. 부드러운 칫솔로 자주 양치질을 한다.

당뇨 발

혈관이 좁아지고 감각이 저하됨으로써 나타나는 '당뇨 발[足]'도 골칫거리다. 염증이 쉽게 퍼지고 발이 변형되며 심하면 괴사가 일어나 썩어들어간다.

5. 당뇨를 부르는 생활습관과 당뇨병 자가진단

❖ 이런 생활이 당뇨를 부른다 ❖

당뇨는 식생활습관이 잘못되어서 생긴 생활습관병이다. 제1형 당뇨는 선천적 요인 또는 바이러스 침입이나 췌장의 베타세포 파괴로 인슐린 분비가 되지 않거나 분비량이 격감하여 생기지만, 제2형 당뇨는 선천적 요인 외에 다음과 같은 환경적 요인으로 더 많이 발생한다.

영양불균형

정백식품(흰쌀, 흰밀가루, 흰설탕, 흰소금, 흰조미료), 인스턴트식품, 육류 과다 섭취와 섬유질, 비타민, 미네랄, 효소의 결핍으로 생긴 영양불균형이 가장 큰 원인이다.

현대의학의 아버지 히포크라테스도 "음식으로 못 고치는 병은 약으로도 고칠 수 없다"고 했다. 휘발유 자동차에는 휘발유를 넣어야지 경유를 주입하면 그 자동차가 어떻게 되겠는가? 사람은 원래 씨눈이 달린 곡식과 채소류, 과일 등을 주로 먹는 것이 올바른 식사 방법(휘발유)이었다. 그러나 서구식 식품문명(경유)이 들어오면서부터 곡식은 씨눈과 섬유질, 비타민, 미네랄을 모두 깎아낸 식품으로 변하였다. 이로써 영양불균형과 영양실조를 초래하여 당뇨와 같은 만성 대사병이 급증하게 되었다.

식품 속에 들어 있는 섬유질로 췌장에서 분비되는 인슐린의 분비 속도가 조절되므로 섬유질이 들어 있는 천연의 식품들은 췌장 기능에 무리를 주지 않는다. 그러나 섬유질이 없어서 빨리 소화되는 정백식품은 혈중 포도당 농도를 급격히 높인다. 이 포도당을 에너지로 교체하려면 인슐린이 짧은 시간에 대량 분비되어야 하기 때문에 췌장은 자연히 무리한 활동으로 병들어갈 수밖에 없다. 결국 췌장의 분비기능이 둔화되어 혈중에 들어온 포도당을 에너지로 바꿀 수 있는 인슐린 분비를 조절할 수 없게 됨으로써 혈중에 들어온 포도당이 대사되지 않은 채 소변으로 배설될 수밖에 없다. 하지만 당뇨 환자라고 하더라도 쌀밥, 설탕, 밀가루를 전혀 못 먹는 것은 아니다. 너무 많이 먹으면 안 될 뿐 적정량은 먹어도 된다.

스트레스

급변하고 각박해지는 현대의 가정, 직장, 사회에서 수많은 불안과 좌절, 불만, 증오, 공포, 근심, 분노, 짜증, 신경질, 초조 등 누적된 스트레스가 오래 지속된다. 그러면 몸은 부신피질호르몬이 많이 분비되고 면역력이 떨어져 당뇨를 비롯한 여러 형태의 성인병을 불러오고 이것이 만병의 근원이 되기도 한다.

체내 유해독소 축적

토양·공기·물의 오염, 약물남용, 흡연, 식품 속의 방부제, 농약, 색소, 중금속 등으로 인한 각종 유해물질이 몸 밖으로 배출되지 못하고 체내에 축적됨으로써 당대사가 나빠지게 되고 저항력이 떨어진다. 그러면 췌장, 간장, 신장, 폐, 심장 등의 장기에 심각한 해를 끼치고 이것이 당뇨의 주요 원인이 된다.

전문의와 상의하지 않고 무분별하게 쓰이는 약들을 장기간 복용하면 특히 더 해롭다.

운동부족

운동이 부족하면 비만을 초래하고 근육을 약화시킨다. 또 체내의 신진대사와 혈액순환이 원활하지 못해 인체의 모든 기관과 장기에 활력과 저항력이 떨어지게 된다.

그 밖에 비만, 과음, 과식, 과로, 영양실조, 임신, 호르몬(뇌하수체, 갑상선, 부신) 분비 이상, 불규칙한 생활습관 등도 당뇨의 원인이다.

❖ 당뇨병을 자가진단하는 방법 ❖

자가진단법

"소변에서 단맛이 나는데 당뇨병인 것 같아요." 나름대로 자가진단 후 병원을 찾는 환자에게서 가장 흔히 듣는 말이다. '당뇨'의 말뜻 그대로 해석한다면 논란의 여지가 없는 사실이지만, 당뇨는 당뇨병의 한 증상일 뿐이다. 소변이 달다고 전부 당뇨병이 아니라는 이야기다. 한꺼번에 많은 당분을 섭취했을 때 당뇨병과 상관없이 일시적으로 소변의 요당 수치가 올라갈 수 있다. 또 콩팥기능에 문제가 있어도 이런 현상이 일어날 수 있다.

단것을 많이 먹으면 당뇨에 걸릴까? 사람들은 이미 당뇨병의 위험을 절감하고 있는 까닭에 무설탕 커피를 즐기는 것이 보편화돼 있다. 이런 노력은 매우 고무적이다. 지나친 당분 섭취가 비만을 유발해 당뇨병의 간접 원인이 될 수 있기 때문이다. 그러나 당뇨병은 몸 안에서 혈당을 조절하는 기관인 췌장에서 분비하는 '인슐린'이라는 호르몬이 제 역할을 못해서 생긴다. 단지 단것을 많이 먹는다고 걸리는 병이 아니다.

당뇨병의 대표적 증상인 다음 · 다식 · 다뇨 역시 당뇨병 진단 기준으로 알려져 있다. 그러나 당뇨병 환자의 70~80%에서는 이런 증상이 발견되지 않는다. 대부분 혈액검사로 우연히 진단을 받는다.

당뇨병에 흔히 나타나는 증상에는 우리가 많이 알고 있는 3다 증상(다음, 다뇨, 다식) 외에도 다음과 같은 증상이 있다.

① 체중 감소

② 전신 피로감

③ 남자는 발기부전, 여자는 음부소양증

④ 반복적인 뾰루지와 잇몸 염증

⑤ 흐릿한 시야

⑥ 손발의 저림과 통증

평소에 건강한 사람이라도 갑자기 피부에 부스럼, 습진, 무좀 같은 증상이 나타나 잘 낫지 않는다면 당뇨병을 의심해볼 필요가 있다. 또 체중이 5kg 이상 늘고 피로와 권태감이 몰려오는 것도 당뇨병의 전조 증상일 확률이 높다. 이럴 때는 즉시 혈당과 요당 검사를 받아야 한다.

하지만 환자 가운데 50~60%는 별 증상 없이 몇 년 동안 진단되지 못하다가 우연히 발견된다. 이처럼 별다른 증상이 없더라도 당뇨병에 따른 합병증은 계속 진행되기 때문에 당뇨병을 '침묵의 살인자(silent killer)'라고 한다. 따라서 정기적인 혈당검사로 조기진단하는 것이 매우 중요하다. 또한 몇 가지 특수검사를 시행하면 발병 여부를 미리 알아 예방할 수 있다. 다음과 같은 고위험군에 속하는 일반인은 1년에 1~2회 혈당검사를 해서 조기에 발견하고 관리해야 한다.

① 가족 중 당뇨병이나 고혈압이 있을 때(부모, 형제, 자매)

② 30대 후에 5kg 이상 체중 증가

③ 배가 나온 경우(남자 90cm, 여자 80cm 이상)

④ 비만(이상체중의 20% 초과 또는 체질량지수 25kg/㎡ 이상)

⑤ 과거에 임신성 당뇨병 병력이 있거나 4kg 이상의 거대아를 출산한
   여성

⑥ 과거에 내당능장애가 있었을 때

⑦ 약제복용(부신피질호르몬제, 이뇨제, 베타차단제 등)

⑧ 45세 이상

⑨ 고혈압이나 이상지혈증(중성지방 250mg/dL 이상, 고밀도지단백 35mg/
   dL 이하)

　　당뇨병의 확진은 혈당검사로만 가능하다. 특히 당뇨병 의심과 같은 경
우에는 '당부하검사'라고 해서 포도당 용액을 먹고 연속적으로 피를 뽑아
혈당을 측정하는 방법이 꼭 필요하다. 일반적으로 공복에 126mg/dL 이상
그리고 포도당을 먹고 2시간의 혈당이 200mg/dL 이상이면 당뇨병이라고
진단한다. 당뇨병은 집에서 실시할 수 있는 자가진단법이 없다. 공연히
증상만 가지고 진단하고 치료하는 것은 매우 위험하다. 반드시 병원에서
제대로 진단을 받아야 한다.

당뇨병의 진단기준(미국당뇨병학회, 1998)

1. 공복혈당이 2회 이상 126mg/dL 이상
2. 75g 포도당 섭취 후 2시간 혈당이 200mg/dL 이상
3. 전형적인 증상(다음, 다뇨, 체중 감소)이 있으면서 혈당이 200mg/dL 이상일 때
* 공복혈당 기준: 정상 〈 110mg/dL, 당뇨병 〉126mg/dL, 공복혈당장애 111~125mg/dL
* 식후 2시간 혈당 기준: 정상 〈 140mg/dL, 당뇨병 〉200mg/dL, 식후혈당장애 140~199mg/dL

당뇨병은 아니지만 정상인보다 혈당이 높은 사람을 내당능장애라고 하는데 이들이 오히려 동맥경화증 위험이 높다고 보고되므로 상당한 주의가 필요하다.

6. 당뇨병은 어떻게 치료하나

당뇨병의 치료법은 환자의 혈당농도와 이환 기간, 체중 등에 따라서 달리해야 한다. 따라서 당뇨병 전문의사의 지도 아래 관리하는 것이 바람직하다. 당뇨병의 치료 원칙으로는 식사, 운동요법, 약물요법(경구혈당강하제, 인슐린) 등이 있다. 특히 생활요법으로는 올바른 식사 관리, 규칙적인 운동, 스트레스 관리, 절주와 금연 등이 중요하다. 의학적으로 검증되지 않은 민간요법은 시행하지 않는 것이 당뇨병의 악화와 여러 합병증을 예방하는 데 매우 중요하다.

당뇨병 치료에서 목표 혈당은 당화혈색소 6.5%다(경우에 따라서 나이나

건강상태를 고려하여 7.5%까지 목표로 삼기도 한다).

✦ 인슐린 요법 ✦

1922년 캐나다 의학자인 반칭과 베스트가 개의 췌장에 있는 랑게르한스섬 세포에서 인슐린을 추출하는 데 성공함으로써 당뇨 관리에 획기적인 전기를 마련했다. 인슐린이 발견되기 전까지는 당뇨성 혼수를 일으켜 사망하는 일이 많았다. 하지만 인슐린이 발견된 후에는 당뇨성 혼수를 일으켜 사망하는 일은 많이 줄어들었다.

인슐린이라는 췌장호르몬은 소아형 당뇨 환자, 고혈당증 환자 그리고 수술이 필요한 환자, 기타 감염증세가 심한 환자에게 흔히 사용하여 많은 효과를 거두고 있다.

그러나 조슬린 박사는 자신의 저서에서 "인슐린이 당뇨 환자를 위한 기여도는 높지만 인슐린 요법이 진행됨에 따라 혈관병변의 합병증으로 사망하는 예가 늘고 있다"고 하였다. 외부에서 인슐린을 보충하는 것이 인체에 있는 췌장의 기본 기능을 둔화시켜 투약을 중단하게 되면 이 병이 더욱 악화되는 경우도 있다고 한다.

인슐린은 저혈당을 유발하여 공복감이 심하거나 기운이 없이 허탈해지거나 맥박이 몹시 빨라지거나 심장이 뛰거나 얼굴이 창백해지는 부작용이 있다. 이 부작용을 방지하기 위하여 설탕물이나 주스 등의 당질을 섭취하지 않으면 혼수에 이르는 경우도 있다. 하지만 그렇다고 무조건 투약을 중단하면 아주 위험한 일을 당할 수도 있으므로 반드시 전문가의 지시

인슐린 자가주사법

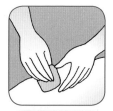

① 주사 놓을 부위를 정하여 알코올솜으로 닦는다.

② 바늘을 꽂을 부위의 살을 들어올린다.

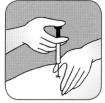

③ 마른 사람은 45도, 살이 좀 있는 사람은 90도로
   바늘을 찌른 후 인슐린을 주사한다.

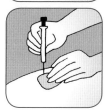

④ 바늘을 뽑은 후 주사 부위를 알코올솜으로
   5~6초간 눌러준다.

제2형 당뇨병, 단계적 치료

식사와 운동요법

↓

조절이 잘 안 되는 경우(HbAlc 7 이상)

↓

식후 고혈당	수척형 당뇨병	비만형 당뇨병
1) α-glucosidase 억제제	1) 설폰요소제	1) Biguanide
2) 속효성 인슐린(Nateglinide)	2) 인슐린	2) 인슐린감작제(Troglitazone, Rosiglitazone, Pioglitazone)

에 따라 조심스럽게 다루어야 할 약물이다.

❖ 경구투약 요법 ❖

① **메트포민제제:** 간에서 포도당 생성을 억제하고 인슐린저항성을 개선하는 약제다. 저렴하고 안정성이 입증되어 있어서 초기에 가장 기본적으로 사용된다.

② **설폰요소제:** 췌장을 자극해 인슐린을 강제로 분비하게 해서 혈당을 조절한다. 인슐린을 강제 분비하게 하는 것을 경마 경주에 비유한다면, 힘이 약한 말에게 빨리 달리라고 채찍질하는 것과 비슷한데, 인슐린 분비가 약할 때 현재도 광범위하게 사용하고 있다. 하지만 인위적으로 인슐린 분비를 촉진하기 때문에 인슐린저항성이 있는 환자는 체중 증가와 함께 심혈관계질환을 증가시킬 수 있는 단점이 있다.

③ **DPP4-저해제(디펩티릴펩티다제-4저해제):** 췌장 β-세포에서 생리적으로 인슐린 분비를 조절하게 한다.

④ **인슐린저항성 개선제(Thiozolinedioue계):** 인슐린저항성을 개선하는 약제로 많이 사용되고 있다.

⑤ **SGLT-I:** 신장에서 포도당 흡수를 억제하여 혈당을 조절한다. 체중 감량 효과가 있으며 인슐린과 병용 투여도 가능하다.

⑥ **α-gluosidase 억제제:** 위장에서 탄수화물 흡수를 억제한다.

췌장이식: 많은 사람이 당뇨병이 완치되는 의술이 언제 나오느냐고 묻

는다. 간혹 신문이나 방송에서 췌장기능을 이식하는 수술요법이나 유전자치료 얘기가 나오는데, 이 경우는 인슐린 분비가 안 되는 환자에 해당한다. 당뇨는 인슐린의 상대적 감소와 인슐린저항성의 증가로 오는 생활습관병이기 때문에 완치는 불가능하며 꾸준히 관리해야 하는 병임을 명심해야 한다.

❖ 당뇨를 치료하는 생활요법 ❖

식이요법(제때, 골고루, 알맞게)

당뇨병 환자의 하루 총칼로리 섭취량은 표준체중 × 25(~30)이다. 예를 들어 키 160cm, 몸무게 60kg인 경우, 표준체중은 54kg이고 하루 총칼로리 섭취량은 1,400~1,600kcal다.

식이요법은 운동요법과 함께 인슐린비의존형 당뇨 관리의 기본이다. 무엇보다도 끼를 거르지 말고 제때, 여러 가지 식품을 골고루, 과식하지 말고 알맞게 먹는 것이 가장 중요하다. 그런데 "식품의 무게를 저울로 달아서 칼로리를 계산하고 조리는 이렇게 해야 한다"는 식단형 식이요법은 영양학적으로는 정확하고 좋으나, 환자에게는 쉬운 일이 아니다.

식단을 준비하는 주부가 지쳐서 병들 지경이며, 환자도 감질나고 질려서 오래 실천하기가 정말 고통스럽다. 급성 병처럼 아파서 펄펄 뛰는 것도 아니기 때문에 어려운 '식단형 식이요법'은 지속적으로 유지하지 못하고 대부분 중도에서 포기하고 만다.

당뇨식단을 별도로 짜서 음식을 만들어 먹는 식단형 식이요법보다 당뇨에 해로운 식품은 피하고, 당뇨에 좋은 식품들 중에서 번갈아가며 여러 가지 식품을 조금씩, 골고루, 일정하게 섭취하게 하는 '자율형 식이요법'이 더 편리하고 오래 지속할 수 있는 방법이다.

자연치유력이란 어떤 계수가 좌우하는 것이 아니라 섭취된 음식물이 정상적인 신진대사를 통하여 균형을 유지해나갈 때 생긴다. 당뇨병 환자는 식단형 식이요법 등 지나치게 규제하거나 간섭하면 오히려 스트레스를 받아 정상적인 신진대사가 원활하지 못해 더욱 병을 악화시키게 된다. 환자 본인이 모든 것을 정확하게 알아서 스스로 행할 수 있을 때 비로소 관리조절이 시작된다.

당뇨에 가장 좋지 않은 식품은 정백가공식품과 인스턴트식품이다. 자연에서 나는 식품 속에는 거의 섬유질이 풍부하게 들어 있는데, 사람의 몸에서는 섬유질을 분해하는 효소가 분비되지 않는다. 이 뜻을 잘못 이해한 영양학자들은 얼마 전까지도 소화도 안 되는 섬유질을 불필요한 물질로 착각하고, 오히려 소화에 지장을 주는 물질이므로 제거해야 한다고 주장했다. 그 결과 정백가공식품이 식생활문명의 주류를 이루게 되었고, 현대인들에게는 섬유질이 절대 부족하게 되었다.

이렇게 많은 만성대사병, 즉 당뇨병, 심장병, 고혈압 등이 계속 늘자 뒤늦게 많은 학자가 이런 병들을 연구하게 되었다. 그리고 그 원인이 섬유질과 비타민, 미네랄이 부족한 정백식품과 동물성 단백질에 있다는 결론을 얻게 되었다. 또한 섬유질이 당뇨를 조절할 수 있다는 사실도 알게 되었다. 당뇨가 췌장의 인슐린 분비기능 이상에서 온다면 췌장의 기능만 정상화하면 된다. 이 췌장의 기능을 정상화할 수 있는 물질이 바로 섬유질과 비타민, 미네랄이다.

인체의 에너지 대사를 연소작용으로 보아 태우는 것에 비유한다면, 장작에 해당하는 것이 단백질, 지방, 탄수화물이고, 불쏘시개에 해당하는 것이 비타민, 미네랄, 섬유질이며, 성냥에 해당하는 것이 효소다. 장작이 아무리 많이 준비되어 있어도 불쏘시개와 성냥불이 없으면 아무 소용이 없다.

그러므로 우리 인체에는 단백질, 지방, 탄수화물만 공급해주면 되는 것이 아니라 비타민, 미네랄, 섬유질, 효소도 충분히 공급해 영양의 균형이 맞아야 에너지 대사가 왕성해진다.

당뇨에 이로운 식품

곡 류	현미, 찹쌀, 보리, 통밀, 콩, 조, 수수, 옥수수, 메밀, 팥, 녹두, 율무 등 씨눈이 달린 곡식류
어패류	연어, 조기, 고등어, 미꾸라지 등 생선류와 조개류
야채류	모든 산채류(두릅, 죽순 등), 엽채류(배추, 상추 등), 과채류(호박, 토마토, 오이 등), 근채류(우엉, 감자, 마늘, 양파, 연근 등)
버섯류	모든 버섯류(송이, 표고, 느타리 등)
해조류	모든 해조류(김, 미역, 다시마, 해파리 등)
과일류	당이 적은 과일류
견과류	잣, 호두, 호박씨, 땅콩, 참깨, 들깨 등 각종 씨앗류
그 밖에 된장, 고추장, 김치, 콩나물, 두부, 우거지 등	

당뇨에 해로운 식품

인스턴트식품	라면, 빵, 햄버거, 핫도그, 토스트, 피자, 통조림, 커피, 백설탕, 합성 조미료, 맛소금, 초콜릿, 비스킷과 스낵과자류, 사탕류, 빙과류, 사이다, 콜라 등
튀긴 음식류	각종 튀김류(도넛, 동그랑땡, 돈까스, 통닭 등)
절인 음식류	짜고 매운 자극성 음식
동물성 지방	과다 섭취 금물

당뇨에 좋은 식단

1,400kcal

아침		점심		저녁		간식	
음식명	분량	음식명	분량	음식명	분량	음식명	분량
보리밥	2/3공기	잡곡밥	2/3공기	율무밥	2/3공기	우유	1팩
순두부찌개	1대접	호박찌개	1대접	아욱된장국	1대접	수박	1조각(중)
돼지고기장조림	1접시(소)	닭살야채볶음	1접시(소)	소고기야채볶음	1접시(소)	건빵	7개
무숙채	1접시(소)	콩나물무침	1접시(소)	무생채	1접시(소)		
배추김치	1접시(소)	배추김치	1접시(소)	열무김치	1접시(소)		

식사군	열량 (kcal)	단백질 (g)	지질 (g)	당질 (g)	섬유질 (g)	칼슘 (mg)	비타민 C (mg)	콜레스테롤 (mg)
아침	434.8	20.3	15.2	54.2	2.00	116.7	27.4	116.5
점심	373.1	21.5	7.7	56.7	2.79	166.5	31.4	25.9
저녁	350.0	16.2	6.5	57.7	2.83	222.0	56.2	27.6
간식	266.0	9.6	8.7	39.3	0.26	222.3	14.0	21.8
합계	1,423.9	67.6	38.1	207.9	7.88	727.5	129.0	191.9

1,600kcal

아침		점심		저녁		간식	
음식명	분량	음식명	분량	음식명	분량	음식명	분량
잡곡밥	2/3공기	보리밥	1공기	차조밥	1공기	저지방우유	1팩
콩나물국	1대접	감자국	1대접	배추된장국	1대접	참외	1/2개(중)
소고기무나물	1접시(소)	꽁치구이	1토막	소고기장조림	1접시(소)		
버섯볶음	1접시(소)	시금치나물	1접시(소)	해파리냉채	1접시(소)		
배추김치	1접시(소)	열무김치	1접시(소)	미역나물	1접시(소)		
				배추김치	1접시(소)		

식사군	열량(kcal)	단백질(g)	지질(g)	당질(g)	섬유질(g)	칼슘(mg)	비타민 C(mg)	콜레스테롤(mg)
아침	359.3	17.0	10.5	51.0	2.29	138.6	21.0	30.4
점심	564.9	23.4	16.1	82.7	1.84	133.2	66.6	79.6
저녁	555.7	30.3	11.2	81.1	3.63	216.3	47.4	80.9
간식	133	8.2	3.1	18.5	0.4	266.0	24.0	0.0
합계	1,612.9	78.9	40.9	233.3	8.16	754.1	159.0	191.0

1,800kcal

아침		점심		저녁		간식	
음식명	분량	음식명	분량	음식명	분량	음식명	분량
호밀빵	3쪽	밤팥밥	1공기	조밥	1공기	토마토	1개(중)
양상추샐러드	1접시(소)	된장찌개	1대접	토란국	1대접	사과	2/1개(중)
스크램블에그	1개	미역초무침	1접시(소)	동태전	5조각		
딸기	1접시(소)	고구마줄기볶음	1접시(소)	두릅무침	1접시(소)		
우유	1팩	돼지고기볶음	1접시(소)	근대나물	1접시(소)		
		김구이(자른것)	10장	상추겉절이	1접시(소)		
		오이소박이	1접시(소)				

식사군	열량 (kcal)	단백질 (g)	지질 (g)	당질 (g)	섬유질 (g)	칼슘 (mg)	비타민 C (mg)	콜레스테롤 (mg)
아침	603.9	25.5	25.2	69.4	1.75	288.5	91.1	217.7
점심	529.7	24.2	12.8	81.5	3.67	275.6	43.7	28.9
저녁	519.2	28.4	13.3	91.0	3.29	200.0	35.2	77.9
간식	77.0	2.1	0.7	17.3	1.40	31.0	28.0	0.0
합계	1,801.8	80.2	52.0	259.2	10.11	795.1	198.0	324.5

운동요법(규칙적, 지속적, 알맞게)

운동요법은 식이요법에서 칼로리 섭취를 제한한다는 의미와 반대로 섭취된 칼로리를 소비한다는 뜻에서 식이요법과 더불어 혈당 조절에 필수적이다. 특히 육체적인 운동은 인슐린에 대한 말초조직의 감수성을 높여 당 이용률을 올리며 지질대사를 정상화하여 모든 성인병 예방에도 중요하다.

혈압을 정상화하며 혈액응고를 억제하여 뇌와 관상동맥 혈전증을 예방함으로써 당뇨 합병증 예방에 도움이 되며 스트레스 해소에도 도움이 된다. 운동은 무엇보다 매일 규칙적으로 자신에게 알맞은 운동량을 지속하는 것이 중요하다. 또한 개인의 운동능력과 취향에 따라 선택하는 것이 좋다.

격심한 근력운동보다는 가벼운 유산소운동으로 처음에는 산책이나 맨손체조를 하다가 서서히 속보, 등산, 조깅, 줄넘기, 배드민턴, 자전거타기 등의 전신운동으로 운동량을 늘리면서 가볍게 땀 흘릴 정도로 하는 것이 좋다.

공복혈당이 200mg/dL 이상으로 잘 조절되지 않은 상태에서 격심하게 운동하면 인슐린의 작용을 방해하는 길항호르몬이 과잉 분비되어 당뇨가 악화될 수 있다. 고혈압, 관상동맥질환 또는 당뇨성 신장병이 있는 경우에는 합병증이 악화될 수 있으므로 지나친 운동은 피해야 한다.

적당한 운동이란 자기 최대 운동능력의 50~60% 정도로 운동하는 것을 말한다. 60세 이하 성인은 1분에 맥박이 100~110회 뛰는 것이 좋다. 60세

식이요법 보조제

당뇨 관리에는 식이요법과 운동요법이 가장 좋은 방법이지만 바쁘게 살아가는 현대인에게는 결코 쉬운 일이 아니다. 바쁜 생활로 올바른 식생활을 실천하기 어려운 현대인이 균형이 깨진 영양상태를 개선할 수 있도록 과학적으로 디자인된 기능성 영양식품이나 약용허브로 만든 신물질 제품이 있다.

당뇨식단을 보면 하루 세 끼 중 매끼 잡곡밥과 단백질식품 100g 이상, 채소 두 가지 이상(그중 한 가지는 날것으로), 과일 두 가지 이상, 미역, 김, 우유, 참기름 한 숟갈, 견과류 한 줌 등 30가지 이상의 식품을 골고루 먹으라고 되어 있다. 이렇게 30가지 이상을 먹으며 식생활을 개선한다고 해도 지금 유통되고 있는 농산물은 대개 공기오염, 수질오염, 토질오염, 과잉농약살포, 화학비료 사용 등으로 오염되거나 영양소가 결핍되어 있다. 또한 정제과정과 조리과정에서 필요한 섬유질과 영양소가 대부분 파괴·유실되었다. 복잡한 현대생활과 스트레스는 체내 미량 영양소의 소모를 더욱 가중하므로 완전한 영양소를 균형 있게 섭취하기는 어려운 실정이다. 이럴 때 기능성 영양식품으로 부족한 영양 부분을 보충해주거나, 약용허브로 만든 신물질 제품 등을 함께 복용하는 것이 좋다.

그러나 과장광고의 홍수 속에서 유사 저질제품도 많으므로 잘 알아보고 선택하는 것이 중요하다. 믿을 수 있는 기술진이 개발했는가, 공인기관으로부터 검증받은 제품인가, 장기복용을 해도 내성과 부작용이 없는가, 제품복용으로 또 다른 합병증이 유발되지는 않는가, 지속적인 효능이 입증되었는가, 터무니없이 비싸지는 않은가 등을 면밀히 검토해봐야 한다.

이상은 80~100회 뛰는 것이 적당하다. 운동하는 시간은 매 식후 30분~1시간 이후가 좋다. 이때 혈당이 가장 높게 올라가기 때문이다. 운동시간은 15~60분이 좋다. 하지만 인슐린 사용자가 경구혈당강하제를 사용하지 않는 경우에는 하루 중 언제 운동을 해도 그 효과는 같다.

운동을 시작하기 전에는 반드시 자신의 몸이 운동하기에 적합한지 확인해야 한다. 심장에 이상이 없는가, 최대 운동능력은 얼마인가 등을 확인한다. 운동요법은 반드시 식이요법과 병행해야 한다. 운동했다고 해서 칼로리를 지나치게 섭취하면 효과가 없을 뿐 아니라 오히려 실패하는 경우가 많다.

정신요법

우리 인체를 자동차에 비유한다면, 육체는 자동차의 차체와 같고, 피는 휘발유와 같다. 호르몬은 윤활유에 해당하고, 심장과 기(氣)는 엔진에 해당하며, 두뇌와 정신은 운전자라고 할 수 있다. 이로 미루어볼 때 아무리 좋은 고급 차라도 그 차의 운명은 운전자의 관리 여하에 따라 결정된다.

운전자가 정비를 게을리하거나 난폭운전을 한다면 금방 폐차될 수도 있다. 철저히 정비하고 올바른 규칙에 따라 관리를 잘한다면 오래 탈 수도 있다. 따라서 우리는 훌륭한 운전자가 되기 위해 올바른 차량관리법을 배워둘 필요가 있다.

① 긍정적 · 낙천적 · 적극적인 자세

매사에 부정적이고 비판적이며 게으른 사람 또는 독선적 편견과 아집이

강한 사람일수록 친구가 없고 하는 일도 잘되지 않는다. 또한 자기 잘못을 잘 모르거나 인정하지 않으려고 한다. 자기가 이 세상에서 최고인 줄 안다. 건강도 마찬가지다. 성격이 이런 사람들은 스트레스성 질환에 잘 걸리며 이미 걸린 질병은 잘 치료되지 않는 경우가 많다.

항상 과욕과 교만을 버리고 너그러운 포용심으로 남을 배려하는 마음을 가지며 긍정적·낙천적·적극적인 자세로 살아야 마음이 여유로워진다. 마음이 여유로워지면 기쁨이 생기고 기쁨이 생기면 면역력이 강해지며 면역력이 강해지면 질병도 낫는다.

② 육체는 마음의 그림자

몸에 세균이 우글거리면 육체에 질병이 생기듯이, 마음에 온갖 번뇌와 나쁜 생각이 가득 차 있으면 마음에 병이 생기기 마련이다. '육체는 마음의 그림자[唯心所現]'이니 마음이 가는 대로 육체도 따라가는 것이다. 마음에 병이 생기면 육체에도 병이 생기는 것은 자연의 진리다.

③ 매사는 유유상종

서로 닮지 않은 것은 반발한다. 끼리끼리 모이는 것이 세상 이치다. 어린이는 어린이끼리 놀고 어른은 어른끼리 놀 듯이 건강한 생각을 하면 건강하게 되고 나쁜 생각을 하면 나쁘게 된다. 나쁜 것이나 부정적인 것은 보지도 말고, 듣지도 말고, 말하지도 말고, 생각하지도 말아야 한다. 항상 좋은 일, 기쁜 일만 생각하며 늘 감사하는 마음으로 보람 있는 일을 하면서 사는 지혜를 가져야 한다.

슬픈 마음으로는 웃을 수 없듯이, 못 고치겠지 하는 의문을 가지고는 고칠 수 없다. 나는 고칠 수 있다는 확신을 가지고 치료한다면 어떤 질병이든 나을 수 있다.

7. 당뇨 예방을 위한 생활습관 지침

❖ 균형 잡힌 영양 섭취 ❖

정백 가공식품(오백(五白)식품: 흰쌀, 흰밀가루, 흰설탕, 흰소금, 흰조미료)을 비롯한 인스턴트식품, 동물성 지방의 과잉 섭취를 줄이고, 췌장에 무리를 주지 않는 섬유질, 비타민, 미네랄, 효소가 풍부한 씨눈 달린 곡식과 과일류, 채소류 그리고 각종 해조류, 어패류 등 천연의 자연식품으로 식생활을 개선하면 면역계가 활성화되어 질병을 예방하고 자연치유력을 증강해 당뇨를 예방할 수 있다.

당뇨를 예방하는 좋은 식품은 당뇨병 환자가 주로 섭취해야 할 식품들과 같으며 해로운 식품 또한 같다. 쉽게 요약하면 한정식 백반과 같은 균형 잡힌 식사가 최고다.

❖ 스트레스 방지 ❖

늘 기분 좋은 긍정적인 마음으로 욕심을 버리고 보람 있는 일을 하면서 산다. 모든 병은 마음에서 온다. 아무리 좋은 음식을 먹고 좋은 약을 써도 마음이 상하면 육체도 상한다. 스트레스는 한번 쌓이기 시작하면 걷잡을 수 없이 증폭되니 늘 마음의 평화를 유지한다. 마음이 여유로워지면 기쁨이 생기고 기쁨이 생기면 면역력이 강해지며 면역력이 강해지면 질병도 예방된다.

❖ 체내 유해독소 제거 ❖

토양, 공기, 물 같은 환경오염에서부터 이제는 온갖 식품마저 유해물질로 오염되어 정말 어떤 식품을 어떻게 먹어야 할지 겁난다. 그렇다고 지구를 떠날 수도 없고 안 먹을 수도 없으니 되도록 자연식품을 섭취하려고 노력하고, 맑은 공기와 좋은 물을 많이 마시며(하루 2,000mL 이상), 섬유질과 비타민과 미네랄을 충분히 섭취하면 그런대로 체내 유해물질을 몸 밖으로 배출하는 데 도움이 된다. 신체 대사활동의 결과로 자동차 매연가스 같은 찌꺼기가 생기는데 이를 활성산소라고 한다. 활성산소는 젊을 때는 잘 제거되지만 나이가 들면서 그 능력이 떨어지고 특히 당뇨, 고혈압 같은 생활습관병이 있는 경우에는 체내에 많이 쌓이게 된다. 따라서 이를 없애주는 항산화제가 많이 들어 있는 색깔 있는 채소나 식품을 가급적 섭취하고 이와 더불어 항산화작용을 하는 건강식품을 보충해주는 것도 건강에 도움이 된다.

운동을 하게 되면 근육에서 물질대사가 왕성해지므로 영양분이 많이 필요하게 되며 심장박동이 강화되어 혈액량이 많아진다. 그로써 혈관이 확장되어 좁아진 모세혈관까지 혈액순환이 원활하게 되고, 섭취된 칼로리를 적절한 운동으로 소비해 모든 신체기능의 균형이 유지된다.

또한 비만을 방지하고 말초조직의 인슐린에 대한 감수성을 높여 당 이용률을 늘린다. 지질대사를 정상화하여 혈당을 성공적으로 조절하면 모든 성인병 예방에 도움이 된다. 맨손체조, 속보, 등산, 수영, 달리기, 줄넘기 등 유산소운동을 생활화하며 1년에 한 번 정도는 검진을 받는 것이 좋다.

몸이 복구되기 위해서는 규칙적이고 충분한(6~8시간) 수면이 필수적이다.

8. 당뇨병 환자의 생활 속 대처요령

❖ 아픈 날은 어떻게 관리하나 ❖

아픈 날 관리의 가장 큰 기본목표는 환자로 하여금 당뇨병성 케톤산증, 중증의 저혈당증, 탈수 등을 예방하고 계속적으로 혈당을 잘 유지하도록 하는 것이다.

케톤뇨 양성이면 인슐린을 추가해야 한다. 보통 때 하루 인슐린 용량의 약 10%를 추가해서 주사한다. 케톤뇨가 계속될 때는 조심해서 반복 주사할 수 있다. 먹는 약으로 치료하던 환자도 고열이 지속되고 염증이 심해지면 인슐린을 사용해야 한다.

열이 나는 경우

열이 나면 열의 원인이 무엇이든 혈당이 상승한다. 케톤산혈증의 위험도 있다. 따라서 열이 나면 다음과 같이 행동해야 한다.

① 평소대로 제 용량의 인슐린을 주사한다.

② 하루 4회 혈당측정을 하며(자가혈당측정기로) 같은 시간에 소변에서 케톤을 스틱으로 검사한다(아침, 점심, 저녁 전과 자기 전).

③ 소변에서 케톤이 안 나오면서 혈당이 높으면 평소 목표로 하던 혈당량(80~130)보다 30~50mg/dL 이상 상승할 때마다 체중이 40kg 이상인 사람은 RI 1~2U를, 체중이 40kg 미만인 사람은 RI 0.5~1U를 추가로 투여한다. 아침과 저녁 혈당이 높으면 원래 맞는 아침과 저녁 RI에 더하여 맞고 점심과 자기 전 혈당이 높으면 추가로 RI를 투여한다.

④ 소변에서 케톤이 나오면서 혈당이 높으면 혈당이 목표한 것보다 30~50mg/dL 상승할 때마다 체중이 40kg 이상인 사람은 2~4U의 RI를, 체중이 40kg 미만인 사람은 1~2U의 RI를 추가로 투여한다.

⑤ 혈당이 증가하지 않고 만족스럽게 유지된다 하더라도 계속 혈당과 소변의 케톤을 측정해야 한다. 고혈당과 케톤뇨가 지속되면 추가로 인슐린을 3~4시간마다 주사해야 한다. 혈당이 240mg/dL 이상 되지만 소

변 내 케톤이 검출되지 않을 경우 추가 인슐린 양은 하루 용량 10% 정도 범위면 충분하다. 10%만큼 추가 인슐린을 2회 이상 주사하여도 혈당이 240mg/dL 이상일 경우 20%로 추가 인슐린 양을 늘린다. 그리하여 케톤뇨는 서서히 없어지고 혈당이 240mg/dL 이하가 되면 추가로 인슐린을 주사하지 않아도 된다.

⑥ 문제가 있으면 즉시 담당의사에게 연락한다. 주치의와 상담이 필요한 경우는 다음과 같다.

- 3일 동안 24시간 내 추가 인슐린을 2회 이상 주사해도 혈당이 여전히 240~400mg/dL 이상인 경우
- 24시간 내 추가 인슐린 주사를 하루 용량의 20%로 2회 이상 필요한 경우
- 혈당이 12시간 동안 계속해서 400mg/dL 이상인 경우
- 2시간 동안 음식이나 물을 삼킬 수 없거나 열이 39도 이상일 경우

⑦ 가능하면 식사는 원래 배정받은 칼로리를 포함한 음식을 그대로 먹으며 상황에 따라 환자가 원하는 음식으로 대체한다.

⑧ 수분을 충분히 섭취해야 한다. 구토가 있어 물을 마시지 못할 경우 주치의와 상의한다. 가능한 한 휴식을 취하며 몸을 따뜻하게 보온한다. 운동은 오히려 가능한 한 삼가는 것이 좋다.

⑨ 감기 등 일상적으로 열이 날 때는 해열제를 써서 열을 떨어뜨려야 한다. 해열제에는 여러 종류가 있고 혈당을 변화시키는 해열제 등이 있으므로 당뇨병이 있으면 주의해서 선택해야 한다.

- 아스피린: 아주 좋은 해열제로 예전부터 가장 많이 사용되고 있다.

그러나 최근 들어 어린 나이에 사용하면 라이증후군이라는 뇌질환 위험이 있다 하여 사용률이 현저히 떨어졌다. 간에 작용하여 혈당을 떨어뜨리므로 당뇨병 환자는 저혈당 위험이 있다. 따라서 사용하지 않는 것이 좋다.

- 타이레놀: 부작용이 없는 환자에서는 비교적 안심하고 사용할 수 있다. 당뇨병이 있어도 혈당변화를 일으키지 않으므로 열이 날 경우 이 제재를 사용하는 것이 좋다.
- 해열제 시럽: 여러 가지 제재가 어린이들이 먹기 편하게 시럽으로 되어 있다. 시럽에는 당이 포함되어 있어 당뇨병이 있는 소아가 사용하면 당이 올라가므로 사용하지 않는다.

토하거나 설사하는 경우

이 경우 혈당 변화가 심해 혈당이 상승할 수도 있으나 혈당이 감소할 수도 있고 케톤산혈증이 발생할 수도 있다.

① 열이 나는 경우와 마찬가지로 혈당과 소변의 케톤 측정을 하루 4회 실시해야 한다.

② 토하면 먹는 것에 지장을 주므로 전해질이 들어 있는 음료수를 충분히 주어 부분적인 칼로리 보충뿐 아니라 전해질 불균형을 막아야 한다.

③ 혈당이 180mg/dL 이하일 경우 인슐린 용량을 3분의 1을 줄여서 준다.

④ 혈당이 180mg/dL 미만을 계속 유지할 경우 저녁의 인슐린 용량도 3분의 1을 줄여서 준다.

⑤ 혈당이 180mg/dL 이상일 경우 인슐린의 용량을 줄이면 안 되고 오

히려 높은 만큼 인슐린을 준다.

⑥ 토하고 구역질나는 것이 가라앉아 먹을 수 있게 되면 부드러운 음식부터 먹으면서 서서히 정상식으로 바꾼다.

아픈 날의 치료 지침

1. 인슐린 주사를 빠뜨려서는 안 된다.
2. 적어도 2~4시간 간격으로 혈당과 소변 케톤체를 체크해야 한다.
3. 수분을 충분히 섭취한다.
4. 필요하다면, 케톤산증을 없애기 위해 인슐린 양을 추가한다.
5. 발열, 지속적인 구토, 계속되는 당뇨병성 케톤산증 증상 또는 케톤체 양성, 그 밖에 심각한 질환을 의심할 증상(표)이 있으면 의료진을 찾는다.

❖ 여행할 때 인슐린 치료는 어떻게 하나 ❖

세계는 자꾸만 좁아져 미국이나 유럽으로 여행하는 사람들이 날로 늘고 있다. 당뇨인이라고 해서 외국여행을 못할 이유가 없으며 집에서 당뇨조절이 잘된다면 여행은 큰 부담이 되지 않는다. 그러나 당뇨조절이 잘되지 않을 경우 여행이라는 불확실한 상황에서 당뇨가 더 잘 조절되지 않을 수도 있다. 혈당 조절이 잘되지 않는 당뇨인은 출발하기 전 혈당 조절을 잘하려고 노력해야 한다.

해외여행을 갈 때

출발하기 전 여행계획을 면밀하게 짜야 하며 일정과 숙박장소를 정확히 해야 한다. 가능한 한 여행지까지 포함되는 보험에 가입하는 것이 좋다.

미국이나 유럽을 여행할 때는 별 필요가 없지만 동남아시아, 아프리카, 중앙아메리카, 남아메리카에 여행갈 때는 황열(Yellow fever), 소아마비, 말라리아, 간염, 파상풍, 콜레라 등의 예방접종을 해야 한다. 콜레라와 간염의 예방접종 효과는 상당히 짧지만 나머지 질환의 예방접종은 상당히 오래 지속된다. 말라리아의 경우 여행하기 몇 주 전부터 여행 후 몇 주 뒤까지 예방약을 계속 복용해야 한다. 여행하는 나라마다 필요한 예방접종이 다르므로 출발하기 전에 미리 준비해야 한다.

예방주사는 가능한 한 빨리 맞는 것이 좋다. 주사로 인한 부작용이 출발 후 나타나면 상당히 당황스럽기 때문이다. 동쪽으로 여행하는 경우 시간이 짧아지고 서쪽으로 여행하는 경우 시간이 길어진다. 이 점을 유념하여 인슐린 용량을 조절해야 한다. 즉 시차가 6시간 정도 나는 동쪽나라로 여행하는 경우 시간이 짧아지므로 하루가 18시간밖에 안 된다. 따라서 평소 맞던 인슐린 양의 18/24을 맞는다. 이때 물론 혈당을 측정해야 한다.

인슐린을 여러 개 갖고 가야 한다. 자기가 가려고 하는 곳에서 자신이 사용하는 인슐린을 얻을 수 있는지도 미리 알아보아야 한다. 상표가 다르더라도 같은 종류의 인슐린이고 같은 정도의 순도를 가지고 있으면 사용할 수 있다. 100단위짜리 주사를 맞는데 여행지에서는 80이나 40단위짜리밖에 구입할 수 없는 경우, 이를 사용할 수 있으나 주사기의 재는 양을 세심하게 살펴야 한다.

여행을 떠나기 전에 반드시 주치의를 만나 다음과 같은 사항을 물어보고 기록해두는 것이 좋다.

① 당뇨병이 있다는 것과 필요하면 인슐린과 주사기를 사용해야 한다는 의사의 처방: 건강상태와 주사 종류나 복용하고 있는 약물 이름을 영어로 명기한 건강기록부를 휴대하는 것이 좋다. 여행지역에서 사용되는 상품명이 아닐 경우 무슨 약인지 이해하기 쉽지 않기 때문에 약물 이름은 상품명보다는 화학명으로 기록하는 것이 좋다.

② 의학적인 문제에 대한 간략한 병력

③ 일반명뿐 아니라 상표 그리고 미터법에 따른 투약 용량이 기재된 인슐린과 다른 약물들에 대한 처방: 해외여행을 할 때 현지 언어로 된 증서가 필요하면 현지에서 도와줄 사람을 쉽게 찾을 수 있다.

④ 당뇨 물품을 모두 포함한 여행용 약품함 준비

• 여행 갈 때는 편안한 신발과 면양말 등을 준비한다.

• 개인용 상비약을 지참한다. 예를 들면 아스피린이나 타이레놀, 무좀약, 지사제로 로페린이나 카오페틴과 소화제 약간

• 당뇨에 관계된 인슐린이나 혈당강하제는 손가방에 넣어 비행기 안으로 갖고 들어간다. 준비는 잘했는데 짐을 화물칸으로 부쳐 당장 기내에서 제때 사용하지 못하는 일이 있다.

• 인슐린은 몇 주에서 몇 개월 동안 냉장고에 넣지 않아도 괜찮으므로 손가방에 휴대한다.

• 실수로 주사약을 깨뜨릴 수 있으므로 인슐린 주사나 약을 여유 있게 가져간다.

• 혈당측정기와 소변검사 테이프도 지참한다. 혈당측정기의 배터리가 충분하지 않을 경우 새것으로 바꾸든지 여유 배터리를 가지고 간다.

- 당뇨인은 발 위생에 신경 써야 하므로 편안한 신발이나 평소 신던 신발을 신는 것이 좋다.
- 여러 환경에 적합한 옷을 가져가 감기에 걸리지 않게 한다.

⑤ 해외여행을 할 때 "저는 당뇨인입니다", "제게 설탕이나 오렌지주스를 주십시오" 등의 현지 말을 익히는 것도 현명한 방법이다. 당뇨인이라는 표시가 있는 목걸이나 의식이 없을 때 다른 사람으로 하여금 당뇨병이 있는 사람이라는 것을 빨리 알아볼 수 있는 표시를 휴대하는 것이 필요하다. 여행국 세관원이 인슐린 주사기를 마약 투여기로 오해할 수도 있으므로 당뇨인이라는 표지가 꼭 필요하다.

⑥ 장거리 비행기 여행에서는 비행기 안에서 다리를 꼬고 너무 오래 앉아 있지 않는다. 30분마다 일어나 기내를 걷고 탈수에 대비하여 1시간 간격으로 물이나 다이어트 음료를 마신다. 탑승 항공기에 다이어트 음료가 준비되었는지 미리 확인하고 준비가 안 되어 있으면 직접 가져간다. 우리나라 비행기는 다이어트 음료가 준비되지 않은 경우가 많으나 외국 비행기는 일반적으로 준비되어 있다.

⑦ 단체여행을 할 때는 인솔자나 친구에게 당뇨가 있다는 사실을 알리고 응급한 경우 어떻게 해야 한다는 것을 미리 알려준다.

⑧ 여행 중 시차가 바뀌더라도 주사시간과 식사시간을 유지하며 도착 후 아침까지 시간을 바꾸지 말고 그대로 유지한다.

⑨ 여행지에 도착한 후 가능할 때마다 혈당검사를 한다. 시차를 바꿔가면서 하는 여행은 사람을 매우 피곤하게 만들어 혈당 조절의 변화를 초래할 수 있기 때문이다. 여행지에 머무는 동안 그곳에 의사, 간호사 혹은 가

까운 곳에 병원이 있는지 알아둔다. 만일 아프게 되면 도움을 받을 수 있는 의사 이름을 가까운 한국 대사관이나 영사관에 문의한다.

⑩ 장거리 비행을 할 경우 혈당검사를 자주 하고 식사와 간식을 조절한다. 인슐린 투여와 식사를 적절하게 할 수 있도록 매일 활동을 계획하고, 어린이와 어른 모두 휴가 때는 평소보다 칼로리가 더 많이 필요할 수 있음을 기억한다.

- 정상적인 리듬을 찾으려면 24시간 이상 지나야 하는데 당뇨인은 비행기 안에서 일반 음식을 먹고 장시간 운동을 하지 못한 채 자리에 앉아 있어야 하므로 고혈당이 나타날 수 있다. 또 식사시간이 늦어질 경우 저혈당이 나타날 수 있다. 이 경우 승무원에게 부탁하면 당뇨식사를 할 수도 있고 식사를 다른 사람보다 먼저 부탁할 수도 있다. 오렌지주스, 피넛버터, 치즈크래커 등을 지참하여 저혈당 증상이 있을 때 먹는 것이 좋다.

- 여행 중에는 가능한 한 저혈당을 피해야 하며 오히려 약간 높은 혈당이 바람직하다.

- 예를 들어 하와이에 갈 경우 현지시간과 8시간 차이가 있으므로 출발 전 인슐린 주사량을 3분의 1 정도로 주사하고 다음 주사는 현지 시간에 맞추어 한다. 가장 중요한 것은 혈당을 비행기 안에서 정기적으로 측정하는 것이다. 혈당이 너무 많이 떨어지면 준비한 간식을 먹어야 한다. 혈당이 조금 높으면 다음 인슐린 주사량을 늘리고 혈당이 아주 높으면 속효성인 레귤라 인슐린을 2~4단위 주사한다. 비행 중 저혈당이 생기는 경우는 비교적 적다. 식사가 많이 나오고 자리에 머물러

있어야 하므로 저혈당보다는 고혈당이 나타날 확률이 높다.

- 비행기 멀미를 할 염려가 있는 사람은 멀미약을 붙이거나 복용하는 것이 좋다. 남에게 피해를 주지 않는 범위에서 가끔 걸으면 다리의 혈액순환이 원활해진다. 오랫동안 움직이지 않아 정맥염이 온 경우를 '여행 정맥염'이라 한다. 배로 여행할 때 시차에 따른 문제는 거의 없으나 멀미로 상당히 고통받는 경우가 많다. 특히 당뇨인은 구토증, 위장장애 증상에 대비해야 한다.

⑪ 현지에 도착한 후 혈당 조절과 건강상태 유지방안

- 여행 첫날은 아직 몸이 적응되지 않은 상태이므로 과식, 과음, 과로는 피하는 것이 좋다. 일반적으로 호텔 음식이나 음료수는 큰 문제가 없는 것으로 한다. 가능한 한 생수를 마시는 것이 안전하며 요리한 음식은 비교적 안전하나 요리하지 않은 음식, 예를 들어 생선회 종류는 조심스럽게 먹어야 한다.

- 남미나 동남아시아 지역에서는 심각하지는 않지만 배가 살살 아프고 설사가 나며, 구역질이 나고 미열이 있으면서 추위를 느끼는 병을 앓을 수 있다. 원인은 잘 모르나 세균 감염이라고 추측된다. 특별한 예방법은 없으며 익힌 음식과 끓인 물을 마시는 것이 최선책이다. 설사를 하면 수프를 먹고 인슐린 주사 후 저혈당이 초래되기 쉬우므로 단주스를 마시는 것이 좋다.

국내여행을 할 때

국내여행도 해외여행과 비슷하다. 당뇨인이라서 여행하지 못할 이유는 없다. 뇌염 예방주사는 시골로 여행하려는 사람에게 필요하다. 출발 전 당뇨조절이 잘되어야 하며, 여행 중 며칠이라도 주사를 맞지 않는 것이 좋지 않을까 하는 생각은 하지 말아야 한다.

여행으로 흥분되어 과식하거나 음식을 먹지 않을 경우 고혈당이나 저혈당이 나타날 수 있다. 인슐린 주사와 혈당검사를 규칙적으로 해서 인슐린 주사량을 적절히 조절해야 한다. 현지 음식과 물로 설사나 장염을 앓는 경우가 많으므로 가능하면 끓인 물을 마시는 것이 좋다. 또 상한 음식을 먹지 않도록 주의한다. 병이 났을 때 상비약을 복용해도 증상이 좋아지지 않으면 가까운 병원을 찾아 당뇨병이 있다는 사실과 인슐린 주사량을 의사에게 알려야 한다.

인슐린의 안정성과 보관

인슐린은 생산된 후 소비자에게 도달될 때까지 냉장보관되어야 한다. 인슐린은 실내온도(20~24℃)에서 수개월간 안정적이다. 높은 온도는 인슐린의 변성을 촉진하고 응집(flocculation) 현상을 초래할 수 있다. 얼린 인슐린은 응용된 인슐린의 물리적 현탁 상태의 변화를 초래할 수 있으므로 사용하면 안 된다.

한 달 정도는 실내온도에서 인슐린 병을 보관하기도 하지만, 가장 좋은 방법은 4℃ 이하 냉장고에 보관하는 것이다. 사용하기 전에는 인슐린에 응집이나 이상이 없는지 확인해야 한다. 정제가 잘된 인슐린은 실온에 보관해도 괜찮으니 냉장에 너무 신경을 안 써도 된다.

❖ 임신성 당뇨병 치료 ❖

산모의 요당검사는 적당치 않으며 필요하지도 않다. 면밀한 태아 감시가 필요하나 감시의 시작 시기, 빈도, 검사 방법 등은 태아의 위험성 정도에 따라 선택해야 한다. 임신 중 혈당 조절 목표는 공복혈당을 60~90mg/dL, 식후 2시간 혈당을 120mg/dL 이하로 유지한다. 인슐린이 필요한 임산부는 임신성 당뇨병 임산부 중 20~30%이다. 인슐린 주사는 1일 2회 주사(분할 또는 혼합-분할)를 원칙으로 한다. 인슐린 종류로는 사람 인슐린을 사용한다.

임산부는 대부분 분만 중이나 분만 후에는 인슐린이 필요하지 않다. 따라서 분만 후에는 인슐린 주사를 중단할 수 있으며, 분만 6~12주 이후에 당불내성을 다시 평가해야 한다.

임신성 당뇨병은 모든 경우 산모와 태아에 대한 면밀한 감시가 필요하다. 산모 감시는 주로 식전, 식후 혈당이 올라가지 않는지 모세혈이나 정맥혈장을 가지고 감시해야 하며, 임신이 진행되면서 당항상성이 악화되지 않는지를 보아야 한다.

❖ 당뇨병 여성의 임신 ❖

기존에 당뇨병이 있는 여성에서 가장 기본은 임신 전부터 당뇨병 관리를 철저하게 시작해야 한다는 것이다. 환자는 원하는 혈당 조절 목표에 도달할 때까지는 피임해야 한다. 혈당 조절을 철저히 하려면 적극적인 인슐린 치료, 하루 4회 이상의 자가혈당측정, 당뇨병 식사요법, 운동요법, 당뇨병 치료 교육팀의 정기 방문을 시행해야 한다. 당뇨병에 따른 기형은 임신 첫 6주 이내에 발생하므로 임신 전부터 혈당 조절을 철저히 해야 한다. 무엇보다 가임기 당뇨병 여성은 임신을 계획해서 해야 한다.

임신 전 혈당 조절 목표는 식전 혈당을 100mg/dL 이하, 식후 2시간 혈당을 140mg/dL 이하로 설정한다. 제1형 당뇨병 여성은 1일 3회 또는 4회의 인슐린 주사나 인슐린 펌프를 이용한 주사법이 필요하다. 제2형 당뇨병 여성의 경우 1일 2회의 인슐린 주사법으로 혈당 조절이 가능하다. 임신부의 모세혈관 혈당은 공복에 60~90mg/dL, 식후 2시간에 120mg/dL를 유지하게 목표를 잡아야 한다. 자가혈당측정은 공복과 3회의 식후 2시간에 하는 것이 좋다. 임신 후반기에 인슐린 요구량이 2~3배 증가하므로 1~2주 간격으로 병원을 방문해야 한다.

임신성 당뇨병 환자 관리의 기본원칙

① 임신성 당뇨병이 있는 모든 임신부는 미국당뇨병협회에서 추천하는 식사요법에 대하여 상담을 받아야 한다. 단 당은 섭취하지 않는다.

② 식사요법을 하면서 2주일 간격으로 측정한 공복혈당이 105mg/dL 이상 혹은 식후 2시간 혈당이 120mg/dL로 2회 이상 측정되면 대부분의 병원에서는 인슐린 치료를 시작한다. 인슐린 치료를 효율적으로 하려면 자가혈당측정이 필요하다. 인슐린은 반드시 사람 인슐린으로 처방해야 한다.

③ 임신 중에는 경구혈당강하제를 써서는 안 된다.

④ 무칼로리 감미료는 조정해서 사용할 수 있다.

⑤ 임신성 당뇨병이 있는 임산부는 모유로 키우도록 권장해야 한다.

❖ 외식할 때 ❖

명절이나 자기 생일 또는 다른 사람 생일에 초대된 경우, 가족과 함께 외식할 경우, 평소보다 많이 먹게 된다. 이러한 날은 1년 중 흔하지 않고 날짜와 시간이 예정되어 있으므로 조절이 비교적 용이하다. 평소 자기가 먹는 칼로리보다 많이 먹으리라고 예상될 때는 미리 더 먹을 칼로리에 해당하는 인슐린을 주사하면 혈당상승을 예방할 수 있다. 즉 더 먹을 경우 75kcal당 1단위의 속효성 인슐린을 평소 인슐린 주사량에 추가하면 된다.

그러므로 평소 저녁에 800kcal를 먹는다면 외식할 때 500kcal를 더 먹는다고 가정하고 총 1,300kcal에 대한 인슐린을 주사하면 된다. 즉 평소 저녁 먹기 30분 전 중간형 인슐린 10단위와 속효성 인슐린 5단위를 맞을 경우 500/75은 약 6 정도 되므로 속효성 인슐린 11단위(5 + 6 = 11단위)를 중간형 인슐린과 함께 주사해 평소보다 많은 음식 섭취에 따른 혈당상승을 미리 막을 수 있다.

일반적인 원칙은 먹는 양에 비례해 인슐린 용량을 늘리는 것이지만 식사 후 여분의 칼로리를 소비하기 위해서 운동을 더 많이 하는 것도 좋은 방법이다.

❖ 꼭 먹고 싶은 간식이 있거나 어쩔 수 없이 먹어야 할 경우 ❖

진정으로 먹고 싶거나 피할 수 없을 경우 먹는 것을 억제하기는 어렵다. 이럴 때는 상황에 유연하게 대처해야 한다. 아이들이나 청소년은 학교에서 집으로 돌아올 때 친구들과 어울려 사먹는 것이 조그마한 즐거움 중 하나일 수 있다. 당뇨병 환자들은 가급적 설탕이 많이 들어간 콜라, 사이다, 초콜릿 같은 것을 피하고 우유나 냉수를 마시면서 즐겁게 놀 수 있도록 하는 것이 중요하다.

분위기나 다른 원인으로 단음식이나 음료를 먹어야 할 경우 미리 속효성 인슐린을 75kcal당 1단위 주사하는 것이 좋다. 자기가 좋아하는 간식의 칼로리 양을 미리 알아놓는 게 좋으며 인슐린 펜같이 휴대하기 좋은 것을 가지고 다니면 편리하다. 하지만 상습적으로 먹으면서 인슐린 주사를 추가로 맞을 경우 인슐린 주사와 과잉 칼로리 때문에 뚱뚱해지기 쉽다. 비만 때문에 인슐린 작용이 덜 해서 혈당이 계속 높으면 합병증이 빨리 나타날 수 있다.

❖ 우연히 측정했는데 혈당이 높은 경우 ❖

혈당이 아무 이유 없이 높을 때 과거에는 무조건 RI를 더 투여해 혈당을 낮추려고 하였는데 이는 좋은 방법이 아니다. RI를 투여해서 혈당은 낮아질 수 있지만 그 시간대에 정상적으로 최고 효과로 작용하는 인슐린과 방금 투여한 RI의 작용이 서로 중복되어 저혈당의 위험이 있기 때문이다.

이 경우 왜 혈당이 높았는지 반드시 생각해야 한다. 즉 운동량이 부족하지 않았는지, 무엇을 많이 먹지 않았는지 생각해야 한다. 이 둘 중 하나 또는 둘 모두 원인일 경우 다음부터는 이 원인을 교정하여 혈당을 조절하려고 노력해야 한다.

혈당은 일상적으로 조절이 잘 안 되는 경우가 있다. 혈당이 높을 때마다 인슐린을 투여하는 것은 전체적으로 볼 때 인슐린 용량만 올리는 결과를 가져온다. 혈당 조절은 멀리 보고 차근차근 여러 상황을 고려해서 하는 것이지 혈당이 높거나 낮다고 일희일비하면 안 된다. 이에 따른 빈번한 저혈당 발생, 저혈당으로 인한 식사량 증가 등 악순환만 불러오고 장기적으로 볼 때 높은 인슐린 양으로 인한 부작용을 초래한다. 따라서 당뇨병의 조절 방법인 인슐린요법, 식사요법, 운동요법 등을 균형 있게 병행해야 정상에 가까운 조절이 가능하다.

일상적으로 잘 조절되다가 혈당이 올라가는 경우가 있다. 이의 원인은 일반적으로 다음과 같은 세 가지다.

① 음식이나 간식을 평소보다 많이 먹었을 경우
② 인슐린 주사량이 필요한 양보다 적었을 경우
③ 운동이 부족했을 경우

❖ 아침 공복에 혈당이 높은 경우 ❖

아침 공복에 혈당이 높은 것은 당뇨병이 비교적 진행된 상태에서 초래된다. 대개 저녁식사 전 혈당이 먼저 높아지고 밤사이에 인슐린 분비가 적으면 간에서 글리코겐 분해가 진행되어 아침에 혈당이 높아진다. 아침 공복에 혈당이 높으면 어떤 상황으로 혈당이 높아졌는지 원인을 감별해야 한다.

이른 새벽에 저혈당이 있은 후 아침에 고혈당이 오는 경우

이른 새벽(2~3시경)에 저혈당이 있은 후 이를 극복하기 위하여 반동적으로 교감신경, 글루카곤, 부신피질호르몬, 성장호르몬 등이 분비되어 아침 혈당이 높아질 수 있다. 전날 운동을 과도하게 했는데 운동효과가 늦게 나타나 이른 새벽에 저혈당증이 오는 경우도 있다. 일반적으로 혈당 조절이 잘되는 사람에서는 운동으로 인한 저혈당 효과가 운동 후에 바로 나타난다. 하지만 혈당 조절이 잘되지 않는 사람에서는 운동으로 인한 효과가 운동한 후 늦게 나타나 새벽에 저혈당증이 올 수 있다.

저녁식사 전 투여한 중간형 인슐린 용량이 많을 경우

저녁식사 전 투여한 중간형 인슐린의 용량이 많아 중간형 인슐린의 최고 작용시간인 새벽 2~3시경에 저혈당이 나타나고, 이를 정상화하기 위해 몸에서 글루카곤이나 에피네프린이 분비되어 나타날 수 있다. 그리하여 식은땀을 흘리고 심장박동이 빨라진다.

저혈당증이 있는데도 깨어나지 않는 어린이는 무서운 꿈을 꾸었다고 호소하기도 한다. 잠자다가 몹시 보채고 소리를 지르며 두통을 호소한다. 또 머리가 무겁고 잠자리에서 일어나기가 무척 힘들다고 한다. 따라서 저녁에 주사하는 중간형 인슐린의 용량을 줄인 뒤 새벽 2~3시경 혈당을 측정하고 아침 혈당을 관찰하는 것이 좋다.

전날 저녁 인슐린을 피하가 아닌 근육에 주사한 경우

인슐린을 근육에 주사하면 피하에 주사한 경우보다 빨리 흡수되어 작용도 빨리 일어남으로써 아침에 약효가 거의 없어 혈당이 높아질 수 있다. 아침에 급히 주사한 경우 학교나 직장에서 저혈당 증상이 나타날 수 있고 저녁식사 전 높은 혈당은 인슐린을 근육에 주사해 작용이 빨리 나타났기 때문일 수 있다.

새벽현상(Dawn Phenomenon)

새벽에 성장호르몬과 성호르몬이 많이 분비되는데 이들 호르몬은 인슐린과 반대로 혈당을 증가시킨다. 정상인에서는 이러한 성장호르몬이 많이 분비되더라도 췌장에서 인슐린이 분비되어 혈당이 정상 범위로 유지된다. 그러나 당뇨병에서는 인슐린 분비가 적어 혈당이 높아지게 된다. 저녁식사 때 중간형 인슐린 양을 증가시키거나 인슐린을 밤 9시 전후로 늦게 주사하면 예방할 수 있다.

❖ 수술해야 하는 경우 ❖

일단 입원하여 적절한 조치를 취해야 한다. 특히 조절이 좋지 않으면 혈당을 정상화한 뒤 수술해야 한다(응급수술인 경우 혈당이 높더라도 어느 정도 위험을 감수하고 시행한다). 수술 후 회복하는 정도, 세균에 감염되는 정도 그리고 혈액이 응고되는 정도는 당뇨병 조절 정도에 좌우된다. 따라서 수술 후 충분히 회복될 때까지는 인슐린을 사용하는 것이 원칙이다.

당뇨병 환자는 여러 합병증을 같이 가지고 있는 경우가 많다. 특히 심혈관, 자율신경계, 신장의 이상은 수술 후 악화될 수도 있다. 또한 급작사할 수 있으므로 수술 전에 충분히 검사받는 것이 중요하다.

❖ 치과적 처치를 받는 경우 ❖

당뇨병 조절이 불량하면 치과적 처치를 받은 후 상처치유가 느려진다. 이러한 사람은 잇몸질환이 심해 치아를 상실하는 경우가 있으며, 치석이 잘 생기고 치아 형성을 방해받는다. 따라서 치과 치료는 혈당이 충분히 잘 조절된 상태에서 받는 것이 좋다. 당뇨병 환자는 치과 치료를 할 때 예방적 항생제를 복용하는 것이 좋다.

❖ 결혼하는 경우 ❖

당뇨병이 있다고 해서 결혼에 제한을 두는 것은 아니다. 다만 다음과 같은 사항을 배우자 될 사람에게 인식시키는 것이 좋다. 하지만 이러한 문제를 안다 해도 두 사람이 사랑한다면 아무 문제없다. 실제로 당뇨병을 적절히 관리하면 정상인과 다름없이 생활할 수 있다.

① 당뇨병 관리가 잘 안 되면 몇 년 뒤 합병증이 생길 수 있고 생활에 지장을 줄 수 있다. 하지만 이는 당뇨병 관리 여부에 달려 있다.

② 당뇨병이 있는 환자는 정상인 여자보다 임신이 어려울 수 있다. 그러나 당뇨병 조절이 잘되면 큰 문제는 되지 않는다.

③ 당뇨병은 꾸준한 의학적 치료가 필요하다. 현재는 완전한 치료방법이 없지만 치료법을 계속 연구 중이므로 조만간 좋은 치료법이 나올 것으로 기대한다.

④ 배우자가 될 사람은 당뇨병에 대해 잘 알아야 한다. 이 질병이 무엇이며 어떤 문제가 나타날 수 있는지를 알아서 결혼 후 당뇨병 조절에 서로 도움이 되어야 한다.

❖ 예방접종을 하는 경우 ❖

소아에게 예방접종은 필수적이다. 당뇨병이 있으면 과거에는 예방접종을 피했지만 이는 잘못된 것이다. 인슐린의존형 당뇨병이 있는 소아도 다른 아이들과 마찬가지로 예방접종을 해야 한다. 당뇨병이 있다고 예방접종을 기피하면 안 된다는 의미다. 예방접종 후 열 등이 있을 수 있다. 열이 나면 혈당이 상승하므로 접종 후 38.5℃의 고열이 있을 경우 앞서 언급한 조치를 취하고 해열제를 사용한다. 오히려 당뇨병 환자는 인플루엔자백신이나 폐렴백신을 맞도록 적극 권장하고 있다.

❖ 수험생인 경우 ❖

당뇨병 조절은 규칙적인 생활을 전제조건으로 하지만 이러한 생활이 불가능할 경우도 있다. 입시를 앞둔 수험생에게는 더욱 그렇다. 이들은 규칙적인 식사도 못할뿐더러 운동할 시간은 더욱 없다. 하지만 이때도 혈당 조절은 필수적이다. 당뇨병이 있는 아이를 둔 부모들도 학교 공부가 급선무라고 생각한다. 하지만 당뇨병 조절이 더 급하다. 건강한 정신은 건강한 육체에서 나온다.

학교에서 당뇨병 때문에 다른 아이들과 달리 지낸다면 상당한 문제를 일으킬 수 있다. 가능한 한 다른 아이들처럼 학교생활을 하면서 혈당도 잘 조절해야 한다. 이러한 상황에서 혈당을 잘 조절하려면 자기가 처해 있는 상황을 의사, 영양사, 사회사업가 등 치료팀과 미리 상의하고 방침을 결정하는 것이 바람직하다. 수험생이 흔히 처한 상황은 다음과 같다.

① 아침식사를 일찍 하고 저녁식사를 늦게 한다. 따라서 아침식사 전에 맞는 NPH와 저녁식사 전에 맞는 NPH의 작용시간이 길어져 저녁 때 혈당이 올라간다.

② 밤늦게 귀가할 경우 저녁 도시락을 가지고 가서 학교에서 먹고 집에 와서 밤참을 먹음으로써 혈당이 높아진다.

③ 수험생은 한창 자랄 때이므로 늘 배가 고프다. 더군다나 공부라는 스트레스 때문에 정신적으로 항상 공복감이 있어서 많이 먹는 일이 잦다.

④ 일단 운동할 시간 여유가 없고, 시간이 있더라도 정신적으로 여유가 없다. 하지만 이러한 경우에도 혈당을 잘 조절해야 한다. 당뇨병 치료팀과 상의해 좋은 방법을 찾아야 하는데 이러한 상황이 평생 지속되는 것은 아니다. 이 기간에 혈당을 조절하는 가장 좋은 방법은 인슐린 투여 횟수를 늘리고 용량을 증가시키는 것이다. 기본적인 혈당 조절 방법이 가

장 좋으므로 가능하면 계속 정기적인 식사, 정규적인 운동을 유지하려고
노력해야 한다.

❖ 당뇨병 환자의 음주, 괜찮은가 ❖

우리나라 성인의 8% 정도가 일생 한 차례 이상 알코올 의존을, 5%가
알코올 남용을 보이며 평생 유병률이 21.9%라고 한다. 수치상으로는 거
의 세계 최고 수준에 도달해 이미 알코올리즘은 우리 사회에서도 심각한
문제가 되었다. 정상인이 알코올을 과도하게 섭취할 경우 그 자체로 몸
의 대사에 다양한 영향을 끼쳐서 많은 정신적·신체적 질환을 유발한다.

한편 음주는 당뇨병 환자에서 정상인과 다른 대사양상을 보일 뿐 아니
라 당뇨병 관리에 많은 어려움을 준다. 그러나 국내 여건은 대체로 사회
적으로 관대하게 받아들이는 경향이 있어 환자나 의료인 모두에서 경각
심이 부족하고 적절한 해결책을 찾기 위한 노력이 부족한 실정이다.

알코올은 그램당 열량을 7kcal 가지고 있다. 그러나 필수영양소는 들어
있지 않다는 결정적인 영양학적 결함이 있다. 소량의 알코올 섭취가 당뇨
병 환자에서 인슐린 감수성을 개선한다는 긍정적인 효과가 보고되어 있
다. 하지만 음주를 양적으로 철저히 조절하기 어렵고, 특히 필수영양소가
없는 단순 열량 섭취라는 측면에서 안 좋다. 지속적인 음주는 복부비만을
증가시키고 인슐린저항성을 일으킨다. 또 인슐린 분비 췌도세포의 손상
을 일으켜 인슐린 분비도 저하시키는 것으로 보고되어 있다.

술의 열량

증류주

종 류	어림치	부피 (cc)	알코올 농도 (%)	당질 (g)	열량 (kcal)	지방교환 단위수
브랜디	1잔	30	40	0	90	2단위
진	1잔	30	40	0	90	2단위
위스키	1잔	40	40	0	110	2단위
럼	1잔	30	40	0	90	2단위
소 주	1잔	30	25	0	90	2단위

발효주

종 류	어림치	부피 (cc)	알코올 농도 (%)	당질 (g)	열량 (kcal)	곡류교환 + 지방교환
청 주	1잔	50	16	2	65	0.1 + 1.2
맥 주	1컵	200	4	8.8	95	0.4 + 1.2
생맥주	1컵	500	4	6.2	185	0.3 + 1.2
샴페인	1잔	150	6	0.5	65	+ 1.5
백포도주	1잔	150	12	1	140	+ 3
적포도주	1잔	150	12	0.4	125	+ 3
막걸리	1사발	200	6	3.6	110	0.2 + 2.2

단기적으로 알코올은 포도당에 의한 인슐린 분비를 강화하고 간에서의 포도당 신생을 억제해 저혈당 유발 원인이 되기도 한다. 특히 적절한 식사가 유지되지 않으면 저혈당이 많이 일어난다. 인슐린을 많은 양 주사하는 제1형 당뇨병은 음주하면 심한 저혈당이 일어날 우려가 크다. 제1형 당뇨병 환자가 많이 사망하는 원인인 저혈당과 케톤산혈증 유발에 폭음이 관련되어 있다고 한다. 제2형 당뇨병에서 설포닐요소제를 사용하는 환자가 음주를 하면 저혈당 발생 위험이 커진다. 이때 가장 중요한 원인

은 음주할 때 식사를 거르거나 안주를 먹지 않는 것이다.

알코올은 자체가 신경독성 물질로 고혈당과 상승작용을 해서 신경병증을 악화시킨다. 과음하는 환자에서 경도치 음주자들보다 3배 이상 말초신경염이 발생했다는 보고가 있다.

알코올은 중성지방, 유익한 콜레스테롤(HDL-C) 등을 증가시키고 나쁜 콜레스테롤(LDL-C)의 산화를 감소시킨다. 공복에 고중성지방혈증이 있는 경우 이를 더욱 악화시키고 장기화시킨다. 당뇨병 환자에서 알코올 남용은 지방간을 악화시키고 폭음은 간기능장애를 초래하며 동맥경화증 등 대혈관 합병증의 위험요인이 될 수 있다. 한편 알코올을 소량 섭취하면 관상동맥질환을 포함한 전체 사망률을 오히려 떨어뜨린다는 연구 결과도 있다.

이상의 결과를 종합하면, 합병증이 심하거나 인슐린을 다량 사용하는 제1형 당뇨병 환자, 지질대사이상·간기능장애 등이 있는 당뇨병 환자는 술을 철저히 금하는 것이 좋다. 혈당이 잘 조절되는 환자로 합병증이 없는 제2형 당뇨병 환자는 식사를 거르지 말고 적절한 안주와 함께 계산된 양을 소량 마시는 것은 가능하다. 단 환자의 지적 능력, 자제력, 생활습관 등을 함께 고려해야 한다.

❖ 당뇨병 환자의 운동 ❖

운동 훈련은 골격근세포 내에서 지방산 산화능을 증가시켜 급성운동에서 나타나는 글리코겐 고갈을 지연하는 효과가 있다. 한편 운동 훈련이 된 사람에서는 운동을 하지 않는 기저 상태에서도 인슐린 감수성이 증가된다. 이의 기전으로는 근육 모세혈관 밀도의 증가에 따른 혈류 증가, 골격근 인슐린 수용체에 대한 인슐린 결합 증가, 마이크로좀에서 세포막으로 제4형 포도당 운반체의 이동 증가, 미토콘드리아 산화효소의 활성 증가, 글리코겐 합성능 증가 등이 있다.

인슐린 감수성이 향상되고 근육 내 대사능력이 증가되면 제2형 당뇨병 환자에서 혈당 조절이 호전될 수 있다. 최대 산소 섭취량을 15% 증가시키는 훈련 프로그램은 제2형 당뇨병 환자에서 당화혈색소치와 공복혈당을 현저하게 줄인다.

운동은 18세기부터 당뇨병 환자에게 유익한 것으로 생각되었다. 특히 제2형 당뇨병 환자에서 제1형 당뇨병 환자보다 효과가 더 좋은 것으로 알려져 있다. 현재 당뇨병 치료 3대 원칙의 하나로 중요한 부분을 차지하는데, 혈당 조절을 효과적으로 하려면 반드시 식사요법과 함께 실시해야 한다. 일반적인 운동요법의 지침은 다음과 같다.

① 병력과 신체검사를 완벽하게 해야 한다. 혈당 조절 여부를 반드시 알아야 하고 증식성 망막병증이 있거나 심혈관계 질환이 있는지 사전에 꼭 파악해야 한다.

② 처음엔 가벼운 운동으로 시작하고 점진적으로 중등도 운동을 권해야 한다.

③ 가능하다면 환자 자신이 스스로 혈당을 검사할 수 있어야 한다.

④ 인슐린 작용이 강력하게 나타나는 시간에는 운동을 하지 않는 것이 좋다.

⑤ 인슐린 주사 부위가 다리인 경우, 다리를 이용하는 운동은 피하는 것이 좋다.

⑥ 운동이 끝나고 시간이 경과된 후 나타날 수 있는 저혈당 가능성을 환자에게 반드시 주지해서 주의하도록 해야 한다.

당뇨병 환자가 운동할 때 이점

① 심혈관계 질환의 위험을 줄인다. 고밀도지단백 콜레스테롤을 증가시키고 저밀도지단백 콜레스테롤을 감소시킨다. 심근의 혈류를 개선하고 폐기능을 향상하며 혈압을 낮추어 관상동맥 심질환의 위험을 줄인다. 그러나 이러한 효과는 운동을 중단하면 지속되지 않는다.

② 제2형 당뇨병 환자에서 체중감량을 유도하는 데 식사요법에 대한 보조적 효과가 있다. 운동만으로는 체중감량이 어려운데, 이때는 체지방은 감소하지만 근육량이 증가하기 때문이다.

③ 고혈당을 개선한다. 포도당 이용도를 높이고 인슐린 감수성을 증가시켜 인슐린 용량이나 경구 혈당강하제 용량을 줄일 수 있다.

④ 근무 능력을 향상시킨다.

⑤ 생활에 활력을 갖게 되며 삶의 질을 높인다.

당뇨병 환자가 운동할 때 위험성

① 저혈당 위험도가 증가한다.

② 혈당이 300mg/dL 이상으로 혈당 조절이 불량한 환자에서는 혈당 조절을 더욱 어렵게 할 수 있다.

③ 신증이 있는 환자에서는 근골격계 손상이 있을 수 있다.

④ 증식성 망막병증이 있는 환자는 초자체 출혈 같은 합병증이 발생할 수 있다.

⑤ 신증이 있을 경우 더욱 악화될 수 있다.

⑥ 심혈관계 질환이 있으면 부정맥, 허혈증, 심근경색증 등이 초래될 수 있다.

1시간 운동할 때 소모되는 칼로리 표

운동	칼로리	운동	칼로리	운동	칼로리
가벼운 가사	120~150	걷기 (5.6km/시간)	240~300	골프	240~300
자전거타기 (9.6km/시간)	240~300	볼링	240~300	자전거타기 (12.8km/시간)	300~360
탁구, 배드민턴, 배구	300~360	테니스(복식)	300~360	에어로빅	300~360
걷기 (6.4km/시간)	420~480	스케이팅	360~420	자전거타기 (16km/시간)	360~420
걷기 (8km/시간)	420~480	자전거타기 (17.6km/시간)	420~480	수상스키	420~480
테니스(단식)	420~480	스키	480~600	자전거타기 (19.2km/시간)	480~600
달리기 (9km/시간)	600~660	자전거타기 (21km/시간)	600~660	계단 오르내리기	310
체조	180	수영	720	등산	780
정원손질	340	빨래	180	설거지	270

❖ 발에 합병증이 오는 경우 ❖

많은 당뇨병 환자에서 발이 헐거나(궤양) 썩어 들어가서(괴사) 발가락이나 다리를 절단해야 하는 경우가 있다. 이를 당뇨병성 족부병변이라 하는데, 혈관질환에 의한 혈류 감소 및 신경병증에 의한 족부의 상처와 만성 부종, 감염 등이 복합적으로 작용해 발생한다. 이러한 족부병변은 한번 발생하면 치료해도 잘 낫지 않아 발이나 다리를 절단해야 하는 경우가 많다. 따라서 당뇨병 환자는 발관리에 특별한 관심을 가져야 한다.

① 맨발로 걷지 않는다.

② 발에 맞는 신발을 신는다.

③ 양말도 발에 맞는 것을 신는다.

④ 양말에 고무줄이 당기는 것은 신지 않는다.

⑤ 발톱을 자주 자르되 지나치게 짧게 자르지 말고 일자로 자른다.

⑥ 강력한 살균제는 바르지 않는다.

⑦ 매일 자기 전에 발을 잘 살펴보고 상처나 굳은살이 없나 관찰한다.

⑧ 뜨거운 물이나 난로에 데지 않도록 한다.

⑨ 티눈이나 가벼운 찰과상도 스스로 치료하지 않는다.

⑩ 가급적이면 당뇨 신발이나 편한 운동화를 신는다.

9. 잘못 알려진 당뇨병 상식 다섯 가지

❖ 쌀밥은 나쁘고 보리밥은 좋다? ❖

당뇨병의 식이요법은 한두 가지 음식을 덜 먹거나 더 먹는 것이 아니라 전체적인 식사의 양과 성분을 조정하는 것이다. 보리밥에는 쌀밥보다 비타민 B와 섬유소 등이 더 많이 들어 있다는 점에서 다소 이롭기는 하겠지만, 칼로리(열량) 면에서는 같은 양의 보리밥과 쌀밥은 전혀 다르지 않다.

한 끼 식사(점심)로 짜장면이나 쌀밥을 먹을 수 있는데 그러면 하루 탄수화물 60%, 지방 25%, 단백질 15%의 균형 잡힌 식단을 위해 저녁에는 밥의 양을 줄이고 반찬을 조금 싱겁게 해서 섭취하면 문제가 없다.

❖ 인슐린은 한번 맞으면 평생 맞아야 한다? ❖

당뇨병은 처음부터 인슐린이 부족해 인슐린 주사를 맞아야 하는 당뇨병과 인슐린이 남아 있어 그 분비와 활용을 촉진하는 먹는 약으로 조절이 가능한 당뇨병으로 나눈다. 하지만 어떠한 당뇨병이든 인슐린 분비가 부족한 시기에는 인슐린을 맞다가 인슐린 분비가 증가하면 다시 먹는 약을 사용할 수 있다.

❖ 소변(요당)검사로 진단하고 질병의 경과를 평가할 수 있다? ❖

소변(요당)검사로는 혈당치를 미루어 짐작할 수 있을 뿐 검사할 때의 혈당치는 정확히 알 수 없다. 또한 요당이 배출되는 정도는 개인에 따라 차이가 있을 수 있기 때문에, 당뇨병이 아니라도 요당이 양성으로 나타나는 경우가 있다. 혈당을 쉽고 신속하게 측정할 수 있는 장비 등이 널리 보급되어 있으므로, 요당보다는 혈당으로 당뇨병을 진단·평가하는 것이 효과적이다.

❖ 당뇨병이 있는 소아, 청소년은 인슐린 주사를 맞아야 한다? ❖

일반적으로 소아의 당뇨병은 처음부터 인슐린이 부족해 인슐린 주사를 맞아야 하는 것으로 알려져 있었다. 그러나 최근 소아 및 청소년 비만의 증가와 더불어 이들 연령층에서도 성인형 당뇨병이 진단되는 경우가 늘고 있다. 이때는 인슐린 주사를 맞지 않아도 된다.

❖ 단것을 많이 먹으면 당뇨병에 걸린다? ❖

일단 당뇨병에 걸리면 혈당을 급속히 올릴 수 있는 설탕, 꿀, 잼 등과 같이 단 식품(단순당류)의 섭취를 줄여야 한다. 그러나 유전적 요인이 없고 비만이 아니라면 무조건 단것을 많이 섭취한다고 해서 당뇨병이 발생하는 것은 아니다.

반대로, 단것을 많이 먹지 않는다고 해서 당뇨병이 안 생기는 것도 아니며, 당뇨병 환자가 단것만 먹지 않는다고 해서 혈당이 잘 조절되는 것도 아니다.

〈헤럴드경제〉, 이수민 기자

당뇨환자, 인슐린 주사서 해방되나
체내서 인슐린 분비 치료법 개발

선천적으로 인슐린 분비 기능이 약한 '제1형' 당뇨병 환자들이 인슐린 주사에서 해방될 수 있는 길이 열렸다. 인슐린 분비 세포를 보호하는 세포의 수를 크게 늘려 최장 1년까지 체내에서 정상적으로 인슐린이 분비되도록 하는 치료법이 개발됐다.

영국 일간 〈텔레그래프〉는 캘리포니아대학교와 예일대학교 연구진이 사람의 신체에서 얻은 '조절 T 세포(T-regs)'를 몸 밖에서 1,500배가량 증식시킨 뒤 제1형 당뇨병 환자의 혈액으로 주입하는 실험에서 성공적인 결과를 얻었다고 보도했다. 조절 T 세포는 체내에서 인슐린 분비 세포를 보호하는 역할을 한다. 제1형 당뇨병 환자는 이 세포의 수가 크게 부족해 췌장에서 스스로 인슐린을 분비하지 못한다. 주로 소아 당뇨병이 이에 해당된다.

연구진은 18~43세 제1형 당뇨병 환자 14명에게서 200만~400만 개의 조절 T 세포가 포함된 두 컵 분량을 혈액을 얻었다. 이후 실험실에서 세포를 배양해 다시 체내에 주입하는 임상 실험을 거쳤다. 치료법은 안전한 것으로 확인됐으며 효과는 최대 1년까지 지속되는 것으로 나타났다. 연구진은 이 치료법을 통해 환자들이 인슐린 주입에서 벗어날 수 있는 것뿐만 아니라 병이 진행돼 합병증으로 고통받는 것 또한 막을 수 있을 것으로 보고 있다. 이 치료법이 류머티스 관절염이나 루푸스 등 자가면역질환과 심혈관계질환, 신경질환 치료에도 도움을 줄 수 있을 것이라고 연구진은 말했다.

첫 시험 대상자였던 39세 마리 루니 씨는 "성인으로서 제1형 당뇨병을 진단받고 너무나 고통스러웠지만 실망만 하고 있을 수 없어 실험에 참가했다"며 "이 치료법은 나와 같이 매일 인슐린을 주입해야 하고 일생을 합병증의 두려움 속에서 살아야 하는 당뇨병 환자들을 해방시켜줬다"고 말했다.

5장
동맥경화증의 위험 신호, 고지혈증

1. 고지혈증이란 무엇인가

음료시장을 휩쓸고 있는 상품들은 거의가 건강과 관련된 것들이다. 위장장애를 줄이는 요구르트는 이미 오래전에 나왔고, 콜레스테롤 수치를 떨어뜨려준다는 음료가 등장해 당뇨 환자나 동맥경화를 걱정하는 이들에게 호기심을 불러일으키고 있다.

사정이 이러할 수밖에 없는 이유는 동맥경화로 사망하는 이들이 많아지는 등 콜레스테롤이 건강과 직결되어 있다는 의식이 확산되었기 때문이다. 특히 동맥경화의 일종인 허혈성 심장질환에 의한 사망률이 최근 10년 동안 6배나 증가한 사실만 보더라도 이런 위험의식은 자연스러운 것일 터다.

그러나 콜레스테롤에 대한 정확한 이해가 부족해 콜레스테롤이 무조건 나쁘다는 의식이 만연하고 있다. 이는 성장기 어린이나 젊은 층에게는 위험한 생각이다. 콜레스테롤이 우리 몸에 없어서는 안 될 중요한 성분이기 때문이다. 콜레스테롤에 대한 잘못된 상식을 짚어보고 바른 섭취 방법은 무엇일까 알아본다.

고지혈증은 혈액 속에 해로운 콜레스테롤 또는 중성지방의 농도가 높아진 상태다(예: 고콜레스테롤혈증, 고중성지방혈증). 몸 안에 있는 콜레스테롤은 음식으로 섭취하거나(20%) 간에서 만들어진(80%) 것이다. 따라서 혈액 내 콜레스테롤 양은 콜레스테롤이 많은 식품을 얼마나 많이 섭취하였는지 그리고 간에서 얼마나 만들었는지에 따라 결정된다. 그러나 실제로 섭취하는 양과 합성하는 양은 거의 일정하다. 혈액의 콜레스테롤치는 얼마나 운반·사용되고 제거되는지에 따라 결정된다. 따라서 최근에는 음식으로 섭취하는 것이 20% 정도밖에 안 되기 때문에 콜레스테롤이 많다고 알려진 육류, 달걀노른자, 새우, 장어 등을 엄격히 제한할 필요가 있는지에 대한 연구 결과가 많이 나오고 있다. 미국 FDA에서도 음식을 철저히 제한할 필요가 없다고 권고하였으며, 특히 한국은 나이 드신 분의 경우 서구식 식단과는 거리가 먼 경우가 많다. 따라서 진단된 이상지질혈증 환자는 약물치료가 더욱 중요하다고 제시되고 있는 실정이다.

이러한 혈액의 지방성분은 세포의 기능 유지와 에너지 대사에 여러 가지 일을 하므로 당연히 존재해야 하지만, 이것이 너무 과해서 생기는 질환이 고지혈증이다. 지방성분이 필요 이상으로 많아지면 동맥경화증 등을 유발해 심각한 문제를 일으키기 때문이다. 그러나 대부분 고지혈증은 아무런 증상 없이 진행되므로 정기적인 검진과 상담이 필요한 질환이다.

2. 고지혈증과 동맥경화

고지혈증은 동맥경화증의 주요한 원인이다. 고지혈증은 자각 증상도 없고 그 자체만으로 문제되는 질환은 아니지만, 콜레스테롤과 중성지방 모두 동맥경화증을 유발하여 심혈관과 뇌혈관질환의 위험도를 높인다. 즉, 혈관 벽에 콜레스테롤이 축적되어 혈관 내에 덩어리(플라그)가 형성되면 혈관 내경이 줄어들어 흐르는 혈액의 양이 줄어들게 된다.

이 같은 동맥경화증은 전신의 혈관을 침범하는 광범위한 질환이다. 특히 뇌혈관을 침범하여 발생하는 뇌졸중(뇌경색)과 심혈관을 침범하여 발생하는 협심증 또는 심근경색 등은 매우 치명적이기 때문에 평소 고지혈증을 적극적으로 관리할 필요가 있다.

남자는 45세 이상, 여자는 55세 이상 되면 협심증이나 심근경색증의 위험성이 있다. 동맥경화는 그전부터 시작되지만 이때쯤 되면 눈에 보이고 몸으로 느끼는 병으로 나타난다는 뜻이다. 젊은 사람은 호르몬 관계도 있고 몸이 자라는 시기이기도 해서 신체 내 콜레스테롤의 소비량이 많다. 따라서 혈액 속 콜레스테롤 농도는 그리 높지 않다.

그러나 나이가 들면서 콜레스테롤 소비량이 줄고 운동도 부족해지므로 콜레스테롤 농도가 높아진다. 연령에 관계없이 흡연을 하거나 고혈압, 당뇨병, 비만이 있는 사람은 콜레스테롤에 관심을 갖고 해마다 검사해볼 필요가 있다.

이미 협심증, 심근경색증이 있는 사람은 더 엄격히 콜레스테롤 검사를 하고 치료를 받아야 동맥경화의 악화를 막고 협심증, 심근경색증 치료에도 도움이 된다. 가족 중 협심증, 심근경색증을 앓은 사람이 있거나, 콜레스테롤이 높은 사람이 있다면 본인도 가능성이 있다. 따라서 콜레스테롤에 관심을 갖고 해마다 검사를 하는 것이 좋다.

3. 고지혈증과 콜레스테롤

❖ 콜레스테롤은 다 나쁜가 ❖

콜레스테롤이 동맥경화의 주원인이 된다는 상식은 현대인에게 콜레스테롤은 무조건 피해야 한다는 생각을 하게 만들었다. 그러나 콜레스테롤이 나쁘기만 할까? 그렇지 않다. 오히려 콜레스테롤은 우리 몸에 필수적인 성분이다.

콜레스테롤은 인체의 기능을 정상으로 유지하는 데 반드시 필요한 지방질의 하나이며 부신피질호르몬, 남성호르몬, 여성호르몬 등 여러 호르몬의 재료가 되는 성분이다. 성호르몬이나 부신피질호르몬 등 몇몇 호르몬과 비타민 D, 담즙산 등을 만드는 원료가 된다.

인체는 세포로 구성되어 있는데 콜레스테롤은 세포를 만드는 데 필수적이기 때문에 성장기 아동이나 청소년에게는 콜레스테롤이 많이 필요하다. 아동이나 청소년에게 콜레스테롤이 부족하면 성장에 지장을 주게 된다. 따라서 무조건 콜레스테롤 식품을 제한하는 것은 좋지 않다.

대략 혈중 콜레스테롤의 20%는 음식물에서 온 것이고 나머지 80%는 몸 안에서 합성된 것이다. 그러나 성인과 달리 두 살 이하 영유아는 콜레스테롤을 충분히 합성하지 못해 식사에서 콜레스테롤이 공급돼야 한다. 아기들이 먹는 우유에도 콜레스테롤이 있으며 이유식 원료로 쓰이는 달걀에는 콜레스테롤이 아주 많다.

콜레스테롤은 각종 질병 치료약으로 쓰이는 스테로이드제제의 중간 원료가 되기도 한다. 이렇게 중요한 일을 하는 콜레스테롤이 부족하면 어떻게 될까?

❖ 콜레스테롤이 부족하면 ❖

혈중 콜레스테롤 양은 사람 몸속에 있는 전체 콜레스테롤 양의 7%에 불과하다. 나머지 93% 정도는 세포막·조직·피부 등에 널리 퍼져 있다. 세포 표면에는 저농도 지방단백(LDL)수용체라는 것이 있어 혈중 콜레스테롤을 세포 안으로 운반한다. 만일 이 수용체에 이상이 생기면 전체 몸은 콜레스테롤 결핍증으로 고통받고 혈중 콜레스테롤 수치는 높은, 다시 말해 '많고도 부족한' 이상현상이 생긴다.

몸속 콜레스테롤의 80%는 체내에서 합성된다. 콜레스테롤의 체내합성은 자동조절(feedback) 메커니즘에 따라 대부분 간에서 이루어진다. 즉 외부에서 음식을 통해 콜레스테롤이 많이 들어오면 간은 콜레스테롤 생산을 중단하고, 외부에서 섭취되는 콜레스테롤이 적으면 간은 콜레스테롤을 활발히 만들어 체내 콜레스테롤을 적정수치로 유지한다. 따라서 우리 몸속의 콜레스테롤 양은 우리가 먹는 음식물 중의 콜레스테롤 양에 좌우

되지 않는다.

미국의 의학권위지 〈뉴잉글랜드 저널 오브 메디슨〉에 실린 한 논문은 평소 식사 외에 매일 달걀 25개를 30년간 먹어온 한 미국 노인의 혈중 콜레스테롤 양이 30년 동안 정상수치였음을 보여주었다. 콜레스테롤 섭취량만으로 따지면 5,000mg으로 우리가 음식에서 보통 섭취하는 콜레스테롤 양의 무려 70배 가까이 된다.

혈중 콜레스테롤은 20~30년 전만 해도 혈액 10mL당 300mg을 초과하지 않으면 정상이라고 했는데 요즘은 150mg까지 떨어졌다. 사람 몸속에 콜레스테롤이 부족하면 성기능장애가 오는 등 생식기능이 파괴되고, 두뇌가 발달하지 못하며, 피부가 거칠어진다. 면역체계가 약화되고 암을 유발하기도 한다. 혈중 콜레스테롤 양이 적으면 적을수록 좋다는 생각은 위험하다. 전문가들은 사망률과 혈중 콜레스테롤 양을 비교해볼 때 혈중 적정 콜레스테롤 농도는 180~220mg(10mL당)이 적정하다고 한다.

❖ 좋은 콜레스테롤도 있다 ❖

장에서 콜레스테롤이 흡수되고 혈액과 함께 순환하게 될 때 콜레스테롤은 단독으로 존재하는 것이 아니라 지단백 형태로 혈액 속에 있다. 그것은 마치 우리가 목적에 따라서 옷을 갈아입고, 용도에 따라서 차를 바꿔 타는 것과 같다.

지단백에는 저밀도지단백(low-density lipoprotein, LDL)과 고밀도지단백(high-density lipoprotein, HDL)이 있다. LDL이란 트럭은 콜레스테롤을 세포

(공장)로 운반하며 HDL이란 트럭은 콜레스테롤을 쓰레기 소각장으로 운반해 나가는 것으로 이해하면 된다.

공장에서 재고가 많아지면 공장 경영이 악화된다. 여기서 동맥경화를 공장의 경영상태라고 상상해보면 LDL은 재료를 공급하는 트럭의 대수이다. 따라서 LDL이 많으면 불필요한 재료의 재고가 많아질 것이다.

HDL은 재고를 처리하는 트럭의 대수이다. HDL이 많으면 재고처리가 신속히 이루어지고 공장 경영이 호전될 것이다. 공장을 동맥경화로 바꿔 생각할 때 LDL은 동맥경화를 일으키고 악화시키는 지단백이고 HDL은 동맥경화를 예방 혹은 호전시키는 지단백이라 할 수 있다.

LDL도 HDL도 콜레스테롤을 운반하는 지단백이기 때문에 동맥경화를 생각할 때 LDL을 나쁜(해로운) 콜레스테롤, HDL을 좋은(유익한) 콜레스테롤이라고 볼 수 있다.

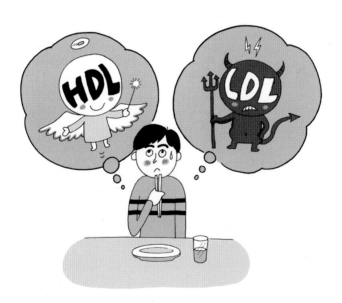

❖ 좋은 콜레스테롤 만드는 방법 ❖

콜레스테롤 자체에는 좋은 것도 나쁜 것도 없다. 위에서 설명한 대로 콜레스테롤이 체내에 들어간 다음 나타내는 작용에 따라서 좋은 것과 나쁜 것을 구별하게 된다. 일반적으로 영양가가 높은 음식일수록 콜레스테롤 함유량이 많다. 몸 안에 들어가서 좋은 콜레스테롤이 되게 하는 음식을 섭취하면 좋은 콜레스테롤이 되고 반대로 하면 나쁜 콜레스테롤이 된다.

달걀은 음식으로는 모든 영양분이 들어 있는 완전식품이지만 콜레스테롤이 많이 들어 있다. 특히 노른자가 그렇다. 영양가가 높고 좋은데 달걀에 많이 함유되어 있는 동물성 지방이 혈액 속의 콜레스테롤을 나쁜 것으로 변화시키기 때문에 문제가 된다.

하지만 60g 달걀에서 30%만 노른자이고 이 중 30%만 지방이기 때문에 실제로는 지방이 5~6g밖에 안 되므로 하루에 필요한 지방의 1/10 정도 수준이다. 따라서 하루에 달걀을 3~4개 섭취하는 것은 별 문제가 안 된다. 물론 동물성 지방에는 포화지방산이 많이 있는 것이 문제이기는 하다. 우리가 전체 칼로리에서 25% 정도를 지방으로 섭취하도록 권장하는데 이 중 10%를 포화지방으로, 15%를 불포화지방으로 섭취하는 것을 권장하고 있다. 식물성 지방은 동물성 지방에 비해 불포화지방이 많이 있어 권장되고 있다. 식물성 지방에는 리놀산 등 불포화지방산이 많아 콜레스테롤을 좋은 것으로 바꿔준다. 그러므로 요리할 때도 동물성 기름 대신 식물성 기름을 쓰는 것이 좋다.

여기서 한 가지 유의할 것이 있다. 식물성 기름에 불포화지방산이 많다고 해서 늘 좋은 것은 아니라는 것이다. 기름이 오래되면 불포화지방산이 저절로 포화지방산으로 변하기 때문에 신선할 때 먹어야 한다.

나물은 무침 같은 요리법이 좋고, 튀김류는 튀기자마자 먹는 것이 좋다. 한편 남은 음식을 다음 날 먹는다든지, 같은 기름을 여러 번 쓴다든지 하는 것은 좋지 않다.

4. 고지혈증은 왜 생기나

고지혈증은 유전적(가족성)인 경향이 높지만, 생활습관과 약물 사용, 여러 종류의 질환으로 이차적으로 발생하기도 한다.

❖ 유전적 원인 ❖

콜레스테롤을 얼마나 많이 만들고, 혈액 내에서 얼마나 제거하느냐는 유전적으로 결정된다고 생각한다. 비교적 드문 경우이나 선천적인 유전자 이상으로 간에서 콜레스테롤 제거가 잘 안 되어 혈액 내 콜레스테롤 수치가 매우 올라가는 질환이 있는데, 이를 가족성 고콜레스테롤혈증이라고 한다. 이러한 환자는 30세에 벌써 심장병이 발생하며 제대로 치료받지 않으면 사망하게 된다.

❖ 음식과 과체중 ❖

동물성 지방은 대부분 포화지방이며 콜레스테롤은 동물성 식품에 많이 존재한다. 포화지방이나 콜레스테롤이 많은 동물성 식품을 많이 먹게 되면 혈액 내에 콜레스테롤이 증가된다. 또한 과도한 체중 증가는 혈액의 중성지방과 콜레스테롤을 증가시키게 된다. 하지만 음식을 통한 콜레스테롤 섭취 비중이 20%에 불과하기 때문에, 고기를 좋아하지 않고 많이 먹지도 못하는 나이 드신 분들에게는 육류 섭취를 줄이라고 권장하지 않는다. 오히려 적정량의 단백질 섭취까지 부족해 영양 불량이 될 수 있다. 특히 50~60대 이상에서도 권장 지방–단백질 섭취량을 채우지 못하는 경우가 30~40%에 이른다는 보고도 있다.

❖ 신체활동과 운동 ❖

규칙적인 신체활동과 운동은 해로운 콜레스테롤로 알려진 저밀도지단백 콜레스테롤을 감소시키고 유익한 콜레스테롤로 알려진 고밀도지단백 콜레스테롤을 증가시킨다.

❖ 연령과 성 ❖

폐경 전 여성은 남성에 비해 혈액 내 콜레스테롤 농도가 낮은 편이다. 또한 여성과 남성 모두에서 연령이 증가할수록 혈액 내 콜레스테롤이 증가하게 된다. 여성에서는 특히 폐경기 이후 콜레스테롤이 크게 증가한다. 즉, 동맥경화증을 일으키는 콜레스테롤로 알려진 저밀도지단백 콜레스테롤이 증가하고 유익한 고밀도지단백 콜레스테롤은 감소하는 경향을 보인다. 그러나 폐경 후 여성에게 여성호르몬제를 투여하면 이러한 상황이 역전되는 것으로 알려져 있다.

❖ 술 ❖

한두 잔 정도 가벼운 음주는 유익한 고밀도지단백 콜레스테롤을 증가시키는 것으로 되어 있다. 특히 적색 포도주에 포함된 페놀계 물질은 항산화제로 작용해 저밀도지단백 콜레스테롤도 감소시켜 심장병의 위험도를 낮춘다는 주장이 있다. 그러나 다량의 음주는 간과 심장근육을 손상시키고, 혈압을 상승시키며 중성지방을 증가시키게 된다.

❖ 고지혈증을 유발하는 질환 ❖

갑상선기능 저하증, 당뇨병, 신부전증, 심한 화상, 스트레스성 질환 등은 이차적으로 고지혈증을 유발한다.

❖ 고지혈증을 유발하는 약물 ❖

경구피임약, 스테로이드제제 등을 사용하면 이차적으로 고지혈증이 나타날 수 있다.

아무런 증상이 없어도 고지혈증 검사가 필요할 경우

- 45세 이상의 남성
- 55세 이상의 여성
- 담배를 피우는 사람
- 술을 많이 마시는 사람
- 고혈압이 있는 사람
- 당뇨병이 있는 사람
- 심혈관질환의 가족력이 있는 사람
- 조기 폐경 후 여성호르몬제를 복용하지 않는 여성

5. 고지혈증의 진단기준

총콜레스테롤과 HDL 콜레스테롤은 식사를 한 상태에서 측정해도 되지만, 중성지방은 8시간 이상 공복 후 측정하도록 되어 있다. 총콜레스테롤, HDL 콜레스테롤, 중성지방의 값이 측정되면, 'LDL 콜레스테롤 = 총콜레스테롤−HDL 콜레스테롤−(중성지방/5)'의 공식으로 LDL 콜레스테롤의 농도를 계산할 수 있다(이 경우 중성지방의 수치가 400mg/dL을 넘으면 부정확해지므로 유의해야 한다).

혈중 지질치의 평가 기준

구분	혈중 지질농도 (mg/dL)	구분	혈중 지질농도 (mg/dL)
총콜레스테롤		**HDL 콜레스테롤**	
바람직한 수준	200 미만	낮은 수준	35 미만
경계성 수준	200~239	높은 수준	60 이상
병적 수준	240 이상	**중성지방**	
LDL 콜레스테롤		정상 수준	200 미만
바람직한 수준	130 미만	경계성 수준	200~400
경계성 수준	130~159	병적 수준	400~999
고위험 수준	160 이상	심한 병적 수준	1,000 이상

*유익한 HDL 콜레스테롤은 높을수록, 다른 지질치는 낮을수록 바람직하다.

❖ 증상으로 알아보는 고지혈증 자가진단 ❖

자신이 고지혈증에 걸릴 위험이 있는지를 다음 자가진단표를 이용해 알아보는 것도 도움이 될 수 있다.

번호	해당항목	예	아니요
1	조금 걸으면 종아리가 아프다.	☐	☐
2	아킬레스건(발뒤꿈치 힘줄)이 부었다.	☐	☐
3	기름진 음식을 좋아한다.	☐	☐
4	식사시간이 언제나 불규칙하다.	☐	☐
5	이유 없이 짜증이 나고 초조하다.	☐	☐
6	직장에서 중간 관리직이다.	☐	☐
7	편식이 심하다.	☐	☐
8	취침 전에 잘 먹는다.	☐	☐
9	초콜릿이나 케이크 등을 좋아한다.	☐	☐

번호	해당항목	예	아니요
10	평소 스트레스가 많은 편이다.	☐	☐
11	잠이 안 오고 수면부족이다.	☐	☐
12	계단을 오르내릴 때 숨이 차다.	☐	☐
13	간식을 자주 한다.	☐	☐
14	커피를 자주 마신다.	☐	☐
15	담배를 많이 피운다.	☐	☐
16	채소를 잘 안 먹는다.	☐	☐
17	사무직이다(실내에서 일한다).	☐	☐
18	달걀 요리를 좋아한다.	☐	☐
19	가끔 어지럼증이 있다.	☐	☐
20	잔업이 많다.	☐	☐
21	비만인 편이다.	☐	☐
22	변비가 있다.	☐	☐
23	운동을 규칙적으로 하지 않는다.	☐	☐
24	언제나 배부르게 먹는다.	☐	☐

*5개 이상: 고지혈증 체질일 가능성이 있다.
*10개 이상: 고지혈증에 주의해야 한다.
*15개 이상: 고지혈증 위험이 높은 상태이므로 검사가 필요하다.
*1, 2, 12, 19번 항목이 중요하며, 특히 2번에 해당하면 의사 진찰을 받아야 한다.

6. 고지혈증은 어떻게 치료하나

치료 목표는 성분마다 '바람직한 수준' 혹은 '경계성 수준' 이하로 유지하는 것이다. 특히 동맥경화성 질환의 위험도 지수가 2점 이상일 경우에는 '바람직한 수준' 이하로 유지한다.

✤ 식사 지침 ✤

포화지방 섭취를 줄인다

지방을 함유하고 있는 모든 식품에는 포화지방과 불포화지방이 섞여 있다. 이 중에서 포화지방은 혈중 콜레스테롤을 상승시키는 가장 중요한 요인으로, 동물성 식품에 많이 함유되어 있다. 식물 중에는 코코넛유, 팜유 등에 함유되어 있다. 따라서 포화지방을 줄이려면 기름진 육식 대신 전분이나 섬유질을 많이 섭취하는 채식 위주 식생활로 바꾸는 것이 좋다.

지방 섭취량을 제한한다

지방이 많이 함유되어 있는 식품에는 포화지방도 다량 함유되어 있게 마련이다. 이왕에 지방을 섭취하려면 포화지방이 아니라 불포화지방이 많이 든 음식을 먹어야 한다. 대개 불포화지방은 실온에서 액체형태로 존재하는 지방으로 옥수수유, 대두유, 올리브유, 카놀라유 등이 이에 속한다. 지방 섭취를 줄이면 필연적으로 칼로리 섭취량도 감소하므로 체중 감량에도 도움이 된다.

섬유질이 많은 식품을 섭취한다

전분과 섬유질이 풍부한 식품은 칼로리 함유량이 적고, 포화지방과 콜레스테롤이 적으며, 비타민과 무기질이 다량 함유되어 있으므로 고지혈증 예방과 치료에 매우 적절하다.

콜레스테롤이 적은 식품을 선택한다

음식으로 섭취하는 콜레스테롤은 포화지방만큼은 아니더라도 혈중 콜레스테롤 농도를 올릴 수 있다. 또한 콜레스테롤이 많이 함유된 식품에는 포화지방도 많이 포함되어 있으므로 콜레스테롤 함유량이 높은 식품은 되도록 피하는 것이 좋다. 모든 동물성 식품에는 다소 차이는 있으나 콜레스테롤이 함유되어 있다. 하지만 어느 정도 섭취하는 것까지 제한할 필요는 없다. 반대로 식물성 식품에는 포화지방은 있을 수 있어도 콜레스테롤은 함유되어 있지 않다.

식품의 콜레스테롤 함량

구분	식품	식품량
콜레스테롤이 많은 식품 (100mg 이상)	소간, 메추리알(5개)	40g
	달걀(노른자 1개)	50g
	물오징어	50g
콜레스테롤이 중등도인 식품 (50~100mg)	새우(중새우 4마리), 꽁치, 장어, 뱀장어(1토막), 미꾸라지	50g
	굴	80g
콜레스테롤이 적은 식품 (50mg 이하)	치즈(1.5장)	30g
	소고기, 돼지고기, 닭고기(살), 햄	40g
	참치, 참도미, 가자미, 갈치(1토막)	50g
	게(중 1/2마리)	80g
	우유(1컵)	200g
콜레스테롤이 없는 식품 (0)	달걀흰자, 채소, 과일, 식물성 기름, 두부, 콩 등 기타 모든 식물성 식품	–

❖ 제1단계와 제2단계 식이요법 ❖

콜레스테롤 수치가 높은 것으로 진단된 경우 제1단계 식이요법을 시작해야 한다. 심혈관질환 등의 동맥경화성 질환이 있거나 제1단계 식이요법으로 콜레스테롤 수치가 조절되지 않는 경우에는 제2단계 식이요법을 시작해야 한다.

이러한 식이요법을 꾸준히 실천할 경우 10~50mg/dL의 혈중 콜레스테롤 농도 감소효과를 볼 수 있다. 한편 비만 혹은 과체중인 경우에는 저칼로리 식이요법을 통한 별도의 체중감량이 필요하다.

• 실제 식단 사례

성별: 남성　　　나이: 50세　　　신장: 170cm　　　체중: 60kg
활동정도: 가벼운 활동(30kcal/kg)
혈중 콜레스테롤 수치: 300mg/dL → 에너지필요량 = 60×30kcal = 1,800kcal

제1단계 식이요법	하루 전체 열량의 8~10%를 포화지방으로 섭취
	하루 전체 열량의 30% 미만을 지방으로 섭취
	하루 300mg 미만의 콜레스테롤 섭취
	적정 체중 유지에 꼭 필요한 만큼만 열량 섭취
제2단계 식이요법	하루 전체 열량의 7% 미만을 포화지방으로 섭취
	하루 전체 열량의 30% 미만을 지방으로 섭취
	하루 200mg 미만의 콜레스테롤 섭취
	적정 체중 유지에 꼭 필요한 만큼만 열량 섭취

아침		점심		저녁		간식	
음식명	분량	음식명	분량	음식명	분량	음식명	분량
강낭콩밥	1공기	잡곡밥	1공기	보리밥	2/3공기	우유	1개
모시조개국	1대접	순두부찌개	1대접	무된장국	1대접	사과	1개(중)
장조림	1접시(소)	고등어구이	1토막	굴무침	1접시(소)		
시금치나물	1접시(소)	콩나물무침	1접시(소)	양배추쌈	1접시(소)		
가지나물	1접시(소)	근대나물	1접시(소)	고사리나물	1접시(소)		
배추김치	1접시(소)	총각김치	1접시(소)	깍두기			

식사군	열량 (kcal)	단백질 (g)	지질 (g)	당질 (g)	섬유질 (g)	칼슘 (mg)	비타민 C (mg)	콜레스테롤 (mg)
아침	509.9	23.2	11.0	79.8	2.83	215.4	57.8	66.6
점심	667.1	35.4	24.7	76.8	3.00	190.1	31.9	156.2
저녁	405.8	19.1	6.6	68.0	3.42	231.7	36.5	54.2
간식	218.0	7.0	7.4	32.4	1.20	236.0	14	21.8
합계	1,800.8	84.7	49.7	257.0	10.45	873.2	140.2	298.8

아침		점심		저녁		간식	
음식명	분량	음식명	분량	음식명	분량	음식명	분량
보리밥	2/3공기	수수밥	1공기	차조밥	1공기	우유	1개
두부된장찌개	1대접	배추된장국	1대접	아욱국	1대접	참외	1개(중)
삼치구이	1토막	닭불고기	1접시(소)	소고기완자전	1접시(소)	감자	1개(중)
달래무침	1접시(소)	버섯볶음	1접시(소)	마늘쫑무침	1접시(소)		
애호박찜	1접시(소)	숙주무침	1접시(소)	도라지볶음	1접시(소)		
상추겉절이	1접시(소)	총각김치	1접시(소)	배추김치	1접시(소)		

식사군	열량 (kcal)	단백질 (g)	지질 (g)	당질 (g)	섬유질 (g)	칼슘 (mg)	비타민 C (mg)	콜레스테롤 (mg)
아침	457.0	23.4	11.1	68.2	2.88	181.8	52.0	40.1
점심	500.0	22.0	9.6	81.9	2.73	139.9	38.4	19.0
저녁	614.1	23.0	15.5	98.4	4.46	266.4	76.0	37.0
간식	244.6	9.6	6.8	37.5	0.92	221.2	40.9	21.8
합계	1,815.7	78.0	43.0	286.0	10.99	809.3	207.3	117.9

❖ 운동요법 ❖

규칙적인 운동은 고지혈증을 치료하고 예방하는 데 좋은 효과를 나타 낸다. 걷기, 조깅, 수영 등의 운동을 최소한 일주일에 3회 이상, 1회에 30 분 이상 하게 되면 동맥경화의 위험요인이 되는 콜레스테롤과 중성지방 을 낮출 수 있다. 유익한 콜레스테롤의 농도를 높이고 체중을 줄이며 혈 압을 떨어뜨리는 효과도 볼 수 있다. 혈액순환 촉진 및 긴장완화, 스트레 스 해소 등도 운동의 긍정적인 효과다.

❖ 약물요법 ❖

6개월간 식이요법을 하고 운동을 했는데도 LDL 콜레스테롤이 190mg/ dL 이상이거나, 동맥경화성 질환의 위험인자가 두 개 이상이면서 LDL 콜 레스테롤이 160mg/dL 이상인 경우에 적용된다.

이미 심혈관질환 등과 같은 동맥경화성 질환을 진단받은 경우에는 처음부터 약물치료 대상이 된다. 약물의 종류, 처방 시기, 용량 등은 반드시 의사 처방에 따라야 한다.

7. 잘못 알려진 고지혈증 상식 다섯 가지

❖ 고지혈증은 혈액검사 한 번으로 판정한다? ❖

혈중 지방성분의 경우, 검사 당일의 공복상태와 최근 며칠간의 식이 상태 등에 따라 변동의 폭이 크고, 검사 자체도 방법상으로 변이의 정도가 높은 것으로 알려져 있다. 따라서 한 번 검사로 고지혈증을 진단하지 않고 적어도 세 번 이상 검사하여 두 번 이상 비정상 수치로 나타나야 고지혈증으로 판정하게 된다.

❖ 비만한 사람만 고지혈증이 있다? ❖

비만인 경우 고지혈증이 합병될 확률이 높아지지만, 비만이더라도 고지혈증이 없는 경우가 있다. 같은 비만이라도 단순히 체중이 많이 나가는 경우보단 지방, 특히 복부 혹은 복강 내 지방이 과다한 경우에 고지혈증이 동반될 확률이 더 높다. 유전적 요인이 작용할 경우 비만이 아니더라도 고지혈증이 나타날 수 있다. 실제로 김치만 먹는 마른 할머니나 할아버지라도 고지혈증이 있을 수 있다.

❖ 탄수화물이나 과일은 많이 먹어도 괜찮다? ❖

콜레스테롤이나 동물성 지방을 제한하면 혈중 콜레스테롤 수치를 일정 정도 낮출 수 있지만, 탄수화물이나 과일 등의 과다 섭취로 전체적인 칼로리 섭취량이 많은 경우에는 체내에서 과다한 영양분이 지방으로 전환되어 특히 중성지방을 증가시킬 수 있기 때문에 이에 대해서도 주의해야 한다.

❖ 소아, 청소년 시기에는 고지혈증이 없다? ❖

일반적으로 19세 미만의 소아, 청소년은 성인보다 더 낮은 기준치가 적용되어, 총콜레스테롤 수치가 200mg% 이하로 유지되도록 권장된다. 하지만 최근 식생활의 서구화, 운동부족 등의 현상으로 소아, 청소년 연령층의 고지혈증 빈도가 높아지고 있다.

❖ 식물성 지방이나 생선 기름은 콜레스테롤을 높이지 않는다? ❖

식물성 지방 가운데에도 코코넛유나 팜유에는 포화지방이 함유되어 있으며, 식물성 지방을 굳혀서 만든 마가린 등에 함유된 트랜스지방도 혈중 콜레스테롤을 높이고 HDL 콜레스테롤을 낮추는 것으로 알려져 있으므로 조심해야 한다.

한편 생선 기름에는 오메가 3 지방산이라는 불포화지방이 다량 함유되어 있어 포화지방산을 대체해 섭취하도록 권장할 만한 식품이나, 불포화지방도 다량 섭취하면 결과적으로 총지방 섭취량을 증가시키기 때문에 바람직하지 않다.

심혈관질환 위험 큰
'고지혈증' 진단 후 10%만 치료받아

국가건강검진에서 고지혈증으로 진단받은 환자 중 1년 이내에 약물치료를 하는 경우는 10명 중 1명꼴에 불과하다는 조사 결과가 나왔다. 고지혈증은 혈액 속 지방성분이 정상보다 많은 상태를 말한다. 지방성분이 혈관벽에 쌓이면 염증을 일으켜 뇌졸중, 심근경색 등 심혈관계 질환의 발생 위험을 높인다. 이 질환은 스타틴(statin)과 같은 보편적인 약물치료로 관리할 수 있다. 심혈관계 질환으로 인한 사망률을 절반 가까이 줄이고 비용대비 효과도 탁월하다.

서울대병원 건강증진센터 조비룡·신동욱 교수팀은 국립암센터 안은미 연구원과 함께 2003~2010년 국가건강검진을 두 차례 이상 받은 46만 5,499명의 데이터를 분석한 결과 이같이 나타났다고 밝혔다. 연구 결과를 보면 국가건강검진을 통해 11만 4,085명(24.5%)이 처음으로 고지혈증을 진단받았다. 이 중 스타틴을 6개월 이내에 처방받은 환자가 8.6%(9,842명), 다음 국가건강검진 전까지 추가로 스타틴을 처방받은 환자가 3.6%(4,101명)였다. 모두 합치더라도 10%가 조금 넘는 수준이다.

연구팀은 이를 두고 "건강검진에서 고지혈증 진단을 받고도 실제 치료는 제대로 이뤄지지 않고 있음을 보여주는 것"이라고 설명했다. 이런 경향은 다음 국가건강검진에 참여하지 않았거나 이미 스타틴을 처방받은 경우를 제외한 5만 1,853명의 고지혈증 환자에 대한 추가 분석에서도 확인됐다.

추가 검진을 받은 전체 고지혈증 환자의 40%(2만 785명)가 이전 검진에 이어 다시 고지혈증으로 진단받았지만, 이 중 6개월 이내에 스타틴을 처방받은 환자는 12.2%(2,529명)에 그쳤다. 특히 고지혈증과 함께 심혈관질환의 고위험 요인으로 꼽히는 고혈압, 당뇨, 흡연을 동반한 환자의 약물 처방률도 각각 14.1%, 12.9%, 7.5%에 머물렀다. 그나마 다행인 것은 총 처방률이 2005~2006년 10%에서 2007~2008년 12.6%, 2009~2010년 15.5% 등으로 꾸준히 올라가고 있다는 점이다.

조비룡 교수는 "국가건강검진 프로그램이 질환의 조기 발견에는 크게 기여했지만 질환의 사후 관리는 적절히 이뤄지지 않고 있었다"면서 "검사 위주의 현행 검진체계를 1차의료인이 주축이 된 '검진 후 관리' 체계로 바꿔야 한다"고 말했다.

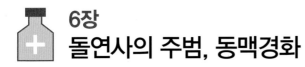

6장
돌연사의 주범, 동맥경화

1. 나이 들수록 위험해지는 동맥경화증

"낳아 기른 자석만도 아홉이오. 이제는 손자 손녀들 보는 재미로 살아볼까 했더니…." 일흔여덟 살 된 김모씨는 하루하루가 힘들다. 심한 동맥경화로 온몸의 혈관이 망가졌기 때문이다. 환자는 평소에 100보만 걸어도 오른쪽 다리에 쥐가 나고 통증이 심해 더 걷지 못했다. 3주 전부터는 아예 몇 발자국도 걷지 못할 정도가 됐고, 정강이에 난 조그만 상처도 아물기는커녕 점점 악화됐다.

초음파로 혈관을 촬영한 결과, 복부를 아래쪽으로 가로지르는 대동맥이 거의 막힌 것으로 드러났다. 오른쪽 다리로 가는 장골 동맥은 꽉 막혀 있었다. 이로써 오른쪽 다리는 주변의 가느다란 동맥을 통해 공급된 혈액으로 연명하고 있었다. 대로가 막히면 주변 이면도로에 차가 몰리는 현상과 같은 이치다. 환자는 이 때문에 조금만 걸어도 오른쪽 다리에 피가 안 통해 아팠으며, 상처도 잘 아물지 않았던 것이다.

나이가 들수록 혈관에 동맥경화가 심해지는 것은 어쩔 수 없는 노화현상이다. 특히 흡연, 비만, 고혈압 등의 요인이 있었다면 동맥경화는 더욱 심해져 혈관의 안쪽이 점점 좁아지고 결국에는 막히기도 한다.

남자의 경우 45세 이상, 여자의 경우 55세 이상이 되면 협심증이나 심근경색증의 위험이 커진다. 실제로 미국, 유럽 등 서양사회에서는 심근경색이 사망원인의 1위를 차지하며 우리나라에서도 암, 뇌졸중에 이어 사망원인 3위를 차지한다. 이들 심장질환은 콜레스테롤의 농도가 높아서 생기는 동맥경화를 주원인으로 한다.

겉으로 볼 때 아무런 증상 없이 건강하던 사람이 갑자기 쓰러져 숨지는 경우를 주위에서 간혹 볼 수 있다. 이처럼 건강해 보이던 사람이 갑자기 사망하는 경우(발작 후 1시간 이내)를 돌연사라고 한다. 그 원인은 다양하나 가장 흔한 질병은 동맥경화증에 의한 심장마비(급성심근경색증)가 약 80%이고 뇌졸중(중풍)도 일부 차지한다.

동맥은 심장에서 온몸으로 혈액을 공급하는 파이프 같은 역할을 한다. 이 동맥이 여러 원인으로 약해지거나 내강이 좁아지거나 막혀서 혈액 공급이 저하됨으로써 증세가 나타난다.

2. 동맥경화증이란 무엇인가

동맥경화증은 혈관의 가장 안쪽 막(내피)에 콜레스테롤 침착이 일어나고 혈관 내피세포가 증식되어 혈관이 좁아지거나 막히며 그 혈관이 말초로의 혈류 장애를 일으키는 질환이다. 주로 혈관의 중간층에 퇴행성 변화가 일어나 섬유화가 진행되고 혈관의 탄성이 줄어드는 노화현상의 일종이다. 이 때문에 수축기 고혈압이 초래되어 심장근육이 두꺼워지는 심장비대 현상이 나타난다.

최근에는 죽상경화증과 동맥경화증을 혼합해 죽상동맥경화라고도 한다. 죽상동맥경화로 결국 혈관이 좁아지거나 막히면 그 혈관이 담당하는 말초로의 혈액순환에 장애가 생기므로, 좁아진 혈관에 따라 증상이 다르게 나타나게 된다.

죽상경화증은 오래된 수도관이 녹슬고 이물질이 달라붙어 지름이 좁아지게 되는 것처럼, 주로 혈관의 가장 안쪽을 덮고 있는 내막(endothelium)에 콜레스테롤이 침착되고 내피세포 증식이 일어난 결과 '죽종(atheroma)'이 형성되는 혈관질환을 말한다. 죽종 내부는 죽처럼 묽어지고 그 주변 부위는 단단한 섬유성 막인 '경화반'으로 둘러싸이게 된다.

경화반이 불안정하게 되면 파열되어 혈관 내에 혈전(thrombus, 피떡)이 생긴다. 또한 죽종 안으로 출혈이 일어나는 경우 혈관 내부의 지름이 급격하게 좁아지거나 혈관이 아예 막힌다. 그 결과 말초로의 혈액순환에 장애가 생긴다.

죽상동맥경화는 주로 심장에 혈액을 공급하는 관상동맥(심장혈관), 뇌에 혈액을 공급하는 뇌동맥과 경동맥(목의 혈관), 신장의 신동맥과 말초혈관을 침범한다. 이로써 협심증, 심근경색(일명 심장마비) 등의 허혈성 심장질환, 뇌경색과 뇌출혈 등의 뇌졸중(일명 중풍), 신장의 기능이 저하되는 신부전과 허혈성 사지질환이 나타나게 된다.

동맥경화증은 일찍 발견해 원인(동맥경화 위험요소)을 제거하면 예방할 수 있다. 하지만 대부분 평소에 별로 증상이 없다가 갑자기 발병해 반신불수 등 신체적인 불구가 되거나 사망에 이르므로 속수무책으로 변고를 당하는 경우가 많다. 그런데 동맥경화증은 흔히 20~30대에 시작되어 서서히 진행되다 40~50대에 동맥 내강이 좁아져 그 부위가 혈전으로 폐쇄되는 병이다. 따라서 동맥경화증을 예방하려면 젊어서부터 위험요소(고혈압, 이상지혈증, 흡연, 당뇨병, 복부비만 등)가 없도록 노력해야 한다.

❖ 협심증 ❖

관상동맥경화 때문에 심근의 대사에 필요한 혈류가 절대적 또는 상대적으로 부족할 때 흉통이 발생한다. 이때 안정을 취하면 심근 허혈이 회복되어 흉통이 사라진다. 하지만 흉통이 오는 빈도가 잦아지고 강도가 세지면 심근경색으로 발전하게 된다. 심근경색은 대부분 뚜렷한 증상 없이 갑자기 발병하지만 30~50%에서는 발병 전 좌흉부에 통증이 있는 협심증이 있게 된다.

흉통의 특징을 보면, 빨리 걷거나 힘든 일을 할 때 왼쪽 앞가슴이 갑자기 몹시 아픈데 안정을 취하면 5~10분 안에 통증이 가라앉는다. 이러한 증상이 반복되면 반드시 내과전문의와 상의해 확진을 받아야 한다. 죽상동맥경화와 혈전으로 관상동맥의 내부 지름이 좁아져 심장근육으로의 혈류 공급에 장애가 생기는 것이다.

관상동맥이 좁아져 있지만 협심증 환자도 휴식 중에는 어느 정도 심장근육에 혈액이 공급될 수 있다. 그러나 운동을 하거나 힘든 일을 하거나 정신적으로 심한 스트레스를 받을 경우 심장이 더 많은 일을 해야 하므로 필요한 혈액(영양분과 산소)의 양이 증가하게 된다. 협심증 환자는 관상동맥이 좁아져 있으므로 이러한 상황에서 혈액 공급을 증가시키는 데 한계가 있다. 따라서 상대적으로 심장으로 가는 혈액량이 심장에 필요한 양보다 부족해져 가슴에 통증을 느끼게 된다.

❖ 심근경색증 ❖

심근경색증은 심장에 산소와 영양분을 운반해주는 혈관(관상동맥)에 경화증이 생겨 좁아지다가 막힘으로써 혈류가 차단되어 혈액 공급이 안 되는 심장병으로, 심근이 썩는 것이다. 급성심근경색증은 처음 발병했을 때 30% 이상이 사망하는 위험한 질병이다. 심장근육으로 가는 혈류가 완전히 차단되어 발생한다. 이 경우 휴식을 취하더라도 가슴 통증이 사라지지 않는다.

심장근육에 혈액이 30분 이상 공급되지 못하면 해당 부위의 심장근육 세포가 죽고, 그 부위는 기능이 사라진다. 심장의 펌프 기능이 떨어져 심부전(심장 기능 저하 상태)으로 진행될 수 있다. 급사 또는 심장돌연사란 말

그대로 증상이 나타난 지 1시간 이내에 사망하는 것이다.

❖ 말초혈관폐쇄성 질환 ❖

말초혈관은 대동맥, 대정맥에서 갈라지는 동맥과 정맥 그리고 림프관을 말한다. 주로 죽상동맥경화로 혈관이 협착되어 해당 혈관으로부터 혈류를 공급받는 장기의 기능에 손상이 생기고, 절단 및 사망에 이를 수 있다. 말초혈관폐쇄는 흔히 하지동맥(다리동맥)에 생긴다. 하지동맥폐쇄성 질환은 종종 디스크(추간판탈출증)에 따른 증상과 감별하기가 어려울 수 있지만, 두 경우에서 나타나는 증상 차이는 다음과 같다.

하지동맥폐쇄성 질환과 디스크(추간판탈출증)의 증상 차이

○ **증상 유발:** 하지동맥폐쇄는 걸을 때 증상이 유발된다. 디스크는 걸을 때뿐만 아니라 장시간 서 있을 때도 증상이 유발된다.

○ **통증 양상:** 하지동맥폐쇄에서는 통증이 터지는 듯한 느낌 또는 조이는 느낌으로 나타난다. 디스크에서는 찌릿하거나 저린 느낌의 통증이 나타난다.

○ **양측성:** 하지동맥폐쇄는 간혹 증상이 좌우 양측에 나타난다. 디스크는 대부분 양측성으로 나타난다.

○ **증상 유발 거리:** 하지동맥폐쇄에서는 증상 유발 거리가 대개 일정하다. 디스크에서는 가변적이다.

○ **하지 맥박:** 하지동맥폐쇄에서는 하지 맥박이 감소하지만 디스크에

서는 정상이다.

○**증상 완화:** 하지동맥폐쇄는 걷지 않을 때 증상이 완화된다. 디스크는 앉거나 몸을 앞으로 기울였을 때 증상이 완화된다.

❖ 동맥경화증의 종류 ❖

죽상동맥경화증

동맥의 내벽에 죽처럼 된 덩어리(죽종)가 생기는 것이다. 대동맥, 관상동맥, 뇌동맥, 하지동맥에 잘 생긴다. 일반적인 동맥경화증이라고 하면 죽상경화증과 섞여 사용된다.

세동맥경화증(혈관괴사성 동맥경화)

가는 동맥(지름 100~200μ)에 괴사(썩음)나 동맥류(혈관이 혹처럼 부풀어오르는 것)가 생기는 것이다. 뇌, 신장, 눈의 망막 혈관 등에 잘 생긴다. 위험인자는 장기간 고혈압을 앓은 사람, 식염 섭취량이 많은 사람, 단백질과 지방 섭취량이 적은 사람이다. 뇌출혈이나 다발성 뇌경색을 잘 일으켜 이것이 치매의 원인으로 작용한다.

중막경화증

동맥의 중막에 칼슘이 침착하여 석회질화가 생기는 것이다.

동맥경화증의 위험인자와 발병인자

위험인자	발병인자
1. 5대 위험인자 ① 담배　　② 고혈압 ③ 당뇨병　④ 비만, 특히 복부비만 ⑤ 이상지혈증(고콜레스테롤혈증, 고중성지방혈증, 낮은 고밀도 　　콜레스테롤) **2. 그 밖의 위험인자** ① 유전적 체질　② A형 성격(공격성이 강하고 야심적인) ③ 연령　　　　④ 운동부족 ⑤ 고요산혈증　⑥ 과로 ⑦ 대머리	탈수 수면부족 과음 무리한 운동 스트레스 배뇨 · 배변 한랭 과로 혈압의 동요

주요 증상에 따른 동맥경화증의 구분

증상	동맥경화증과 관련되는 것		관련 없는 것	
두통	박동성, 지속성, 둔통 및 두중감 전체적으로 아프다 성인 이후	고혈압 뇌출혈 뇌동맥류	격통 국소적, 일측성으로 아프다 젊을 때부터	편두통 뇌종양 축농증
현기증	지속성 사지의 저림, 탈력, 실조를 동반	뇌졸중 고혈압	일시적 이명, 구토증	이비인후과
저림	일측성 지속적 지각과 운동의 장애 동반 걷거나 운동하면 심해짐	뇌졸중 말초혈관 폐쇄증	양측성, 손발 등의 국소적 하루에 오전 등 일시적 지각과 운동장애는 없음 신경통, 관절통을 동반	말초신경염 류머티스 관절
흉통	운동 또는 수면 중에 안정 등으로 5~30분이면 개선 장시간 지속 및 증강 청색증 수반	협심증 심근경색 폐경색 대동맥류	시간, 동작과 관계없음 통증이 1~2시간 계속됨 기침 등으로 심해짐 기침과 가래를 수반	늑간신경통 폐암 흉막질환 심막염

3. 뇌동맥경화증, 뇌졸중

뇌동맥의 죽상동맥경화가 진행되면 발작, 이명, 몸이 공중으로 뜨는 것 같은 부양감, 현기증이 일어난다. 이러한 동맥경화가 더욱 진행되어 뇌졸중이 되기도 하지만 뇌의 작용이 서서히 떨어져 건망증, 기억력 상실, 집중력 저하, 감정 불안정 등의 정신증상이 나타나고 심하면 치매를 일으키기도 한다. 실제로 치매 환자의 30% 정도가 이것으로 발생한다.

뇌졸중은 쉬운 말로 우리가 흔히 말하는 중풍(中風)이나 풍(風)을 말한다. 뇌졸중은 암, 심장질환과 함께 우리나라 사람의 3대 사망원인 중 하나다. 일명 뇌혈관질환이라고 하는 뇌졸중은 뇌에 혈액을 공급하는 뇌동맥의 병변으로 생기는 병이다.

뇌졸중은 출혈성 뇌졸중과 허혈성 뇌졸중 두 가지로 나눌 수 있다. 전자는 뇌동맥벽이 압력 때문에 파열돼 뇌조직 내부에 혈종이 형성되어 주위의 뇌조직을 압박함으로써 생긴다. 후자는 뇌동맥의 일부가 좁아지거나 막혀서 그 동맥을 통해 산소와 영양을 공급받는 뇌조직이 괴사를 일으킨 상태를 말한다.

출혈성 뇌졸중은 뇌출혈과 지주막하출혈로 나뉜다. 허혈성 뇌졸중은 뇌경색과 일과성 뇌허혈 발작으로 나뉜다. 뇌졸중은 예방을 착실히 하면 충분히 막을 수 있는 병인데 뇌졸중 때문에 많은 사람이 목숨을 잃거나 불구가 된다면 안타까운 일이다.

모든 질병이 예방 이상 더 좋은 대책은 없지만 뇌졸중만큼 예방방법이 확실하고 예방의 혜택이 큰 질병도 드물다. 뇌졸중이 의료의 확대와 보

건교육의 보급으로 예방된다는 것은 이미 선진국에서 증명되었다. 우리
도 시급히 뇌졸중이 사인에서 수위를 차지하는 상황에서 벗어나야 한다.

❖ 뇌졸중의 원인 ❖

뇌졸중이 발생하는 원인은 고혈압과 동맥경화 때문이다. 고혈압이나
동맥경화와 상관없이 일어나는 뇌졸중 현상이 간혹 있다. 이런 것은 백
혈병, 자반증, 혈액응고방지제의 과량 사용, 뇌의 선천적 동·정맥 기형
등으로 일어날 수 있으므로 극소수에 불과하고 성인병으로서 뇌졸중과
는 구별된다.

출혈성 뇌졸중에 속하는 뇌출혈과 지주막하출혈은 높은 동맥압의 직접
적 영향으로 일어난다. 고혈압이 오래 지속되면 뇌조직에 깊숙이 파고 들
어가는, 지름이 1/10mm에 불과한 가느다란 동맥벽이 변성을 일으켜 동
맥압을 이겨내지 못하고 파열된다. 과로 또는 흥분으로 혈압이 더 올라가
는 순간 변성된 동맥벽이 파열된다고 본다.

처음에는 피가 조금씩 새어나와 뇌조직에 조그만 혈종이 생기지만 시
간이 갈수록 혈종이 커져서 주위의 뇌조직을 압박하고 기능을 마비시킨
다. 지주막하출혈은 뇌동맥류가 파열되어 일어난다. 지주막은 뇌를 감싸
고 있는 얇은 막이다. 지주막과 뇌표면 사이에는 뇌척수액이 있어서 뇌를
외부의 충격으로부터 보호한다.

지주막 아래 뇌표면에는 비교적 큰 뇌동맥이 지나간다. 이 뇌동맥의 벽
을 구성하는 근육층이 일부 선천적으로 얇은 곳이 있으면 그 부위가 동맥

압의 영향으로 꽈리모양으로 부풀어 오른다. 이같이 부풀어 오른 부분을 동맥류라고 한다. 동맥류는 고혈압이 있으면 파열되기 쉽다.

허혈성 뇌졸중에 속하는 뇌경색과 일과성 뇌허혈 발작은 뇌동맥경화로 일어난다. 고혈압, 고지혈증, 흡연, 당뇨 등의 위험요인이 오래 지속되면 뇌동맥에 동맥경화성 변화가 서서히 초래된다. 좁아진 동맥을 통한 혈류가 어느 한계 이하로 줄어들면 그 말초의 뇌조직 기능이 상실된다. 이런 허혈현상이 더 오래 계속되면 뇌조직이 괴사를 일으켜 무용지물이 된다.

뇌조직은 일단 괴사를 일으키면 재생이 불가능하다. 따라서 그 뇌조직이 관장하고 있던 기능은 영구히 상실된다. 뇌경색 초기에 광범하던 마비의 일부가 회복되는 것은 경색부 주변 조직이 충격으로부터 차차 회복되기 때문이다. 그러나 이미 괴사를 일으킨 조직이 재생되는 것은 아니다.

일과성 뇌허혈 발작은 일시적으로 뇌 일부에 빈혈상태가 왔다가 어떤 연유로 혈류가 다시 호전되는 상황을 말한다. 이런 현상은 경화를 일으킨 동맥내면에는 일시적인 혈전이 발생했다가 다시 용해될 수 있다는 학설과 우회로를 거쳐 허혈부위에 다시 혈류가 공급될 수 있다는 가능성 등으로 설명된다. 일과성 뇌허혈 발작의 원인이 된 동맥은 결국 완전히 막혀서 뇌경색이 일어나기 쉽다.

❖ 뇌졸중의 증상 ❖

뇌졸중의 증상은 보통 갑자기 닥쳐온다. 예고하는 증상이 있다면 고혈압과 동맥경화의 증상뿐이다. 그러나 고혈압과 동맥경화의 증상은 환자 자신이 느끼지 못할 때도 있다. 증상이 있다 하더라도 몇 년 계속되고 별 탈 없이 지내기 때문에 습성화되어 뇌졸중이란 재난이 닥쳐오리라고 생각지 못한다.

뇌출혈의 증상은 과로, 흥분에 뒤이어 갑자기 두통, 현기, 구역, 구토 등으로 시작해 의식이 혼미해지고 신체의 좌우 한쪽에 마비감을 느끼다가 얼마 가지 않아 혼수에 빠진다. 지주막하출혈도 과도한 노동이나 정신적 격앙에 뒤이어 순간적으로 머리를 얻어맞은 듯한 느낌으로 심한 두통이 오며, 목과 덜미가 뻣뻣해지면서 구역, 구토를 하게 된다. 지주막하출혈은 의식을 잃지 않고 마비도 오지 않는 경우가 많다.

뇌출혈, 지주막하출혈 등의 출혈성 뇌졸중은 피로해지는 오후 또는 저

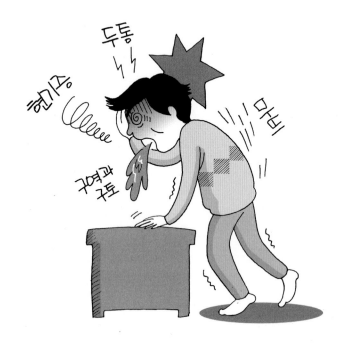

녁 늦게 많이 발병한다. 경색의 증상은 외견상 뇌출혈의 증상과 구별할 수 없다. 다만 왕왕 본격적 뇌경색이 발병하기 전에 몇 차례 일과성 뇌허혈 발작이 있을 수 있다. 일과성 뇌허혈 발작은 빈혈을 일으키는 뇌의 국소에 따라 여러 증상이 일어났다가 24시간 이내에 소실되는 것이 특징이다. 일과성으로 일어나는 증상으로는 시력장애, 언어장애, 음식을 삼키는 기능의 장애, 반신이 저리고 아픈 감각장애, 여러 정도의 반신마비, 경련, 의식장애, 혼수 등이다.

이상 예거한 증상은 단독으로 또는 어떤 조합을 이루어 나타날 수 있다. 어떤 증상이 나타나는지는 뇌허혈을 일으킨 뇌조직이 무슨 기능을 맡았느냐에 달려 있다. 허혈성 뇌졸중은 환자가 안정하고 있을 때 또는 자고 일어나서 활동을 시작하려고 하는 아침 이른 시간에 많이 발병한다. 뇌졸중에 의한 사망자 다수가 발병 일주일 이내에 사망한다. 이 시기를 넘기면 의식과 갖가지 신체기능이 서서히 회복되기 시작한다.

회복기의 초기에는 회복속도가 빠르다가 시일이 갈수록 느려진다. 발병 후 약 6개월간은 기능회복이 지지하게나마 계속되지만 그 이후에는 더 이상 회복을 기대하기 어렵다. 후유증의 정도는 기본적으로 뇌졸중으로 야기된 뇌조직 괴사의 부위와 크기에 따라 결정된다. 출혈과 괴사의 크기를 최소한도에 그치게 하고 주위 조직의 기능을 최대로 회복하려면 효과적이고 끈질기게 치료해야 한다.

뇌출혈은 발병 초기에 사망률이 높으나 위기를 넘기면 기능회복이 비교적 잘되며 후유증이 심하지 않다. 반면에 뇌경색은 발병 초기 사망률은 낮으나 비교적 광범위한 후유증을 남기기 쉽다. 한번 발병하면 회복되더라도 제2, 제3의 발작이 일어날 확률이 높다.

뇌졸중과 관련해 뇌전색증이라는 말을 쓰는데 이것은 심장질환이 있는 사람의 심장내부에 혈액 응고괴가 붙어 있다가 그 조각이 부서져 떨어져나와 뇌동맥을 막아 뇌경색을 일으키는 현상이다. 뇌전색증의 증상은 뇌경색과 같다.

❖ 뇌졸중의 예방과 치료 ❖

뇌졸중은 고혈압과 동맥경화증 등 다른 위험인자를 예방하고 철저히 치료함으로써 예방할 수 있다. 즉, 고혈압과 동맥경화의 여러 위험요인을 가능한 한도까지 제거하거나 축소해야 한다.

우리나라에서 뇌졸중에 의한 사망이 현저하게 많아진 1960년대와 1970년대에는 허혈성 뇌졸중에 비하여 출혈성 뇌졸중이 월등히 많았다. 즉 뇌출혈이 뇌경색보다 훨씬 많았다. 그 이후 고혈압에 대한 인식이 높아지고 치료가 광범위하게 보급되고 나서 1980년대에는 뇌출혈은 줄었으나 상대적으로 뇌경색의 비율이 높아졌다.

이런 현상은 고혈압을 치료하는 사람은 많아졌으나 완전히 치료된 사람이 적다는 것과, 국민의 영양이 개선되어 고지혈증, 당뇨, 비만의 위험요인을 가진 사람들이 늘어나고 있다는 사실에 연유한다. 즉 극도의 고혈압은 치료로 모면해 뇌출혈 발생은 억제하였으나 완전히 치료하지 못했기 때문에 그 후 계속되는 경증고혈압은 동맥경화로 진행하는 것을 막지 못했다는 해석이 가능하다.

따라서 고혈압은 가능하면 140/90mmHg 이하로 완전하게 조절해야 한다. 아울러 여러 가지 동맥경화의 위험요인도 완전에 가깝도록 제거해야 뇌졸중 전반을 억제할 수 있다. 그러나 이런 경향은 아직도 의료혜택을 비교적 많이 받는 집단의 상황일 뿐이다. 전국적으로 보면 단순고혈압을 치료하지 않아서 일어나는 뇌출혈이 상당히 많다. 일단 뇌졸중이 발생하면 뇌 손상을 최소한도로 하기 위하여 가능한 모든 수단을 강구해야 한다.

뇌졸중 발작 직후 환자를 병원으로 이송하는 것이 좋은지, 당분간 발작 장소에서 안정시키는 것이 좋은지가 논란이 되었다. 하지만 시설이 갖추어진 병원으로 즉시 이송해 치료하는 것이 유리하다는 결론이 나왔다. 발병 직후부터 일주일간의 치료 여하가 예후를 좌우하는 데 대단히 중요하다.

입원 즉시 적절한 호흡관리와 산소공급, 뇌혈류 유지, 혈압의 적정조절, 뇌압상승 방지 등 전문적 치료와 감시가 필수적이다. 병원급 의료시설은 뇌졸중 환자를 위한 집중치료실을 마련해 뇌졸중 환자 치료를 전문화할 필요가 있다. 일주일이 지나면 대체로 환자가 안정상태로 들어가는데 이때부터 조기에 피동적 관절운동, 사지근육 마사지, 배변훈련, 대화훈련을 실시하며 기능회복을 꾀해야 한다.

이런 물리치료와 기능훈련은 환자가 피로하지 않도록 배려해 실시한다. 기능회복 정도에 따라 재활의학적 측면에서 최대한으로 기능이 회복되도록 조력해야 한다. 이런 노력은 가족과 의사, 간호사의 협동으로만 가능하며 많은 시간과 노력과 의료비 지출이 필요하다. 이런 노력이 끈질기게 장기간 경주되면 놀라울 정도로 회복되는 일이 많다.

나는 얼마나 위험한가?(동맥경화증에 따라 심장과 뇌혈관 질환이 발생할 위험도)

위험 및 보호 인자	있다	없다
위험인자		
남자인 경우 45세 이상, 여자인 경우 55세 이상 혹은 조기 폐경*	1	0
2촌 이내 남자 가족 중 심장 및 뇌혈관 질환으로 55세 이전 사망	1	0
2촌 이내 여자 가족 중 심장 및 뇌혈관 질환으로 65세 이전 사망	1	0
2촌 이내 남녀 가족 중 심장 및 뇌경색으로 급사	1	0
현재 흡연	1	0
고혈압(140/90mmHg 이상 또는 고혈압약 복용)	1	0
낮은 HDL 콜레스테롤(35 미만)	1	0
당뇨병	1	0
보호인자		
높은 HDL 콜레스테롤(60 이상)	0	1

*조기 폐경자도 호르몬 치료를 받는 경우는 제외
*총합산점수가 2점 이상이면 더 철저한 관리가 필요

❖ 동맥경화 조기 진단 방법 ❖

증상이 나타나기 전 조기에 확인하는 방법으로는 경동맥 초음파나 복부 초음파, CT, 관상동맥 석회화 검사 등이 있다.

경동맥 초음파

경동맥(목동맥), 죽상동맥경화반, 혈행(혈액순환)의 장애를 확인한다.

복부 초음파나 CT(컴퓨터촬영)

복부 대동맥의 죽상동맥경화반, 혈전 형성, 대동맥 확장을 확인한다.

관상동맥 석회화 검사

관상동맥(심장혈관)의 석회화된 죽상동맥경화반을 확인한다.

❖ 각 장기에 허혈 증상이 있을 때 ❖

허혈성 심장질환

심장혈관(관상동맥)에도 콜레스테롤, 염증물질 등이 달라붙어 오랜 시간이 지나면 딱딱하게 굳어 석회화 병변이 생길 수 있다. 이는 간단한 컴퓨터단층촬영으로 확인할 수 있다. 심장근육에 허혈성 병변이 있는지 확인하려면 운동이나 약물로 심장의 일을 증가시켜 심전도 이상을 확인하는 운동부하 심전도나 혈류의 분포를 보는 심장 핵의학 검사를 시행한다.

가장 확실한 방법은 직접 관상동맥을 촬영해 혈관의 어느 부위가 어느 정도 좁아져 있는지를 심장혈관 CT 혹은 심장혈관조영술로 확인하는 것이다. 하지만 검사 자체의 위험성 때문에 의사와 상의한 후 단계적으로 검사받게 된다. 심장혈관조영술은 카테터라는 가느다란 고무관을 사타구니의 혈관(대퇴동맥) 또는 팔의 혈관(요골동맥)에 넣어 심장까지 찾아 들어가서 혈관을 보는 검사다.

카테터를 관상동맥의 입구에 놓고 조영제를 관상동맥에 밀어 넣으면서 엑스레이(투시) 촬영을 한다. 이 검사는 관상동맥 안쪽에 동맥경화로 좁아진 모습을 그대로 보여주므로 정상에 비해 심장혈관이 얼마나 좁아져 있는지를 눈으로 확인할 수 있다.

말초혈관질환, 사지혈관 허혈성 질환

하지혈관의 동맥경화성 병변이 있는지는 상지(팔)와 하지(발목)의 혈압을 측정해 비율을 계산하면 짐작할 수 있다. 말초혈관폐쇄성 질환이 의심되면 CT혈관조영술이나 말초혈관조영술로 확인한다.

경동맥질환

목혈관(경동맥) 초음파, MRA(자기공명혈관조영술) 등으로 혈관에 침착되어 있는 죽상동맥경화반을 확인할 수 있다.

뇌졸중

뇌 MRI(자기공명영상), 뇌 MRA로 확인한다.

4. 동맥경화는 어떻게 치료하나

죽상동맥경화의 치료는 크게 질환의 진행을 예방하기 위한 치료와 장기로의 혈액 공급에 장애가 생겨 증상이 나타났거나 장기의 기능이 저하된 경우 좁아진 혈관을 넓히거나 혈관을 붙여 우회로를 만들어주는 치료 두 가지로 나눌 수 있다.

진행을 예방하는 치료에는 건강한 혈관을 유지하기 위한 혈압 관리, 당뇨병 관리, 금연, 규칙적인 유산소운동과 체중 관리, 혈액의 콜레스테롤 함량을 개선하기 위한 생활습관 관리와 약물치료(지질 강하제) 등이 있다.

좁아진 혈관의 혈행(혈액순환)을 개선하기 위해 혈관조영술을 시행한다. 좁아진 곳이 있으면 카테터를 통해 혈관성형풍선을 넣어 부풀려줌으로써 동맥경화로 좁아진 부분을 넓혀줄 수 있다. 또는 그물망처럼 생긴 스텐트라는 것을 넣어서 관상동맥의 혈관벽을 지지해줌으로써 다시 좁아지는 것을 방지하기도 하는데, 이를 혈관성형술이라고 한다.

그러나 혈관이 좁아졌다고 모두 확장하는 것은 아니다. 확장 시술을 했을 때 혈류 공급에 이득이 된다고 생각되고 시술하기 적절한 병변일 때 풍선성형술 또는 스텐트시술을 한다. 대개 혈관의 내경이 50% 이상 좁아져 있을 때 증상과 관련이 있고 이 병변을 넓혀주면 증상이 호전된다. 경미하게 혈관에 쌓인 물질들은 금연, 혈압 조절, 혈중 콜레스테롤 관리 등으로 안정화될 수 있다. 위험요인을 철저히 관리해 향후 죽상경화반이 생기고 진행되는 것을 방지할 수 있다.

외과적 치료는 내과적 치료, 특히 동맥성형술이 여의치 않을 때 행하는데, 우회로이식술을 하게 된다. 이는 자신의 다른 혈관이나 인공혈관을 이용해 혈관의 좁아진 부분 아래로 혈관을 우회하여 연결하는 것이다.

죽상동맥경화는 매우 느리게 진행되는 만성질환으로, 질병으로 나타나기 전까지는 증상이 없으므로 예방하는 것이 중요하다.

❖ 동맥경화 예방법 ❖

운동요법

혈중 지질을 개선하기 위한 육체적 활동이나 유산소운동은 중등−고강도로, 일주일에 5~7일, 적어도 하루에 30분 이상 해야 한다. 체중감량을 목표로 하면 하루 60분 이상 운동이 필요하다. 중등도의 강도란 30분간 빠른 걸음 걷기, 20분간 수영, 자전거타기(8km/30분) 등이다. 유산소운동을 지속하면 혈청 중성지방 수치가 평균 20~30% 감소하고, HDL 콜레스테롤 수치가 2~8mg/dL 정도 증가한다.

그러나 운동을 열심히 해도 총콜레스테롤은 대개 변화가 없다. 총콜레스테롤 및 LDL 콜레스테롤의 감소는 주로 체중·체지방량 감소, 지방섭취량 감소와 관련이 있다. 이러한 운동의 효과는 한 번 운동으로도 나타나지만, 효과를 지속하려면 규칙적으로 운동해야 한다.

근력운동을 하면 체지방량이 줄어들고 근육량이 늘면서 총콜레스테롤과 저밀도지단백 콜레스테롤이 감소할 수 있다.

아스피린 요법

아스피린은 여러 작용이 있는 약이다. 흔히 해열진통제, 소염제 효과를 위해서는 1회에 500mg 정도를 복용해야 한다. 그러나 75~150mg의 저용량을 복용하면 심혈관질환 예방효과가 있다. 흡연, 고혈압 등으로 혈관 내벽이 거칠어지면 파이프에 녹이 스는 것처럼 혈관 내벽에 콜레스테롤 등의 물질이 쌓인다.

이것이 염증반응을 유발하면서 죽처럼 물컹물컹한 상태가 되고, 불안정한 상태에서 혈관 내로 터지거나 균열이 생기면 혈관을 지나가던 혈액이 달라붙어 딱딱하게 굳어버리는 혈전을 형성한다. 이 경우 급성으로 혈류 장애가 와서 흔히 말하는 심장발작(심근경색), 심장마비가 되며 이것이 뇌혈관에 생기면 뇌졸중이 된다.

혈전을 형성하는 데 중요한 작용을 하는 것이 혈소판이라는 혈액 내의 물질이다. 75~150mg의 저용량 아스피린을 매일 또는 이틀에 한 번 꾸준히 복용하면 혈소판의 작용을 억제해 혈액이 응고되는 것을 막아준다.

아스피린의 심장병 예방 효과는 심혈관질환의 위험이 높은 사람에게 더 크게 나타난다. 미국에서 한 대규모 연구를 보면 심장병이 없는 중년(50~65세) 남성에서 저용량 아스피린을 장기간 복용했을 때 심장발작(심근경색)과 치명적인 심혈관질환의 위험을 30% 정도 낮출 수 있었다고 한다. 향후 심장병 발생 위험이 높은 군에서는 아스피린의 예방 효과가 더욱 커서 허혈성 뇌졸중과 전체 사망률까지도 15~20% 감소시킬 수 있었다. 여성의 경우 허혈성 뇌졸중 발생이 25% 정도 줄어드는 것으로 나타났다. 65세 이상 노인 여성에서는 예방효과가 더 커서 허혈성 뇌졸중과 함께 심근경색의 발생 위험도 감소시켰다.

그러나 아스피린의 부작용이 생길 수 있다. 아스피린을 복용하는 경우 많은 사람에게 메스꺼움, 속쓰림, 상복부 불편감, 소화불량의 증상이 나타났다. 위장관 궤양에 의한 위장관 출혈도 일어나는 것으로 알려져 있다. 위장관 출혈이 흔한 일은 아니지만 아스피린을 복용하지 않는 경우와 비교했을 때 발생 확률이 약 1.7배 더 높다. 또한 출혈성 부작용 중 치명적 형태인 출혈성 뇌출혈의 발생률은 아스피린을 복용하지 않는 경우와 비교할 때 1.4배 높다.

❖ 위험인자 제거 ❖

죽상동맥경화의 위험요인이 되는 질환(고지혈증, 고혈압, 당뇨병)을 적극적으로 관리해야 하며, 반드시 금연해야 한다. 최근에는 동맥경화를 외과적으로 치료하는 기술이 발전해 인공혈관으로 바꾸어놓거나 괴사상태의 동맥내막을 제거하는 방법이 있다.

그러나 이것들은 어디까지나 국부적 치료일 뿐 전신의 동맥경화가 낫는 것은 아니다. 수술에도 한계가 있기 때문에 동맥경화를 촉진하는 여러 위험인자를 최대한 제거해 예방하는 것이 가장 중요하다. 혈관확장제나 지질대사 개선제 등의 약을 쓰기도 하나 이것들도 일상적인 식생활 개선 없이는 효과를 볼 수 없다.

동맥경화 자체에 대한 적절한 치료법은 아직 없으므로, 평소에 동맥경화가 되지 않도록 예방하는 것이 중요하다. 동맥경화에 걸렸을 때는 항콜레스테롤제제, 여성호르몬 판토텐산(비타민 B 복합체의 하나, 중성지방을 줄인다) 같은 약물요법을 하거나 혈액이 엉겨 굳지 않도록 한다. 또 동맥을 넓히는 혈관확장제 따위를 써서 치료하기도 한다. 그 밖에 고혈압이나 당뇨병 등의 합병증이 있을 때는 병에 따라 강압제나 치료제를 병용하지만, 어느 경우나 혈류를 좋게 하는 일은 상당히 어려운 것이 현실이다.

5. 동맥경화 환자의 생활요법

❖ 식이요법 ❖

동맥경화는 오랜 세월에 걸친 생활습관과 신체조건으로 생기므로 일단 발생하면 원상으로 회복되기를 기대하기는 어렵다. 따라서 예방만이 효과적인 치료방법이다. 가능한 한 모든 위험요인을 제거 또는 감소시키는 것이 병을 예방하고 진행을 막는 방법이다.

고혈압이 있으면 의사의 판단에 따라 치료하되 가능하면 혈압이 어느 시간에 측정하든 140/90mmHg 이하로 유지되게 하는 것이 좋다. 혈중 콜레스테롤은 220mg% 이하가 바람직하다. 혈중 콜레스테롤이 220mg% 이상인 사람은 동물성 지방 섭취 제한, 표준체중 유지, 규칙적 운동 등 우선 생활요법으로 정상 콜레스테롤치로 돌아가려고 노력해야 한다.

콜레스테롤이 많이 들어 있는 음식은 달걀노른자, 동물의 뇌, 간·콩팥·염통 등의 내장, 닭껍질, 베이컨, 버터, 생선의 내장, 일부 생선의 껍질, 오징어, 문어, 바다 큰새우, 작은 새우, 버터가 들어간 과자류, 푸딩 등이다. 동물성 식품이면서 콜레스테롤이 소량만 들어 있는 음식은 소·돼지·닭·양의 살코기와 혀, 햄, 마가린, 생선류 등이다. 콜레스테롤이 많이 포함된 음식은 전혀 안 먹을 필요는 없고 균형되게 먹으면 된다.

곡류, 채소, 과일에는 콜레스테롤이 거의 없다. 불포화지방산이 많이 포함된 음식은 충분히 섭취하도록 권장한다. 불포화지방산은 산화력이 강한 지방성분으로 동맥경화성 질환을 예방하는 데 효과적이라는 것이 역학적·실험적으로 증명된 바 있다.

불포화지방산이 많이 포함된 음식은 모든 식물성 기름과 등푸른생선의 기름이다. 그러나 아무리 질병예방에 좋은 음식이라도 너무 많이 섭취하면 다른 면에서 역효과가 나타날 수 있으므로 과량 섭취하면 안 된다. 혈중 콜레스테롤이 300mg%를 넘으면 식이요법을 하면서 의사와 상의해 약물치료를 고려할 수 있다.

흡연은 확실히 동맥경화에 해롭다. 그러나 1년만 끊으면 동맥경화성 질환 발생 위험도가 담배를 피우지 않은 사람과 같아진다고 하니 너무 늦었다고 생각하지 말고 흡연을 중단하는 것이 좋다. 당뇨병이 있는 사람은 식사요법과 약물요법을 병행해 소변에 당이 나오지 않도록 조절해야 한다. 또 식후 2시간 혈당치는 많아도 200mg% 이하가 되도록 해야 한다.

혈중 콜레스테롤을 낮추기 위해서 포화지방이나 콜레스테롤 함량이 높은 음식을 제한하고, 불포화지방이 함유된 음식의 섭취를 늘린다. 과일, 채소 등 점액성(수용성) 섬유질을 충분히 섭취하고, 탄수화물은 주로 복합탄수화물이 많은 곡류, 과일, 채소에서 섭취해야 한다. 고탄수화물 식사는 혈청 중성지방의 증가 및 고밀도지단백 콜레스테롤의 감소를 가져올 수 있으므로 주의해야 한다. 콩 단백은 포화지방산이 많은 음식의 대체식품으로 유용하다. 이러한 식이요법으로 저밀도지단백 콜레스테롤을 20~30% 줄일 수 있으나 역시 높은 사람은 약물치료를 해야 한다.

에스키모인은 지방을 엄청나게 섭취하는데도 심혈관질환, 암, 당뇨 등의 발병률이 매우 낮다. 이들이 많이 섭취하는 등푸른생선에는 오메가 3 지방산이 많이 함유되어 있다는 것을 발견했고, 이후 연구에서도 오메가

3 지방산이 풍부한 생선을 많이 섭취할수록 심혈관질환 발병률이 낮아졌음을 확인했다.

오메가 3 지방산은 혈중 중성지방과 LDL 콜레스테롤을 감소시키고, 항염증 효과가 있어 동맥경화를 방지한다. 또 항혈전 성질이 있고, 부정맥을 감소시키며, 혈관내피의 혈관확장기능을 증대하는 등의 효과로 심혈관질환의 위험을 줄이는 것으로 알려져 있다. 하루에 1~2회 꽁치, 참치 뱃살, 고등어, 연어 등 등푸른생선을 섭취하고, 심근경색 병력이 있는 사람들은 1일 1g의 오메가 3 지방산을 섭취하도록 권장되고 있다.

❖ 동맥경화증에 좋은 음식, 안 좋은 음식 ❖

동맥경화증에 좋은 음식

○ **고섬유식:** 채소, 단맛이 적은 과일, 해초류
○ **콜레스테롤이 적은 음식:** 식물성 기름, 옥수수기름, 참기름, 담백한 생선, 각종 콩류

동맥경화증에 안 좋은 음식

○ 기름류, 버터, 마요네즈, 생크림 등
○ 소간, 베이컨 등
○ 어패류 중 오징어, 문어, 새우, 굴 등
○ 달걀노른자 등
○ 기타 동물성 지방이 많은 음식

❖ 동맥경화 예방을 위한 생활습관 지침 ❖

동맥경화증의 예방과 관리

피 속의 콜레스테롤 수치 낮추기, 금연, 표준체중 유지, 정신적 긴장해소, 동맥경화증 방지를 위한 식사요법은 병의 진행을 완화할 수 있음은 물론 예방도 할 수 있다.

① 동맥경화를 예방하려면 수소 첨가 지방, 즉 마가린, 땅콩, 버터 같은 것을 피하며 동물성 지방을 다량 섭취하지 말아야 한다.

② 과다한 소금, 정제가공식품, 특히 설탕, 흰밀가루로 만든 식품은 가급적 피하는 것이 좋다. 한 연구 결과에 따르면 백설탕과 정제식품이 동맥경화와 심장병을 일으키는 큰 원인 중 하나임이 증명되었다.

③ 운동부족, 정신적 스트레스, 불안, 중금속의 오염으로도 동맥경화가 더욱 악화될 수 있다. 운동은 혈액순환 촉진과 긴장 완화, 스트레스 해소 등의 효과가 있으며, HDL 콜레스테롤을 높이는 역할을 하기도 한다.

그렇다면 식생활에서 주로 섭취해야 하는 영양소에는 무엇이 있을까? 식물유에 포함되어 있는 불포화지방산과 비타민 B · E군, 인지질, 셀레니움과 크로뮴, 바이오 플라보노이드와 비타민 C 등이 있다.

비만, 운동부족, 스트레스 등의 위험요인은 고혈압의 생활요법에 따라 조절하고, 공격적이며 경쟁심이 강한 성향은 스스로 조심한다. 이런 주의는 노령이고 가족력이 있는 사람일수록 철저해야 한다.

동맥경화증 관리하려면
잇몸을 챙겨라

잇몸질환이 동맥경화증을 일으키거나 악화시키고, 반대로 동맥경화증은 잇몸질환을 유발한다는 연구 결과가 잇따라 나오고 있다. 잇몸질환과 동맥경화증이 어떻게 연결될까? 연세조홍근내과의원의 조홍근 원장은 자신의 페이스북에 글을 올려 두 질환이 '염증'을 고리로 서로 영향을 준다고 설명했다.

조 원장은 잇몸질환 중 치주염은 두 가지 경로로 동맥경화를 유발하거나 가속화한다고 전했다. 우선 치주염을 일으키는 박테리아가 직접 혈류를 타고 혈관으로 들어가 거기서 염증을 일으켜 동맥경화를 유발할 수 있다. 또 치주염을 앓으면 신체 전반에 염증반응이 증가하고 그 결과 혈액에 많아진 염증물질들이 혈관에서도 염증을 일으키면서 동맥경화증을 가속화할 수 있다.

그는 정상 동물에게 24주 동안 치주염을 유지시키면 동맥경화증이 많이 생긴다는 실험과 고지혈증 실험동물에게 치주염을 일으키면 동맥경화증이 훨씬 심해진다는 실험을 소개했다. 반대로 고지혈증이 치주염을 유발할 수도 있다.

치주염을 치료하면 동맥경화증이 호전될까? 조 원장은 "최근 발표된 메타분석에 따르면 치주염을 시술이나 항생제로 치료하면, 특히 당뇨병·동맥경화증 환자에서 고지혈증이 개선되고 염증지표가 현저히 떨어지며 혈관기능이 좋아진다고 한다"고 말했다.

고지혈증 치료제인 스타틴을 쓰면 동맥경화증이 호전될 뿐만 아니라 치주염도 호전된다는 연구도 여러 차례 보고됐다.

7장
한국인 사망 원인 1위, 암

1. 내 가족을 잠식하는 '암'

남씨 부부는 '암'이라면 지긋지긋하다. 우선 남씨의 아버지가 위암으로 10년을 고통받다 돌아가셨고, 남씨 자신도 5년 전 위암이 발견돼 수술을 받았다. 그런데 바로 지난달, 남씨의 부인에게서도 위암이 발견되었다. 남씨와 남씨 부인은 비교적 초기에 종양을 발견해 큰 위험은 피해갔지만 혹시라도 자녀 세대에 위암이 나타나지 않을까 노심초사했다. 암이 가족력이라는 이야기를 들은 탓이다.

왜 남씨 가족에서는 위암이 많이 발견되었을까? 생활습관이 같은 영역에서 이루어지기 때문이다. 남씨 가족은 대식가들에 속한다. 다들 상대적으로 비만인 상태이고, 탕, 고기 종류를 즐겨먹는다. 채식은 거의 하지않아 밥상에 오르는 채소라고는 김치와 고기를 먹을 때 싸먹는 상추나 깻

잎 정도가 고작이다.

또한 남씨 가족은 한 사람당 하루 평균 다섯 잔 넘게 커피를 마셨다. 아예 커피를 입에 대지 않는 막내딸을 제외한 남씨 내외와 두 아들만 놓고 낸 평균이다. 위는 카페인에 민감하다. 소화하기 힘든 고기 종류, 뜨거운 탕 종류도 위장을 힘들게 하기는 마찬가지다.

2. 암이란 무엇인가

인체의 모든 기관은 수많은 세포로 구성되어 있다. 이 세포들은 위치와 기능에 따라 여러 종류로 나뉘지만 하나의 수정란에서 기원하기 때문에 동일한 유전 정보를 가지고 있다. 그래서 일정한 세포주기를 가지고 분화하고, 성장하고, 소멸한다. 예를 들어 혈액세포인 적혈구는 골수에서 생성되어 120여 일 후 비장에서 자연 소멸한다. 신경세포는 일생에 한 번만 생성되는데 사망과 동시에 소멸한다.

그러나 이러한 자연적인 세포주기에 이상이 생겨 세포가 정상적으로 분화하지 않고, 어느 정도 분화한 후에는 성장을 멈추어야 하는데도 계속 성장하는 것을 종양(tumor)이라고 한다. 종양에는 양성종양과 악성종양이 있는데 이 중 악성종양을 암이라고 한다.

❖ 양성종양 ❖

양성종양은 제한적으로 성장해 근본적으로 인체에 해를 입히거나 생명을 위협하지는 않는다. 그러나 양성종양도 신체 공간을 점령하므로 인체의 중요한 부위에 종양이 생기면 관을 폐쇄시킬 수 있고 생명에 필수적인 조직에 압박을 가해 생명을 위협할 수도 있다. 양성종양은 쉽게 절제할 수 있어서 예후가 좋다.

❖ 악성종양 ❖

악성종양을 암이라고 하는데 세포가 정상적으로 분화되지 않고, 성장이 조절되지 않으며, 주위 조직으로 침투하고, 멀리 떨어져 있는 조직으로 퍼져나가 성장하는 질환을 말한다. 악성종양은 많은 공간을 차지할 뿐 아니라 세포가 무절제하고 빠르게 성장하기 때문에 아주 위험하다. 암세포는 전신에 전파될 수 있으며 인체의 대사산물이나 영양분을 빼앗아 환자를 쇠약하게 하고, 빈혈을 일으키며, 감염을 불러올 수 있다.

악성종양은 주위 조직으로 침윤(invasion)되고 먼 곳까지 전이(metastasis)되는 특성이 있어서 외과적 절제나 완치가 어렵다. 이러한 침윤과 전이가 양성종양과 가장 큰 차이점이라고 할 수 있다.

우리나라에서는 인구 5명 중 1명이 암으로 사망하고, 해마다 암이 현저히 증가하는 추세에 있다. 이는 진단방법과 자료수집방법의 발전과 인구의 노령화에 기인한다. 한 생명보험회사의 통계에 따르면 성인들이 가장 두려워하는 병이 암(59.1%)으로, 2위인 고혈압(6.9%)과 3위인 디스크-관절염(4.0%)과 비교되지 않을 정도로 높게 나타났다. 인류가 극복하지 못한 많은 질환 중에서도 특히 암이 우리에게 가장 위협적인 질환인 것은 의심할 여지가 없다. 이 같은 현상은 비단 우리나라뿐 아니라, 미국, 일본 등 거의 대부분의 나라에서 공통적이다.

암의 명칭은 발생 부위나 세포의 유형에 따라 붙여지는데 암세포가 전이되어 생긴 새로운 암세포도 같은 이름, 즉 원발 부위의 이름이 붙여진다. 만약 폐암세포가 간으로 확산되면 간에 있는 암세포도 폐암세포라고 한다. 즉 전이성 폐암이라 하며 이런 경우 간암이라고 하지 않는다.

3. 암을 자가진단하는 방법

암은 초기에는 별 증상이 없다가 어느 정도 진행되면 감지할 수 있는 증상을 일으킨다. 다음은 대한암협회가 한국인에서 암을 의심해볼 수 있는 암의 위험신호를 정리한 것이다. 참고했다가 이런 증상이 있으면 의사와 상담하는 것이 바람직하다. 주의할 것은 이런 증상이 있다고 모두 암이라고 할 수 없다는 것이다. 오히려 암이 아닌 경우가 많으나 그래도 암인지 한번 확인해보는 것이 좋다.

○**위:** 상복부 불쾌감, 식욕부진 또는 소화불량이 계속될 때
○**자궁:** 이상분비물 또는 부정 출혈이 있을 때

○ **간:** 오른쪽 윗부분 복부 둔통, 체중 감소와 식욕부진이 있을 때

○ **폐:** 마른기침이 계속되거나 혈담이 나올 때

○ **유방:** 무통의 종괴 또는 유두 출혈이 있을 때

○ **대장, 직장:** 점액이나 혈변이 나오고 배변 습관에 변화가 있을 때

○ **혀, 피부:** 난치성 궤양이 생기거나 검은 점이 더 까맣게 되고 커지며 출혈이 생길 때

○ **비뇨기:** 혈뇨나 배뇨 불편이 있을 때

○ **후두:** 쉰 목소리가 계속될 때

자기 암을 발견하는 데 가장 중요한 사람은 바로 자기 자신이다. 암을 의심해야 할 신체 부위별 주요 증상을 좀더 자세히 설명하면 다음과 같다.

신체 부위별 주요 증상

신체 부위	증상
소화기관 (입, 식도, 인후, 위, 간, 장 등)	음식을 삼킬 때 무엇이 목에 걸려 있는 듯한 느낌이 있거나 잘 넘어가지 않는다. 식욕이 없고 계속해서 소화가 잘 안 된다. 이유 없이 기운이 없고 얼굴에 핏기가 없다. 변을 자주 보거나 변비가 생기거나 변에 피가 섞여 나온다.
입	혀에 부스럼이 생겼는데 3주일이 지나도록 없어지지 않거나 오히려 더 커진다. 입 안이 건조해지고 흰 얼룩이 생긴다.
유방	가슴에 아프지 않은 덩어리가 만져지거나, 손으로 만져보아 두꺼운 부분이 있다. 한쪽 가슴이 붓거나 커진다. 젖꼭지가 오므라든다. 가슴의 피부가 거칠어진다. 유방 모양이 이상하게 변한다. 젖꼭지에서 피나 다른 물질이 나온다. 젖꼭지에 습진이 생긴다.
자궁	대하가 많고 피가 섞여 나온다. 월경과 상관없이 아무 때나 피가 나온다. 성교할 때 또는 성교 후에 피가 나온다.

신체 부위	증상
방광, 신장	소변에 피가 섞여 나온다. 소변을 자주 보거나, 소변 본 뒤 시원하지 않다. 소변 보기가 거북하고 아프다.
폐, 기관지	까닭 없이 목이 쉬며, 낫지 않고 더욱 악화된다. 감기에 잘 걸린다. 호흡하기 어렵다. 기침이 지속되며 낫지 않거나 헛기침이 자주 나온다. 가래에 피가 섞여 나온다. 음식을 넘기기가 어렵다.
피부	피부에 생긴 상처가 3주일 이상 되어도 낫지 않는다. 피부에 이상한 것이 생긴다. 피부의 색이나 모양, 감촉이 달라진다.

다시 한 번 설명하지만 이러한 증상이 늘 암의 위험 징후라고 할 수는 없다. 물론 덜 심각한 상태에서도 암은 발견될 수 있다. 중요한 것은 이러한 증상을 보이면 의사의 진찰을 꼭 받으라는 것이다. 의사만이 정확하게 진단할 수 있다. 통증을 느낄 때까지 기다리지 않아야 한다. 조기암은 통증이 없다. 암인지 아닌지 판정할 수 있는 유일한 방법은 생검(biopsy)이다. 생검은 조직 일부를 떼어내 현미경으로 관찰하여 암세포 유무를 검사하는 것이다.

4. 암의 병원적 치료

암 치료는 암 발견으로 시작된다. 특히 암이 다른 곳으로 퍼지기 전에 (전이) 발견하는 것이 좋으나, 전이되었다 하더라도 그 범위가 넓지 않으면 치료가 가능하다.

암을 치료하려면 암의 진단과 병기가 정해져야 한다. 여기에 환자의 상태와 사회경제적 환경을 고려해 치료계획을 세운다. 암의 3대 치료법은 수술, 방사선 치료, 항암화학요법이다. 그 밖에 면역요법, 호르몬요법, 생물학적 치료 등이 있다.

항암 치료에서는 1950년대까지는 수술요법이, 1960년대까지는 방사선요법이, 1970년대까지는 항암화학요법이, 1980년대까지는 면역요법이 발전하였다. 각각의 치료방식을 단독 혹은 복합적으로 적용해 일부 암에서는 치료성적이 현저히 향상되었다.

암은 대부분 조기에 진단하면 완치가 가능하다. 일부 암은 진행된 시기에 진단되어도 적절한 치료로 완치되는데 악성림프종이나 급성백혈병이 그 대표적 예다.

암의 종류에 따라 처음부터 항암화학요법을 시작하는 경우가 있고 수술을 우선 고려해야 하는 경우도 있다. 때로는 두 가지 방법 이상을 병행하기도 한다. 원인질환 치료가 여러 가지 이유로 어려울 경우 증상이나 합병증만 치료하거나, 적극적으로 치료하지 않고 합병증 발생 또는 적절한 시기까지 병의 진행을 기다리기도 한다.

암의 치료법에는 국소적인 치료로 수술과 방사선요법이 있고 전신적인 치료로 항암화학요법이 있다.

❖ **수술하는 방법** ❖

일반적으로 수술하는 목적은 암이 처음 발생한 부위와 그 주변 조직의 암세포를 모두 잘라버리려는 것이다. 아주 초기에 발병해서 다른 곳으로 전이되지 않고 한곳에 국한되어 있는 상황에서는 외과적으로 수술하는 것이 가장 적절한 치료방법이다.

그러나 암이 전이되었다고 해서 수술하지 않는 것은 아니다. 비록 암세포가 다른 곳으로 전이되었다 하더라도 처음 발생된 부위나 전이부위, 원발부위나 전이부분을 수술로 제거하기도 한다. 이는 예상되는 또는 발생한 합병증을 치료하기 위해서가 아니다. 종양에 따라 이러한 수술적 치료가 생명 연장에 도움을 주기 때문이다.

외과적인 수술이 모든 암에 다 적절한 것은 아니다. 암세포가 너무 많이 퍼져서 수술이 불가능한 상황이라면 환자의 체력을 많이 소모해야 하는 수술은 환자 상태를 더욱 나쁘게 만들기 때문에 부적절하다.

❖ 방사선요법 ❖

방사선 치료는 수술과 같은 국소요법으로, 종양세포와 인접 정상세포의 방사선에 대한 민감도 차이를 이용해 종양에 방사선을 조사하는 치료방법이다. 주로 고형 종양세포에서 조사함으로써 핵산을 파괴해 종양세포를 파괴하는 효과를 얻는다. 방사선 조사방법은 체외에서 방사선을 조사하는 방법(external radiation, teletherapy)과 종양세포가 있는 이접 또는 바로 조직에 방사선물질을 삽입함으로써 방사선을 조사하는 방법(internal radiation, brachytherapy)이 있다.

보통 방사선 치료는 효과를 높이기 위하여 방사선 용량을 분할해 몇 주에 걸쳐 시행하거나 종양에만 국한해 많은 용량을 투여한다. 또 주위의 정상조직 손상을 줄이기 위하여 여러 방향에서 방사선을 투여한다. 이러한 방사선 치료로 완치되는 종양도 있으며, 고식적(임시변통) 치료 또는 증상 완화를 위하여 시행하기도 한다. 방사선 치료 단독으로 시행하기도 하나, 최근에는 항암화학요법 또는 수술적 요법과 병행하는 복합치료가 발달하고 있다.

방사선은 항암화학요법과 마찬가지로 빠르게 분열, 증식하는 세포에 손상을 준다. 따라서 이러한 특성이 있는 정상세포, 예를 들어 혈액세포나 장내세포 또는 피부세포에 손상을 주므로 치료의 주된 부작용으로 나타난다. 이러한 방사선을 견디는 정도가 장기마다 달라 조사할 수 있는 용량이 제한되어 있다. 정상적인 핵산도 파괴하므로 방사선 치료 후 장기 생존자에게 기형이나 다른 이차종양이 생기기도 한다.

❖ 항암제 치료 ❖

항암화학요법은 일반적으로 항암제를 이용한 암의 내과적 약물치료를 뜻하는 용어로 쓰인다. 항암화학요법은 한 가지 약제 혹은 상호보완적으로 작용하는 몇 가지 약제를 함께 사용해 내과적으로 암을 치료하는 것이다.

수술과 방사선 치료를 항암화학요법과 병행하는 치료방법을 복합치료 방식이라고 한다. 수술이나 방사선 치료 후 남아 있을지 모르는 암세포를 모두 없애기 위해 항암제를 사용하는 것은 보조적 화학요법이라 한다. 항암화학요법은 국소적 효과를 위해서 쓰이기도 하지만(피부암을 치료하는 경우), 대부분 전신적 효과를 얻기 위해서 쓰인다.

화학요법이 암 치료에 매우 효과적이라는 것은 널리 증명되어 있다. 미국의 예를 들면 한 해에 암환자 수만 명이 항암제만 사용하거나 방사선 치료와 수술방법을 병행한 항암제 치료로 완치되고 있다

❖ 유전자 치료 ❖

미국을 중심으로 200개 이상의 임상시험이 진행되고 있으며, 이에 대한 기대가 높다. 아직 기존의 의학을 대체할 수 있을 정도의 기술발전에는 이르지 못했지만, 인체의 유전자에 대한 좀더 광범위한 이해를 바탕으로 치료유전자 개발이 진척되고 있다. 이렇게 발견된 치료유전자를 환자의 필요한 부위에 주입해 적절히 발현시키는 기술 연구가 성공한다면 '유전자' 자체가 암과 같은 난치병을 치료하는 중요한 치료제로 사용될 것으로 기대된다.

❖ 면역요법 ❖

인체의 자기방어능력을 이용해 암을 극복하려는 시도로, 큰 부작용 없이 높은 항암효과가 기대된다. 대표적인 방식은 인터페론, 인터루킨 등을 이용한 치료법이다. 실제로 암세포를 없애주고 깨끗이 청소해주는 역할은 면역세포가 한다. 면역기능을 떨어뜨리는 제일 주범은 스트레스다. 스트레스를 안 받거나 받더라도 해소하는 방법을 꾸준히 시행해야 하며,

면역기능을 높이는 항산화제 복용을 권장한다.

5. 암의 생활치료요법

❖ 운동요법 ❖

1. 움직임이 정상이고 암진단을 받기 전에 활동적으로 생활했던 사람은 지금까지처럼 즐겨했던 운동을 계속하는 것이 좋다.

2. 움직임에 어느 정도 제한이 있지만 혼자 보행이 가능한 사람은 정확하게 짜인 운동 프로그램에 따라 운동을 시작해야 한다. 20~30분 걷

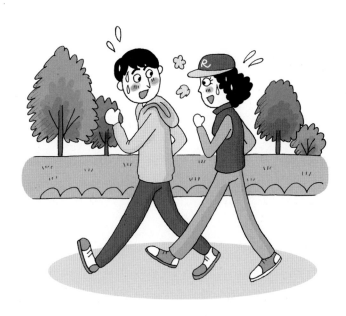

기를 하며, 일주일에 격일제로 3~4일 해야 한다. 만약 호흡곤란 없이 한 번에 30분 정도 쉬지 않고 걸을 수 있는 체력이 된다면, 운동 횟수를 늘려도 좋다. 환자의 상태를 관찰할 수 있는 전문가와 장비 그리고 응급상황에 대처할 수 있는 준비가 되어 있다면 운동 강도를 높여서 좀더 빠르게 걸어도 좋다.

3. 보행이 불편해 보호자가 필요한 사람은 5~10분 고정식 자전거타기 또는 걷기를 하루에 2~3번씩 반복하는 식으로 운동하는 것이 좋다. 운동 후에는 휴식을 충분히 취하는 것이 좋다. 운동 횟수는 2와 마찬가지로 처음에는 일주일에 격일제로 3~4일 하다가, 호흡곤란 없이 한 번에 30분 정도 쉬지 않고 걸을 수 있는 체력이 된다면 운동 횟수를 늘려도 좋다.

4. 심호흡을 함으로써 심신이 이완하는 것을 도와줄 수 있다. 심호흡을 하면 진통제의 작용을 도와 통증을 완화해준다.

① 숨을 천천히 깊게 들이마신다.

② 숨을 천천히 내쉬면서 이완한다. 긴장이 몸에서 빠져나간다고 느껴 보는 것도 좋다.

③ 편안한 속도로 천천히, 규칙적으로 숨을 들이마시고 내쉰다. 복식호흡을 해보는 것도 좋다.

④ 호흡에 신경을 집중하기 위해서 천천히, 박자를 맞춰서 조용히 속으로 '하나, 둘, 셋'이라고 하면서 들이마시고 '둘, 둘, 셋'이라고 하면서 숨을 내쉰다. 숨을 내쉴 때마다 혼잣말로 '평화롭다'거나 '편안하다'고 말해본다.

⑤ ①~④번까지를 한 번만 해볼 수도 있고, 3단계와 4단계를 20분 정

도 시도해볼 수도 있다.

⑥ 천천히 깊게 호흡하면서 끝마친다. 숨을 내쉬면서 '나는 정신이 맑고 이완되었다'라고 속으로 말해본다.

❖ 식이요법 ❖

에너지 섭취량

지난 수년간 동물실험에서 에너지를 약 30% 줄이면 유방암이 90%까지 감소한다고 보고해왔다. 인체 실험은 아직까지 뚜렷한 효과를 보고한 바는 없으며 연구 중이다. 그러나 에너지 과잉으로 과체중과 비만상태가 되어 체지방량이 많아지면 암 발병률이 높아진다. 미국에서 암 사망률의 2%는 과체중 때문으로 보고되어, 과체중 예방이 중요하다고 암시하고 있다. 몇몇 보고 중 폐경 후 여성의 경우 적어도 세 가지 암, 즉 담낭암, 자궁내막암, 유방암 등과 관계가 있으며 이 중 사망률은 유방암이 가장 높다고 한다.

식이성 지방

암 유발 원인으로서 식이성 지방은 지난 몇십 년간 관심의 대상이 되어왔다. 연구 결과 고지방 식사는 동물실험에서 암세포 성장을 증진할 수 있다고 해서 유방암, 대장암, 전립선암, 자궁내막종 등을 일으킨다는 이론으로 가설을 세웠다. 그러나 이는 동물실험에 그치고 있고 국제적인 대규모 연구에 따른 결과일 뿐이다.

지방 섭취량과 유방암 사망률이 연관성이 있음을 보고하고 있다. 그러나 지난 몇 년간 지방 섭취량 감소와 에너지 감소가 있었으나 유방암은 증가하고 있기 때문에 다시 고려해야 할 상황에 놓였다. 총지방 섭취량과 유방암의 관계가 적다고 할지라도 지방의 형태가 중요하다는 몇몇 보고가 있다. 식사빈도·섭취량 조사 연구에서는 단일불포화 지방산이 유방암을 감소시키는 것으로 나타났다. 남유럽 지중해 근처에서 많이 먹는 올리브유가 단일불포화 지방산의 비율이 높음을 반영할 때 이것은 역학적으로도 일치한다.

지방과 대장암을 살펴보면, 국가 간의 비교에서 동물성 지방과 육류 섭취량에 비례하여 대장암과 강한 연관성을 나타내고 있다. 식이성 지방이 담즙배설을 늘리고 이것이 발암성으로 전환되면서 암증진을 촉진하는 것이 이론적 근거다.

최근 많은 연구에서 신체적인 활동 감소가 대장암을 증가시키는 것으로도 보고되고 있다. 다른 코호트 연구에서도 육류 섭취와 대장암의 관계가 보고되었다. 특히 가공육류와 관련성이 높은 것으로 나타났다.

지방과 전립선암의 관계는 아직 연구 중이나 동물성 지방과 육류 섭취와 전립선암은 연관성이 강한 것으로 보고되고 있다. 선진국에서는 자궁내막종, 난소암과 지방도 연관성이 강한 것으로 보고되고 있다.

과일과 채소류

과일과 채소류 섭취는 여러 부위의 암을 감소시키는 것으로 거대 역학 조사에서 보고되고 있다. 이러한 결과는 카로티노이드 수준 등 생화학 검사자료에서도 확인되고 있다. 특히 폐암, 위암과 관련이 있으며 제한적이 긴 하나 대장암 연구에서도 관련이 있는 것으로 보고되고 있다. 몇몇 연구에서는 구강, 인후, 식도, 자궁내막, 자궁경부, 방광, 신장, 유방 등의 암도 감소시킨다는 것이 보고되고 있다.

그러나 관련된 직접적 요인은 아직 정확하게 밝혀지지 않고 있다. 이러한 식품에는 영양소와 비영양소 등 생화학적 활성물질이 잠재적인 항암 효과를 나타내는 것으로 보고되고 있다. 다양한 카르티노이드(비타민 A), 엽산, 비타민 C, 파이토에스트로겐, 섬유소 등이 이에 해당한다. 연구 결과 이러한 물질들은 단독으로 항암효과를 나타내는 경우와 영양소와 병합적인 방법으로 항암효과를 나타내는 경우로 보고되고 있다.

암을 치료하는 음식

○ 〈타임〉이 선정한 10대 건강식품

1. 토마토: 붉은색을 내는 리코펜이 전립선암을 비롯한 각종 암 발생 위험을 줄인다. 비타민 C도 풍부해 감기바이러스와 스트레스에 대한 저항력을 높여준다. 다른 과일에 비해 칼로리가 낮아 다이어트하는 사람이나 당뇨병 환자에게도 추천할 수 있다.

2. 시금치: 칼슘과 철분이 풍부해 성장기 어린이들의 발육과 영양에 좋다. 비타민 A가 풍부하여 야맹증을 예방한다. 시금치나물 한 접시의 열량은 40kcal로 살찔 걱정 없는 저칼로리 식품이다.

3. 마늘: 마늘에 들어 있는 알리인, 스코르진, 알리신 등은 항세균 화학물로 식중독 등 다양한 질병을 일으키는 미생물에 항균효과가 있다. 또

한, 혈액 중 콜레스테롤을 낮춰주고 혈액순환을 원활하게 해서 심혈관질환에 이로운 식품이다. 따라서 육류나 회를 마늘과 같이 먹는 우리의 음식습관은 아주 좋다고 할 수 있다.

4. 녹차: 주성분인 폴리페놀 성분이 발암물질과 결합해 활성을 억제함으로써 항암효과를 보인다. 녹차를 마시면 2시간 이내에 혈관 내피세포의 기능이 호전되어 혈관이 확장된다. 따라서 협심증을 줄여준다. 차의 쓴맛과 떫은맛 성분은 위장 점막을 보호하고 위장운동을 활발하게 해준다. 녹차를 많이 마시는 지역에서는 위암 발생률이 낮다.

5. 적포도주: 포도껍질의 자주색 색소가 강력한 항암작용을 하는 것으로 밝혀졌다. 포도주의 떫은맛을 내는 성분인 타닌과 폴리페놀 성분이 몸에 유익한 콜레스테롤을 활성화해 동맥경화를 예방한다.

6. 견과류: 땅콩, 호두, 잣 등 견과류에 든 리놀렌산과 같은 불포화지방산은 동맥경화를 일으키는 몸에 나쁜 콜레스테롤(LDL)을 낮춰준다. 또한 엘라직산은 암의 진행과 촉진을 방해한다. 비타민 E가 풍부해 노화억제, 항암효과가 있다. 일주일에 2~4회 이상 먹어야 효과가 있고 땅콩으로는 25알 정도가 좋다.

7. 연어(고등어): 다량 함유된 오메가 3 지방산이 혈중 콜레스테롤을 낮추고 동맥경화증을 예방한다. 또한, 루푸스나 류머티스 관절염 같은 자가면역질환을 일으키는 물질의 생성을 막아준다. 고등어는 오메가 3 지방산인 DHA 함유량이 연어의 2배에 가깝다. DHA는 기억 및 학습능력 유지효과가 있어 수험생들에게 특히 도움을 줄 수 있다. 노인성 치매에도 효과가 있는 것으로 알려져 있다.

8. 블루베리(가지): 보라색을 내는 안토시아닌계 색소가 동맥경화를 예방해 심장병, 뇌졸중을 막아준다. 또한 바이러스와 세균을 죽이는 효과도 있다. 가지의 보라색도 이와 같은 효과가 있어 블루베리 대체식품으로 이용할 수 있다.

9. 브로콜리(양배추): 설포라판, 인돌 등의 화학물이 유방암, 대장암, 위암 같은 암 발생 억제 효과가 있다. 섬유질, 비타민 C, 베타카로틴이 풍부하다. 양배추도 브로콜리와 같은 효과를 나타내므로 대체식품으로 이용할 수 있다.

10. 귀리(보리): 베타글루칸이라는 수용성 식이섬유소가 해로운 콜레스테롤을 제거한다. 포만감을 느끼게 해 과식을 방지함으로써 다이어트 효과가 있다. 나트륨에 길항작용이 있는 칼륨이 풍부해 고혈압과 심장병에 효과가 있다. 보리도 귀리와 같은 효과를 나타내므로 대체식품으로 이용할 수 있다. 특히 보리에 있는 수용성 식이섬유소는 섭취한 포도당과 지방성분의 흡수를 늦추어 식후 혈당과 콜레스테롤의 상승을 억제한다.

암에 좋은 영양소

미국 MD앤더슨암병원 발표에 따르면 "암 발생에서 유전적 요인은 5%일 뿐 음식의 영향이 55%에 달한다"고 한다. 음식의 중요성은 알았지만 가족력과는 비교도 안 된다. 따라서 평상시에 항암식품을 꾸준히 섭취하면서 자연스럽게 암을 예방하는 것이 좋다.

○**셀레늄:** 마늘, 캐슈너트에 많다. 스웨덴 화학자 베르셀리우스가 처음 발견했다. 20세기 가장 빛나는 영양 원소로 재탄생한 셀레늄을 섭취하지

않으면 자살하는 것과 같다고 말할 정도로 영국에서는 오래 사는 30가지 방법 중 하나로 항암물질 셀레늄 섭취를 든다.

셀레늄은 첫째, 대식세포의 활동을 증가시켜 나쁜 세균을 죽인다. 둘째, 백혈구인 내추럴 킬러세포를 증가시켜 암세포를 죽인다. 이런 연구를 뒷받침하기 위해 독일에서 65세 이상 노인들에게 매일 100μg의 셀레늄을 섭취하게 한 결과, 청년들보다 면역반응이 높게 나타났다.

○ **밀리타린**: 동충하초에 많다. 동충하초는 천연 자양강장 효과가 있는 코디세핀으로 유명하다. 동충하초에는 항암물질 밀리타린도 들어 있다. 밀리타린은 종암 억제율이 83%에 달하는 높은 항암효과를 가지고 있다. 밀리타린은 자궁암, 전립선암, 피부암 예방에 좋다.

○ **글루코시놀레이트**: 양배추에 많다. 양배추를 살짝 익히거나 생으로 일주일에 세 번 이상 섭취한 사람은 1.5번 이하 섭취한 사람에 비해 유방암 발생률이 72%나 감소했다는 결과가 있다. 이것은 양배추에 있는 글루코시놀레이트라는 물질 덕분인데, 이는 몸속에서 소화되면서 이소티오시아네이트라는 성분으로 바뀌어 소화액 분비를 촉진하고 대장균을 살균한다. 대장암, 유방암 예방에 특효를 보인다. 양배추는 생으로 먹거나 열을 최소한으로 가하여 먹는 것이 좋다.

○ **후코이단**: 미역, 다시마류에 많다. 항암물질 후코이단은 한 해에 학술지에 70편 이상 등재되고 있다. 해조류에 많이 들어 있는 후코이단을 한 접시만 꾸준히 섭취해도 암 예방에 특효가 있다고 한다.

① 돌연변이 암세포를 정상세포처럼 죽게 하는 아포토시스 작용을 한다.

② 장 면역력을 활성화한다.

③ 암세포 성장을 차단한다.

④ 암세포 전이를 억제한다.

○**설포라판:** 브로콜리에 많다. 설포라판은 1992년 미국 존스홉킨스대학교 폴 탤러리 박사팀이 항암물질이라고 밝혀냈다. 설포라판은 암세포가 증식하는 과정에서 여러 세포로 분열하고자 하는 것을 억제한다. 피부암과 위암 예방에 효과가 큰 설포라판은 브로콜리에 많이 들어 있다. 그중에서도 브로콜리 싹에는 브로콜리보다 20배가 더 많이 들어 있다.

○**케르세틴:** 사과, 양파에 많다. 케르세틴은 대장암 발생률을 40~50%까지 낮출 수 있다는 연구 결과가 있다. 케르세틴은 사과 껍질에 많이 함유되어 있으므로 사과를 껍질째 먹는 것이 좋다.

○**레스베라트롤:** 머루, 오디에 많다. 레스베라트롤은 발암의 3단계인 개시, 촉진, 진행 단계를 전반적으로 차단한다. 강력한 항산화작용으로 암세포의 독성을 약화시키고 진행 단계로 들어간 세포들의 증식을 강하게 억제한다. 와인의 주성분인 포도에도 레스베라트롤이 존재하는데 머루에는 포도의 10배 이상 함유되어 있다.

암에 좋은 음식

○**마늘:** 마늘은 양방, 한방 모두가 인정하는 최고의 항암식품이다. 발암물질의 대사활성화를 억제하거나 해독을 촉진하는 등 마늘을 먹었을 때 암세포에 대한 항암 및 항균력이 160%나 높아졌다는 보고가 있다. 마늘의 주성분인 알리신 외에 스코르진, 알리인 등은 항암·항균 물질로 다양한 세균 감염으로부터 몸을 보호한다.

알리신 1mg은 15단위의 페니실린 항균력과 맞먹으며, 마늘이 살균력을 발휘하는 세균은 72가지나 된다. 위액의 분비를 촉진하고, 혈중 콜레스테롤을 낮추기 때문에 동맥경화를 억제하는 효과도 기대된다. 마늘은 생으로 먹으나 익혀서 먹으나 항암효과에는 큰 차이가 없다. 생마늘은 하루 한 쪽, 익힌 마늘은 하루 두세 쪽 정도가 적당하다.

○**토마토:** 항암능력과 저항력을 키워주는 식품으로 리코펜이라는 성분이 세포에 축적되는 활성산소종을 제거해 DNA 손상을 막아주므로 전립선암을 비롯한 각종 암의 발생 위험을 줄인다. 비타민 C도 풍부해서 감기 바이러스, 스트레스 등에 대한 저항력을 높여준다. 100g당 열량이 20kcal밖에 되지 않아 다이어트에도 좋다. 완숙 토마토를 먹는 것이 항암효과가 더 뛰어나다.

그냥 먹어도 좋지만 올리브유 등의 기름에 살짝 볶아서 먹으면 리코펜 흡수가 촉진된다. 토마토에 설탕을 넣으면 비타민 B_1이 설탕 대사에 사용되어 다른 탄수화물 대사에 이용되지 못하는 문제가 생긴다. 소금을 약간 넣어 주스를 만들어 먹으면 비타민 흡수도 돕고 영양소 파괴도 막을 수 있다. 시중에서 파는 토마토주스에는 당분이 첨가된다.

○**녹차:** 위암과 협심증에 특히 효과적이다. 주성분인 폴리페놀이 발암물질과 결합해 활성을 억제함으로써 항암효과를 발휘한다. 특히 녹차의 쓴맛과 떫은맛 성분이 위장점막을 보호하고 위장운동을 활발하게 해 위암 발생률을 낮춘다.

녹차를 마시면 두 시간 이내에 혈관 내피세포의 기능이 호전돼 혈관이 확장되므로 협심증에도 좋다. 암 예방 효과를 기대하려면 녹차로는 하루

10잔, 녹차 잎으로는 하루 6g을 먹어야 한다. 잎은 잘게 썰어 밥이나 반찬에 뿌려먹어도 좋다.

○**견과류:** 항암작용과 동맥경화에 좋은 음식이다. 엘라직산이 암의 진행과 촉진을 방해한다. 비타민 E도 항암효과와 함께 노화를 억제하는 효과가 있다. 리놀렌산 같은 불포화지방산은 동맥경화를 일으키는 나쁜 콜레스테롤을 낮춰준다. 호두, 잣, 은행, 땅콩, 아몬드 등의 견과류를 일주일에 2~4회 이상 먹어야 항암에 효과가 있다.

비타민 E가 가장 많은 것은 아몬드다. 땅콩이나 호두 등은 껍질을 까서 두면 산화되므로 용기에 담아 서늘한 곳에 둔다. 반대로 은행은 껍질을 안 깐 것일수록 쉽게 산화하므로 껍질을 벗겨서 냉동 보관해야 한다.

○**콩:** 항암은 물론 각종 성인병에도 좋은 음식이다. 이소플라본, 제니스테인, 다이드제인 등의 플라보노이드류와 사포닌 성분이 암 예방 효과가 있다. 특히 여성호르몬과 비슷한 작용을 하는 이소플라본은 유방암과 대장암을 예방하는 효과가 기대된다.

이 밖에도 혈압이나 콜레스테롤 저하 작용 등이 있으며 적어도 일주일에 2~4회 이상 먹어야 항암효과가 있다. 조직이 단단한 콩보다는 두부, 된장 등의 콩제품이 소화흡수율이 훨씬 높다.

○**양배추:** 위장을 튼튼하게 하는 알칼리 식품이다. 당근, 단호박 등과 함께 베타카로틴과 비타민 C가 풍부해 점막을 정상적으로 유지하고 암세포를 정상세포로 환원시킨다. 특히 비타민 C는 위암을 일으키는 니트로소아민을 무력화해 암을 예방하는 효과가 뛰어나다. 살짝 데쳐 먹으면 흡수율이 다섯 배 높아지는데 항암효과를 제대로 보려면 하루에 90g 정

도를 섭취해야 한다. 하루 90~400mL의 양배추즙을 마시면 항암효과를 기대할 수 있다.

O **적포도주:** 심장병과 암세포 성장을 억제하는 식품이다. 암세포 증식에 필수적인 새로운 혈관의 생성을 억제해 암세포를 죽인다. 떫은맛을 내는 성분인 타닌, 폴리페놀 성분이 몸에 유익한 콜레스테롤을 활성화해 동맥경화를 예방하고 항암작용을 한다.

생포도나 포도주스로 먹는 것보다 적포도주로 마시는 것이 효과가 큰데 이는 폴리페놀 성분이 알코올에 잘 녹기 때문이다. 열을 가해도 영양이 파괴되지 않으므로 고기 요리에 넣어 육질을 부드럽게 하고 냄새도 제거하는 이중 효과를 누릴 수 있다. 하지만 하루 두 잔을 넘지 않는 것이 좋다.

O **버섯:** 면역기능과 항암작용을 강화해주는 식품이다. 버섯에 많이 있는 다당체라는 성분이 면역기능을 활성화해 암세포나 감염세균 등을 파괴한다. 표고버섯에서 추출한 레티난, 치마버섯의 균사체에서 추줄한 시조피란, 운지버섯(구름버섯)의 균사체에서 생산되는 크레스틴 등은 이미 면역력을 강화하는 항암제로 쓰이고 있다. 섭취량은 하루 30g 정도면 충분하다. 표고버섯으로는 하루 2~3장에 해당하는데, 국이나 찌개, 전골 등에 넣었다면 국물까지 모두 먹는 게 좋다. 면역력을 높이는 성분인 다당체는 수용성으로 물에 잘 녹기 때문이다.

O **생강:** 생강 특유의 향은 진저롤이라는 방향 성분에서 나오는데, 이 진저롤에 항암작용이 있다. 열이나 염증을 가라앉히거나 몸을 따뜻하게 하는 보온효과도 높아 초기 감기에 도움이 된다. 하루에 큰 것 한 톨이면 적당하다.

음식을 요리할 때 비린내를 없애고 식중독을 예방하는 용도로 사용하고, 얇게 썰어서 설탕이나 꿀에 재운 생강정과는 안주로도 좋다. 약용으로 먹을 때는 생강 3~9g을 달여서 먹거나 즙을 내서 먹는다. 생강차나 생강술을 만들어 마시면 편두통에 매우 효과적이다. 그러나 몸에 열이 많아 더위를 잘 타는 사람은 많이 먹으면 좋지 않다.

○ **해조류:** 항암은 물론 각종 성인병 예방에도 좋은 식품이다. 신진대사를 촉진해 나쁜 조직의 발생을 억제하고 노화를 방지한다. 나이가 들면서 많이 나타나는 암에도 어느 정도 효과가 있다. 실제로 미역, 다시마, 녹미채 등의 갈조류에 함유되어 있는 V-후코이단이라는 다당류가 암세포를 물리치는 작용을 한다는 연구 결과도 있다.

또한 해조류에 풍부한 섬유질이 위벽을 자극해 변비가 쉽게 사라지고 피부도 매끄러워진다. 수용성 식이섬유인 알긴산은 발암물질을 흡착해서 몸 밖으로 배설시킨다. 주로 국을 끓여 먹는 미역은 무침이나 쌈, 자반 등으로 조리법에 변화를 주면 질리지 않고 먹을 수 있다.

암과 섬유소

고섬유소는 특히 유방암과 전립선암의 위험도를 낮춰준다. 섬유소는 장에서 성호르몬의 흡수를 저하시키며 변으로 배출시킴으로써 저혈장성 호르몬으로 유방암과 전립선암의 촉진을 억제한다. 대두에 있는 섬유소의 하나인 이소플라본의 암 예방효과는 역학연구로 나타났다.

대두를 풍부히 섭취하는 동양인들의 유방암과 전립선암에 의한 사망률이, 대두 섭취량이 매우 적은 서양인들과 비교할 때 현저히 낮은 것으로 나타났다. 우리나라의 유방암과 전립선암에 의한 사망률은 미국과 비교해볼 때 각각 9분의 1과 31분의 1 수준인 것으로 보고되었다. 실제 하루 두유 한 컵 혹은 두부 반 모를 섭취하면 여러 부위의 암 발생을 줄일 수 있다는 보고도 있다.

섬유소 섭취량이 많은 곳에서는 대장암 발병률이 낮게 나타나고 있다. 섬유소가 기본적으로 대장의 운동을 증가시켜 이동성을 빠르게 하므로 잠재적으로 발암성 물질을 희석시키고 발암성 물질과 섬유소가 결합해 암이 감소된다고 보고되고 있다. 대장(플로라, flora)을 변화시키고, 산도를 낮추며, 단쇄 지방산의 생성을 증가시키기 때문이라고도 보고되고 있다.

암과 알코올, 카페인 음료

알코올을 많이 마시면서 흡연을 동시에 할 경우 구강암, 인후암, 식도암, 간암 등에 걸릴 수 있다고 알려져 있다. 대조군실험과 코호트 연구에서 하루 한두 잔 마실 경우 유방암이 증가하는 것으로 보고하고 있다. 중정도로 섭취할 경우 에스트로겐 호르몬이 증가하기 때문인 것으로 본다. 또한 대장암, 작장암과도 관련이 있는 것으로 보고되고 있다. 커피는 다양한 돌연변이 유발요인을 갖고 있으므로 발암성 물질로 중요하다고 본다. 그중 췌장암과 관련이 있는 것으로 보고되고 있다.

기타

음식물에 생기는 곰팡이(aflatoxin B_1)는 땅콩, 버터, 날된장, 막장, 과일, 빵 등을 오염시켜 무의식중에 섭취했을 때 간암의 위험도를 높이는 것으로 보고되고 있다. B형간염 바이러스와 이런 곰팡이에 감염된 식품은 간암의 위험도를 높인다.

식생활 권장사항

① 다양한 식품으로 고르게 섭취해 균형식을 하며 과식을 피한다.

② 신선한 채소와 과일을 매일 충분히 섭취한다.

③ 섬유소가 많이 들어 있는 채소, 과일, 콩(콩밥, 된장찌개 등), 보리, 통밀, 해조류(미역, 김) 등을 충분히 섭취한다.

④ 동물성 지방을 적게 섭취한다. 지방이 많은 육류(삼겹살, 갈비, 닭껍질 등)를 삼가고 기름 부위를 제거하고 먹는 것이 좋다.

⑤ 비만 또는 과체중을 피하며 정상체중을 유지한다.

⑥ 너무 짜거나 맵고 자극적인 음식을 피한다.

⑦ 우유(저지방우유)와 유제품(요플레, 요구르트)을 섭취한다.

⑧ 곰팡이가 생기거나 부패한 음식은 먹지 않는다.

⑨ 불에 직접 구운 것이나 훈제한 육류, 생선 등은 피한다.

⑩ 흡연은 금하고 과음은 삼간다.

암 예방을 위한 생활습관 지침(미국암협회 발표)

① 채식을 늘리고 육류 섭취를 줄여라. 영양분을 대부분 식물성에서 섭취한다. 식생활을 채식으로 바꾸면 위암과 결장암 같은 소화기계통의 암과 호흡기계통의 암을 예방하는 데 도움이 된다.

② 매일 최소한 30분 이상 적절한 운동을 하거나 활동을 하라. 이 같은

운동은 결장암과 직장암, 전립선암, 자궁암, 유방암, 신장암 등의 발병 위험을 막아준다.

③ 담배를 끊고 음주를 줄여라. 담배를 피우면서 술을 마시면 구강암, 식도암, 인후암의 위험도가 높아진다.

12가지 암 예방책(일본국립암센터 발표)

① 균형 잡힌 영양을 섭취할 것

② 매일매일 변화 있는 식생활을 할 것

③ 과식을 피하고 지방을 적게 섭취할 것

④ 술은 적절히 마실 것

⑤ 담배를 피우지 말 것

⑥ 비타민과 섬유질이 많이 함유된 음식을 섭취할 것

⑦ 짠 음식은 적게 먹고 너무 뜨거운 것은 식혀서 먹을 것

⑧ 탄 음식을 피할 것

⑨ 곰팡이가 핀 음식을 주의할 것

⑩ 햇빛을 너무 많이 쬐지 말 것

⑪ 적절하게 운동을 할 것

⑫ 몸을 청결하게 유지할 것

6. 잘못 알려진 암 상식 다섯 가지

❖ 암은 불치병이다? ❖

암은 완치가 가능하며, 특히 조기에 발견하면 그 가능성은 더욱 높아진다. 일부 종양(림프종, 백혈병 등)은 적절한 치료를 받으면 완치율이 매우 높으며, 완치율이 낮은 일부 암(췌장암, 폐암, 뇌종양 등)도 적절한 치료를 받으면 생존기간을 상당히 연장할 수 있다. 따라서 암을 진단받았다고 해서 절망한 나머지 치료를 포기하는 것은 적절하지 못하다.

❖ 암 검진으로 모든 암을 조기에 발견할 수 있다? ❖

암 진단검사는 증상이 있는 환자를 대상으로 실시하며, 정확히 진단하기 위해 비용과 검사에 따른 부작용을 감수해야 한다. 그에 반해 암 조기 검진의 목적은 무증상 미발견 질환을 저렴한 비용으로 조기에 발견해 치료함으로써 완치율을 높이는 것이다. 따라서 검사의 민감도와 특이도, 신뢰도가 다소 부족할 수 있다. 이를 보완하기 위해서는 의사의 정기적인 진찰과 함께 연령, 성별, 가족력, 환경, 위험요인 등을 고려해 실시할 검사 항목을 선정하는 것이 효과적이다.

❖ 암은 주로 중년기나 노인기에 발생한다? ❖

잘못된 생활습관과 관련된 암, 특히 수십 년에 걸쳐 서서히 성장하는 암은 중년기 이후 발견된다. 하지만 실은 어려서부터 오랜 기간 형성된 습관이 원인이기 때문에, 암을 예방하기 위한 건강생활 수칙은 어려서부터 지켜야 한다. 또한 성인보다는 소아기나 청소년기에 특히 잘 발생하는 일부 암은 암의 종류나 임상 양상이 성인과 달라 종양의 잠복기가 짧고 성장속도가 빨라 조기 발견이 어렵지만, 항암제 등에 따른 치료효과가 성인보다 좋아 적절히 치료만 잘하면 생존율을 높일 수 있는 것으로 알려져 있다.

❖ 한 가지 검사로 모든 암을 다 진단할 수 있다? ❖

암은 종양이 발견된 위치에서 조직검사 또는 세포검사를 실시하여 최종 진단한다. 이 과정에서 암의 종류에 따라 위장관 내시경, 기관지 내시경, 혈액 및 소변 검사, 방사선 촬영(초음파, X선), 전산화단층촬영(CT), 자기공명영상촬영(MRI), 세포흡인검사, 골수검사 등과 같이 다양한 방법을 동원해 직간접적으로 암의 위치와 크기, 전이 정도를 평가하도록 되어 있다. 따라서 아무리 뛰어난 검사법이라 하더라도, 신체 모든 부위의 암을 진단하는 데 일률적으로 적용될 수는 없다.

❖ 암 치료에는 대체의학이 더 효과적이다? ❖

암을 유발한 나쁜 생활습관을 완전히 바꾸는 방식의 대체의학적 접근
이 일부 암의 진행 및 경과를 호전시킬 가능성이 전혀 없는 것은 아니다.
하지만 대체의학적 방법에만 의존할 경우, 적절한 치료를 받을 수 있는
기회와 시기를 놓칠 수 있다. 심지어 말기암이라도 다양한 대체의학적 방
법이 암 환자의 생존기간을 연장시켰다는 증거가 부족하므로, 대체의학
적 치료방법은 기본적인 암 치료법의 보조적 수단으로만 활용하는 것이
효과적이다.

〈쿠키뉴스〉, 송병기 기자

국립암센터,
암 억제 유전자 기능 저하 원인 규명

국내 암 유전체 빅데이터를 활용해 암 억제 유전자의 기능을 떨어뜨리는 새로운 유전자 변이를 찾는 데 성공했다. 국립암센터 종양면역학연구과 홍동완 박사 연구팀은 하버드대학교 연구팀과 공동으로 1,800여 명의 암환자 데이터를 분석해 TP53, ARID1A, VHL과 같은 대표적인 암 억제 유전자가 정상 기능을 하지 못하는 기전을 체계적으로 입증했다고 밝혔다.

이번 연구 결과는 생명공학 분야의 세계적 학술지인 〈네이처 제네틱스(Nature Genetics)〉 2015년 10월 5일자 온라인 판에 게재됐다. 유전자가 단백질을 생성해 우리 몸에 작용하기 위해서는 DNA를 RNA로 발현시키는 과정을 거치는데 이를 '스플라이싱(Splicing)'이라고 한다. 자연스러운 현상이지만 인류가 앓고 있는 암과 같은 유전적 질환의 30~60%는 이 과정에 문제가 생겨 발생한다고 알려져 있다.

연구팀은 이번 연구를 통해 비정상적인 스플라이싱의 결과 암 억제 유전자가 제대로 발현·재생되지 못해 결국 암 억제 기능을 저해하는 새로운 형태의 돌연변이를 밝혀냈다. 특히 대부분의 변이 위치가 주요 정보를 담고 있는 유전자 내 엑손의 끝자리임을 확인했다.

홍동완 박사는 "대규모 암환자의 유전체 빅데이터로부터 이러한 유전자 변이를 찾아낸 것은 최초이다"면서 "이번 연구에서 개발한 '이상 스플라이싱 예측 모델'이 새로운 암 진단기법으로 활용되길 기대"한다고 말했다.

이에 대해 국립암센터 이강현 원장은 "국립암센터는 우수인재 영입, 슈퍼컴퓨터의 도입 및 네트워크 구축을 통해 정밀의학(Precision Medicine) 분야의 연구를 선도해왔다"며 "빠른 시일 내 이번 연구 성과를 실제 암 진단·치료에 적용하기 위해 노력할 것"이라고 강조했다.

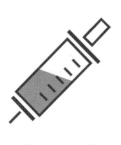

Part 2
생활습관병의
올바른 예방과 치료

1장
식생활 불균형 해소가 해법

1. 영양 과다, 불균형이 생활습관병의 주원인

최근 비만 환자가 증가하면서 살 빼는 사람이 늘고 있지만 너무 마른 것도 좋지 않다. 오히려 우리나라에는 저체중이 문제가 되어 여러 질환을 앓는 사람이 많다. 실제로 당뇨병 환자에서 체질량지수가 $18.5kg/m^2$ 이하인 환자가 15%나 된다. 우리나라에서는 영양과다 못지않게 아직도 영양불량이 문제가 되고 있어 자칫 영양실조를 조장할지도 몰라서 염려스럽다.

우리나라는 그동안 산업화에 따른 식생활 수준의 향상으로 심한 영양부족(florid forms of undernutrition)은 현저하게 줄었으나 경도 또는 중등도의 영양부족(mild to moderate undernutrition) 환자가 아직도 많이 있으며, 이것이 신체기능이나 행동에 나쁜 영향을 미치고 있다. 아직도 우리나라에서 상부 위장질환과 간질환, 폐결핵 및 감염질환 등 후진국형 질환이 많은 것은 여러 가지 원인이 있다. 그러나 식생활습관의 잘못, 특히 그중에서도 단백질과 열량식품의 불균형 섭취와 짜고 매운 자극성 식품의 과잉섭취 같은 문제가 크게 영향을 줄 것으로 생각한다.

영양부족과 관련된 질환에는 저체중, 소화기질환, 감염증과 골다공증 등이 있으며, 병원 입원환자의 영양부족 문제도 매우 중요하다.

❖ 저체중 ❖

우리나라에서 저체중(underweight, 표준체중의 90% 이하 또는 체질량지수 18.5kg/m²) 환자의 유병률이 얼마나 되는지는 알 수 없으나 전경부 비대, 피로감, 소화불량 등으로 병원을 찾는 환자에서 저체중이 상당히 많다. 통상 저체중 환자를 대상으로 임상 및 생화학적 연구를 한 결과를 보면 저체중 환자의 남녀 비는 1 대 5.7로 주로 여자에게 많으며, 특히 젊은 층에 많다.

젊은 층의 저체중은 그 자체로 여러 질환을 유발하기도 하지만 저체중으로 근육이 제대로 발달되지 않으며, 췌장을 비롯한 여러 장기도 제대로 숙성되지 못하게 된다. 따라서 이런 저체중 환자는 배가 약간만 나와도 성인병에 쉽게 걸린다. 실제로 성인병 환자 중 많은 사람이 유소년기나 청년기에 비쩍 말랐다가 30~40대에 살이 찌고 배가 나오면서 발병하는 경우가 대단히 많다. 이런 사람은 전형적으로 팔다리는 가늘면서 배가 나오는 '거미형' 체형을 갖게 된다. 근육은 소실되기는 쉬우나 다시 회복하기는 어렵기 때문에 적당한 체형을 유지하는 것이 매우 중요하다.

상부 위장촬영술과 위내시경 검사

소화장애를 호소하는 환자에서 저체중인 이들이 상당히 많다. 이들은 위하수와 위염, 위궤양을 많이 앓고 있다. 채식 위주로 식사하는 경우가 많아 대부분 빈혈과 골다공증도 앓고 있다. 또한 혈청 철농도, 칼슘, 엽산과 비타민 B_{12}의 농도가 떨어져 있다.

따라서 한국인에서는 비만증 못지않게 저체중 문제도 중요하다. 식생활 수준이 향상되어 심한 영양결핍증은 현저하게 줄었으나 일부에서는 영양부족(특히 미량 영양소)이 상존하고 있다.

❖ 소화기질환 ❖

소화기질환은 한국인이 가장 많이 앓는 병이다. 보통 우리나라에서 내과병원에 오는 환자의 반 정도가 소화기질환을 가지고 있다. 소화기질환 중에는 간질환(만성간경변, 간암)과 상부 위장질환(소화성궤양, 만성위염)이 60% 이상으로 주종을 이룬다. 이와 같이 한국인에게 위암을 포함한 상부 위장질환이 많은 원인은 아직 확실하게 밝혀지지 않았으나 주로 먹고 마시는 음식에서 비롯한다고 본다. 만성위염, 위하수, 소화성궤양은 소화가 잘 안 되는 거친 음식을 많이 먹어서 위가 확장된 것이 나쁜 영향을 준다. 또 지나치게 맵거나 짠 음식은 위점막에 손상을 주어 만성 소화불량을 일으킨다. 술은 위산의 과다 분비를 촉진하며, 담배는 위혈류량을 감소시켜 위점막을 약하게 만들기 때문에 이들을 너무 많이 먹는 것은 문제가 많다.

악성종양 중에서 한국인에게 가장 많은 위암은 미국인에서도 1930년대 이전에는 많았으나 현재 드문 질환이 되었다. 일본에서도 과거에는 위암이 많았으나 냉장고를 도입한 이후에 급격하게 줄어들었다. 그러자 일부 학자들은 위암이 식사와 관계가 밀접하다고 주장하고 있다. 식사 중에서 위암 발생과 관련된 요소로 여러 가지가 거론되고 있다. 그중에서도 특히 과다한 염분 섭취와 양질의 단백질 섭취 부족, 과음 등이 중요하게 작용하는 것으로 여겨진다.

한편 한국인에게 아직도 많은 B형간염이나 이에 속발되는 간경변증과 간암 발생에도 산모에서 태아로의 수직감염과 위생불량이 주요 문제이지만 영양불량도 중요한 구실을 할 것으로 본다. 한국인에게 많이 발생하는 소화기질환을 줄이려면 식생활을 개선하고 영양을 적절히 공급하는 것이 중요하다.

❖ 감염증 ❖

영양이 결핍되면 백혈구의 탐식능 감퇴, 면역기능(항체생산과 세포성면역)의 장애 등으로 각종 감염질환이 늘어난다. 현재 서구에서는 많지 않은 감염질환인 폐결핵, 폐렴, 늑막염이 우리나라에는 아직도 많다. 우리나라에서는 지금도 전 인구의 1~2%가 후진국형 질환인 폐결핵을 앓고 있다.

폐결핵 환자를 대상으로 영양상태와 면역기능을 보면 열량 섭취가 권장량의 반 정도이고, 동물성 단백질과 지방 섭취량도 유의하게 적으며, 칼슘과 비타민 A의 섭취량도 적은 것으로 보고되고 있다. 폐결핵 환자 중에는 채식가가 많다. 이들은 대부분 저체중이며, 면역기능도 낮은 것을 볼 수 있다. 한국인에서 많은 폐결핵과 감염질환은 영양소의 결핍과 이에 따른 세포성 면역기능장애가 중요한 요인이 되고 있다.

❖ 골다공증 ❖

한국인은 전통적인 곡물(쌀밥) 위주 식습관으로 양질의 단백질과 칼슘 섭취량이 적다 보니 서구인보다 골밀도가 낮아 골다공증(osteoporosis)이 많다. 실제로 한국인 골다공증 환자는 하루 칼슘과 단백질 섭취량이 유의하게 적으며, 방사성칼슘의 장관 흡수율도 떨어져 있다.

❖ 환자의 영양상태 ❖

환자의 영양상태는 이환된 질환의 경과에 큰 영향을 미친다. 따라서 환자의 영양상태를 정확하게 파악해 건강을 유지할 뿐만 아니라 질환에서 빨리 회복하기 위한 영양소를 적절히 공급해야 한다. 특히 곡류를 주식으로 하는 식습관과 음식물 섭취로 우리나라 입원 환자 가운데 다수가 영양결핍 양상을 보인다. 수술을 하거나 감염증이 있을 때는 좋은 단백질을 포함해 균형 잡힌 식사를 해야 빨리 회복되는데 이를 간과하는 경우가 많다. 음식은 적게 먹어도 안 좋지만 많이 먹어도 안 좋다. 열량을 적정하게 섭취하는 것이 중요하다.

활동에 따른 에너지 소모량

활동도	활동별	활동도에 따른 값(kg/kcal)
안정을 취할 때	요양이나 안정 중인 자	25
가벼운 활동을 할 때	노는 사람, 노인, 일반 가사	30
경노동을 할 때	정신노동자, 임신부, 점원, 교사, 사무원	35
중등노동을 할 때	행상업, 학생, 수유부, 운전사, 직공	40
중노동을 할 때	철공, 목공, 석공, 광부, 잡역부	50

2. 탄수화물과 섬유소는 어떻게 섭취해야 할까

우리는 예부터 곡류 위주로 채식을 했다. 1970년대에는 탄수화물 섭취가 하루 총섭취 열량의 80%를 차지하였다. 요즘은 서구화와 도시화에 따른 식생활 구조의 변화로 점차 탄수화물 섭취량이 줄어들고 있지만 아직도 중·노년층에서는 곡류 위주 식생활이 계속되고 있다.

탄수화물을 너무 많이 먹으면 몸 안에서 이용되고 남은 부분이 중성지방으로 바뀌어 내장지방으로 축적된다. 또 혈청중성지방을 높이며 고밀도지단백 콜레스테롤(좋은 콜레스테롤)을 감소시켜 동맥경화증을 촉진한다. 탄수화물은 위배출시간이 짧아 식후 혈당치를 높여 인슐린 분비를 자극하기 때문에 반동성 저혈당증이 와서 식간에 자주 허기를 느끼게 된다. 탄수화물 위주로 식사하면 지방질이 간에 축적되어 지방간을 만든다. 이러한 지방간과 복부비만은 남자들의 경우 지나친 알코올 섭취로도 더 악화될 수 있다.

과일을 좋아해 많이 먹는 이들이 있다. 과일은 수분함량이 많고(80~

90%) 단백질과 지방 함량은 매우 적지만 미네랄이나 비타민은 많이 들어 있어 적당히 먹으면 몸에 좋다. 하지만 탄수화물(포도당, 과당) 함량이 10~15%여서 많이 먹으면 고중성지방혈증을 일으킨다. 특히 여성 당뇨병 환자들 중에는 밥은 적게 먹고 과일로 배를 채우는 사람들이 있다. 이들은 혈당 조절도 잘 안 되고, 체중감량에도 지장이 있는 경우가 많다.

탄수화물은 몸 안에서 포도당 같은 단순 당질로 전환되고 다른 필수영양소는 들어 있지 않기 때문에 영양소 불균형이 되기 쉽다. 탄수화물 과량 섭취는 복부비만의 원인이 되어 고혈압, 동맥경화증, 당뇨병 등 성인병 발생 위험을 높인다. 지질대사장애를 보면 육식을 많이 하는 서구인에서는 고콜레스테롤혈증이 많지만 우리나라처럼 탄수화물 중심의 식사를 하면 이상지혈증(중성지방 증가, 좋은 콜레스테롤 감소)이 많이 발생한다. 동맥경화증 발생에는 고콜레스테롤혈증 못지않게 이상지혈증도 나쁜 영향을 준다.

탄수화물의 생리적·영양학적 기능 중 가장 중요한 것은 에너지 급원(4kcal/g)으로서 혈당(血糖) 유지 기능이므로, 결핍되거나 과잉되지 않도록 균형 있게 섭취하는 것이 중요하다. 올바른 식품 섭취 비율은 당질 대 단백질 대 지질의 비가 65 대 15 대 20이다. 탄수화물은 자연 곡류 등의 복합당질(현미, 보리쌀)과 채소를 곁들여 먹으면 섬유소도 충분히 섭취할 수 있다.

섬유소는 장에서 포도당과 콜레스테롤의 흡수를 억제하므로 당뇨병 환자의 혈당 조절에 도움을 주고, 혈청 콜레스테롤을 낮추어 동맥경화성 심혈관질환의 예방에 유익하다. 또한 변비와 대장암 예방에도 매우 효과적

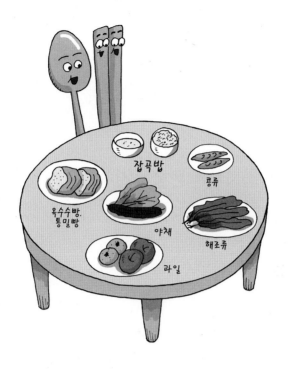

이다. 섬유소는 1일 30g 정도를 섭취할 것을 권장한다. 이를 위해서는 흰
쌀밥보다는 현미, 보리 등을 섞은 잡곡밥을, 흰빵보다는 통밀빵, 옥수수
빵을 섭취하고, 과일, 생채소, 두류, 해조류 등을 충분히 섭취해야 한다.

과일이나 채소에는 체내 대사에 필요한 효소의 보조인자로 이용되는 비
타민, 무기질이 풍부하므로 알맞게 섭취하는 것이 좋다. 특히 최근 비타
민 B나 항산화비타민이 동맥경화 발생의 원인인 혈청 호모시테인과 유리
기 감소에도 매우 유익하다는 사실이 밝혀졌다.

건강을 증진하는 좋은 '영양' 상태를 유지하려면 자연식품으로 만든 음
식을 배부르지 않게 골고루 먹어야 한다는 것을 잊어서는 안 된다. 생리
적 기능을 향상하고 각종 성인병을 예방하려 할 때 탄수화물과 섬유소 섭

취에서 유의할 사항은 과식을 피하고 반드시 양질의 단백질·지방질·무기질·비타민 등의 각종 영양소를 균형 있게 섭취해야 한다는 것이다. 활기차게 살려면 "음식으로 채운 건강, 운동으로 다지자"는 말을 새겨두자.

3. 단백질과 지질은 어떻게 섭취해야 할까

세포는 물을 제외하면 대부분 단백질로 되어 있다. 이처럼 단백질은 매우 중요한 영양소로 팔다리의 근육, 위장, 심장, 간장과 혈액, 각종 효소, 호르몬, 항체, 체액과 산−염기 균형 유지 등 중요한 기능을 담당한다.

그런데 단백질은 그대로 정체되어 있는 것이 아니라 항상 일정한 속도로 분해되어 소실되고 동시에 이를 보완하기 위한 합성작용도 계속 일어난다. 체내에서 분해되는 단백질은 대변, 소변 또는 땀으로 몸 밖으로 배출된다. 그 밖에도 피부표면의 소실, 손톱·발톱·모발 등에 의한 손실도 일어난다.

식도에서 항문에 이르는 9m의 소화관 내막(점막)도 하루에 4분의 1씩 탈락과 재생이 반복된다. 이 과정에서도 단백질이 필수 구성성분이므로 매일 단백질을 충분히 섭취하지 않으면 위벽이 손상되어 식전 또는 음주 후 속쓰림 등이 나타난다. 따라서 음식물로 단백질을 적절하게 보충해야 한다. 이용되고 남는 단백질은 몸에 저장되지 않고 소변으로 배설되기 때문에 매일 식사로 적어도 한 끼는 양질의 단백질(고기, 생선, 콩 등)을 일정량 섭취해야 한다.

인체의 노화현상과 성인병 발생에서 가장 중요한 변수는 '팔다리의 근육과 내장지방 사이의 끊임없는 투쟁'이라고 할 수 있다. 노화과정에서 근육은 서서히 위축되는 대신 뱃속에는 지방이 축적되어 체중은 변동이 없어도 근력과 활동력을 잃게 되고 여러 성인병에 걸리기 쉽다. 당뇨병 환자들에게 인생은 '배와 사지의 싸움'인지도 모른다.

단백질을 구성하고 있는 아미노산은 약 20가지다. 이 중 인체에서 합성하지 못하는 여덟 가지 아미노산을 필수아미노산이라고 하는데 이는 반드시 식사로 섭취해야 한다. 단백질이 영양학적으로 질이 좋다는 것은 우리 몸에 필요한 필수아미노산이 고르게 충분히 들어 있다는 것이다. 필수아미노산이 하나만 없어도 단백질이 합성되지 않아 건강에 미치는 영향이 대단히 크다.

영·유아와 소아 등 성장기에는 필수아미노산 요구량이 체중 대비 성인의 두 배나 된다. 특히 성장과 발육을 촉진하기 위해서는 양질의 단백질 공급이 매우 중요하다. 우유나 달걀, 육류, 어류 등의 동물성 단백질과 콩이나 완두 같은 식물성 단백질은 양질의 단백질이다. 하지만 쌀, 감자, 옥수수, 밀, 호두 등의 식물성 단백질은 필수아미노산도 골고루 들어 있지 않고 소화도 잘 안 되어 몸 안에서 유용성이 낮다.

우리나라 성인의 20~30%는 채식 위주 식습관을 가지고 있거나 양질의 단백질이 제대로 공급되지 않고 있다. 이러한 단백질 부족으로 OECD 국가 중 결핵 유병률이 가장 높으며 아직도 상부 소화기질환(위염, 위하수), 여러 감염증 등이 건강을 위협하고 있다. 우리 식생활에서 단백질을 질적으로 보강하는 방법으로는 곡류와 두류의 혼식, 곡류와 동물성 식품의 동시 섭취를 들 수 있다. 곡류에 주로 부족한 아미노산은 쌀과 콩류를 혼합하거나 동물성 식품을 함께 섭취함으로써 보강할 수 있다.

지방은 음식 맛을 좋게 해주며 위내 정체 시간이 길어 포만감을 준다. 따라서 한국인에서 많이 보는 허기증을 덜어주고, 필수지방산과 지용성 비타민(A, D, E)을 공급해주는 영양소다. 하지만 열량을 탄수화물이나 단백질보다 두 배 이상 내기 때문에 많이 섭취하면 비만의 원인이 된다. 동물실험에서도 고지방식이 비만증을 유발하는 데 중요한 역할을 한다는 것이 밝혀졌다. 흰쥐의 사료에 지방함량을 4%와 40% 두 군으로 나누어 1년간 사육한 결과 저지방사료군의 평균체중은 400g이었으나 고지방사육군은 900g으로 두 배 이상 체중 증가를 보였다.

최근에는 국내에서도 청소년을 중심으로 동물성 식품, 정제된 식품(설탕), 패스트푸드 등의 섭취과잉으로 인한 포화지방과 콜레스테롤의 과다 섭취, 섬유질 부족, 비타민과 무기질의 결핍 등이 문제가 되고 있다. 이로써 서구인에서처럼 비만증, 당뇨병, 고혈압, 동맥경화증(심장병, 중풍), 암 등의 발생률이 높아지고 있다.

단백질과 지방은 적게 먹어도 안 되지만 많이 먹어도 문제이므로 항상 골고루, 적절하게 섭취하는 것이 중요하다. 우리나라의 전통적 식생활구조인 지나치게 많은 탄수화물과 짜고 맵게 먹는 습관을 바꾸면 성인병 예방에 매우 좋다. 청소년을 중심으로 가급적이면 자연식품인 완전곡류, 우유, 신선한 채소 등을 먹도록 권장하고, 기름지고 단 음식 등 식생활 내용이 서구화되지 않도록 가정, 학교, 사회의 영양교육을 강화해야겠다.

2장
생활습관병 치료약

1. 인슐린저항성을 줄이는 방법

생활습관병의 근원은 인슐린저항성이다. 인슐린저항성을 공통분모로 하는 대사질환은 당뇨병, 고혈압, 이상지혈증, 동맥경화증 등 매우 다양하다. 여러 대사증후군을 보이는 환자에서 인슐린저항성의 정도는 경미한 경우부터 심한 경우까지 매우 다양하게 나타난다. 현재까지 중등도 이상 인슐린저항성의 자연경과는 그리 많이 연구되어 있지 않다.

현실적으로 모든 인슐린저항성 자체를 치료하는 것은 어려운 일이다. 따라서 성인병을 치료하는 방법은 인슐린저항성을 감소시키는 방법으로 살을 빼거나 직접 인슐린저항성을 감소시키는 방법이 있다. 또 다른 방법은 동맥경화증을 예방하는 것이다.

❖ 운동요법 ❖

운동요법으로 체중을 줄이는 것이 생활습관병 예방에 가장 도움이 많이 된다는 것은 이미 잘 알려져 있다. 여분의 칼로리를 제거하고, 근육량을 증가시키며, 말초조직에서 인슐린저항성을 줄일 뿐 아니라 스트레스 해소에도 좋다.

경증의 제2형 당뇨병이나 내당능장애 환자에서 지속적으로 운동요법을 시행하면 내당능이 정상화된다. 관상동맥이 좁아져 있는 경우에도 운동요법으로 호전되는 것을 임상에서 흔히 볼 수 있다.

❖ 비만 약물치료 ❖

비만은 치료하기 어려운 만큼 약물도 많이 나와 있다. 따라서 약물치료는 의사와 꼭 상의해 적절한 약제를 복용해야 한다. 비만의 약물치료는 식이요법과 육체적 활동을 포함하는 포괄적인 체중감량 프로그램의 일부로만 사용해야 한다. 즉, 체중감량 약물을 사용할 때는 반드시 생활방식도 같이 바꿔야 한다.

비만 약물은 체중을 줄이고 유지하는 데 효과적이다. 부작용이 없을 경우, 지속적으로 투여해야 하는 것으로 제시되고 있다. 체중감량제의 효과는 체중이나 체질량지수만으로는 충분하지 않으며 비만과 동반된 위험인자가 같이 평가되어야 한다. 보통 수축기와 이완기 혈압, 당화혈색소, 혈당, 혈청, 콜레스테롤, 저밀도콜레스테롤/고밀도콜레스테롤과 트리글리

세리드 등이 평가되어야 한다.

줄인 체중을 유지하는 것이 환자와 의사의 과제다. 체중을 줄인 뒤 대부분 체중이 다시 늘어나기 때문이다. 장기간 약물치료를 하고 식사, 운동을 통해 비만을 치료해야 한다.

한국인은 서구인과 달리 체질량지수가 30 이상인 사람은 1~2%로 아주 적은 반면 체질량지수가 25 미만이더라도 복부비만인 사람이 많아 허리-둔부 둘레비와 동반질환 유무를 좀더 고려해야 한다. 현재 사용이 가능한 약제를 몇 가지 살펴보면 다음과 같다.

위장관에 작용하는 약제

○α-글루코시다제 억제제: 올리고당이나 이탄당을 일탄당으로 분해하는 장내 효소의 작용을 억제해 장내에서 포도당 흡수를 줄이는 약제다. 당뇨병 환자에서 탄수화물 흡수를 억제해 당대사 조절에 도움을 주는 약제로 알려져 있다. 하지만 장기간 사용에 따른 체중감량 효과는 미미한 것으로 알려져 있다.

○섬유소: 포만감을 일으켜 식욕을 억제할 수 있을 것으로 보나 그 효과는 미지수다.

○올리스타트: 췌장과 위 리파아제를 억제해 섭취한 중성지방의 가수분해를 억제한다. 30% 정도의 식이지방 흡수 억제를 나타내며 96% 이상 대변으로 배설된다. 5% 정도는 부작용으로 투약 중단을 경험하였으며 지용성 비타민 결핍증이 올 수 있다. 국내에서 처방이 가능하지만 서구인과 다른 식사를 하기 때문에 유사한 결과가 나올지는 미지수다. 반드시 의사

와 상의한 뒤 복용해야 한다.

식욕억제제

○ **선택적 세로토닌 재흡수 억제제**(Fluoxetine): 암피타민 같은 흥분자극은 없다. 항우울증 치료제로 사용되었으나 이 약제를 투여한 후 체중이 줄어들었다. 특히 비만한 사람은 우울증을 많이 동반하므로 우울증이 있는 사람에서 더욱 효과적이다. 부작용으로 두통, 오심, 구토, 무력증, 발한, 설사, 신경과민, 비몽 등이 있다.

성장호르몬

성장호르몬이 유전공학적으로 대량 생산된 후 지방 산화작용을 이용한 비만 치료 가능성에 대한 관심이 커지고 있다. 식이제한, 운동요법에 성장호르몬을 투여하면 체지방은 줄어들고 근육은 늘어난다. 또한 생활이 활동적으로 바뀐다.

현재 성장호르몬은 임상적으로나 경제적으로 비만 치료제로보다는 근육량 증가와 지방 감소에 효과가 있으므로 인슐린저항성을 개선할 수 있는 약제로 기대한다.

2. 인슐린저항성 개선제(thiozolinedione계)와 메트포민

임상에서 사용하기 시작한 경구 혈당강하제다. 근육이나 지방세포와 같이 인슐린에 민감한 조직에서 인슐린저항성을 개선해 당뇨병 등 성인병에서 동맥경화증의 진행을 억제할 수 있는 것으로 본다. 피오글리타존(Pioglitazone)이 개발되어 미국 FDA의 승인을 받아 사용되고 있다.

비구아니드제인 메트포민(metformin)은 비만한 인슐린비의존형 당뇨병 치료제로 널리 사용되며, 정상 내당능을 가진 인슐린저항성 환자의 치료제로도 일부 사용된다. 인슐린저항성이 동반된 당뇨병 환자와 고혈압 환자에서 혈압을 포함한 대사성 위험요소를 개선하는 효과가 있는 것으로 알려져 있다. 또한 1년에 3~4kg의 체중감량 효과가 보고되어 있다.

3. 항산화효소

❖ 산화스트레스와 질병 ❖

당뇨병과 고혈압 등에 의한 동맥경화증의 발병기전으로 산화스트레스가 제시되었다. 즉, 성인병에 의해 유리 래디컬이 생성되어 혈관 내막 세포들을 손상시킴으로써 여러 합병증을 유발한다. 산화스트레스가 노화에도 관여해 항산화제가 노화방지에도 도움이 된다는 보고가 있다.

실제로 많은 연구는 당뇨병, 고혈압, 동맥경화증 환자에서 항산화효소가 감소되어 있음을 보고하였다. 음주와 흡연을 하는 건강한 사람에서도 항산화효소가 저하되어 있다. 또한 당뇨병 환자와 고혈압 환자에서 적당량의 항산화제를 복용함으로써 동맥경화증을 예방하고 당뇨병과 고혈압도 호전시킨다는 보고가 많다.

❖ 유리 래디컬 ❖

쌍을 이루지 못하는 전자를 가지고 있는 모든 물질은 활성산소를 포함하고 있다. 이는 불안정한 상태이기 때문에 다른 물질과 반응하기 쉽다.

유리 래디컬 발생

산소를 사용하는 정상적인 신체 과정(호흡으로 들이마신 산소를 이용해 미토콘드리아에서 에너지를 생성하는 과정)에서 유리 래디컬이 발생한다.

○ 이온 발생 방사선(UV, medical X-rays), 오존과 아산화질소(nitrous oxide, 주로 자동차 배기가스), 중금속(mercury, cadmium, and lead), 담배연기나 알코올, 농약, 스트레스 같은 외부 인자에 의해 발생

○ **스트레스**: 쥐를 물에 담가 스트레스를 주면 위의 병변이 나타나며 과산화 지질이 증가한다.

○ **술, 담배**: 담배연기에는 과산화수소가 포함되어 있다.

○ **식품**: 특히 기름에 튀긴 음식은 공기 중 산소에 산화되고 활성산소에 의해 과산화지질 형태로 변한다.

○ **전자파**: 활성산소의 활성을 더욱더 강력하게 한다.

○**운동**(unaerobics/aerobics): 격렬한 운동(무산소운동)은 몸 안으로 들어가는 산소 공급량을 늘려 활성산소가 많이 생긴다. 격렬하게 운동할 때는 근육에 혈액이 집중해 위나 장 등의 기관이 허혈-재관류 상태가 되며, 이러한 기관에 다시 혈액이 순환되면 활성산소가 발생한다. 달리기 같은 무산소운동이 아닌 걷기, 자전거타기, 에어로빅 같은 유산소운동을 한다.

작용

○**방어작용:** 마이크로파지(macrophage) 내의 활성산소는 신체 내로 침입한 바이러스 등과 같은 이물질을 공격하여 제거한다.

○**활성산소의 과생성:** 세포막이나 단백질, DNA에 손상을 주어 노화를 촉진하고 질병을 유발한다.

❖ 항산화제 ❖

한때 비타민 C가 몸에 좋다는 이야기가 퍼지면서 시중에 사재기 열풍이 불었지만 이는 아주 위험한 일이다. 과량 복용하는 것은 잘못이며, 적당량 복용하는 것이 몸에 좋을 수 있으나 성인병을 완치할 수는 없다. 현재까지 성인병에 효과가 있다는 몇 가지 항산화제를 열거하면 다음과 같다.

알파 리포익산(alpha lipoic acid)

다소 생소하게 들릴지 모르지만 실제로 약제로도 개발되어 있으며 건강보조식품으로 많이 나와 있다. 음식으로는 시금치, 브로콜리, 소고기에 들어 있다. 이는 인슐린저항성을 개선해 혈당 조절에도 도움이 된다. 특히 래디컬을 중화하는 항산화작용을 한다. 임상에서는 당뇨병 환자의 신경염 치료제로 사용한다.

비타민 E

토코페롤로 알려진 강력한 항산화제로 인슐린저항을 개선해 당뇨병을 호전시키고 동맥경화증, 알츠하이머(치매), 면역증강에 효과가 있다고 알려져 있다. 천연 비타민 E를 400~800IU 복용하면 효과가 있다.

비타민 C

아스코르빈산(ascorboc acid)으로 알려진 비타민으로 인슐린저항성을 개선하고 항산화작용을 한다. 하루 70mg 정도를 복용하면 적당하다. 이에 대해서 좀더 자세히 기술한다.

❖ 항산화작용에 도움을 주는 미네랄 ❖

크로뮴(chromium, Cr)

○개요: 인슐린저항성 개선과 체지방 감소, 항산화작용에 효과가 있다. 동물실험을 통하여 크로뮴이 당내성인자의 주요 활성성분이며 아세트산에서 지방산과 콜레스테롤의 합성을 촉진한다는 사실이 알려졌다.

그러나 인간의 식사에서 크로뮴이 중요하다고 인식된 것은 그리 오래되지 않았다. 크로뮴은 체내에 6mg 정도로 소량 존재한다. 이 미량원소에 대해 알려지지 않은 부분이 많지만, 크로뮴 결핍은 당뇨병이나 심장병과 관련이 있다고 한다.

○**급원:** 간, 난황, 도정하지 않은 곡류, 내장육, 육류, 견과류, 맥주, 이스트가 있다. 반면 크로뮴의 함량이 적은 식품에는 과일과 채소, 여러 해산물, 유제품, 가공식품 등이 포함된다. 크로뮴을 섭취하려면 도정한 곡류 대신 전곡류를 먹는 것이 바람직하다.

○**관련 질병:** 당뇨, 심장질환, 비만, 과체중, 고지혈증, 동맥경화 등 만성성인병(노화 관련)

○**효과:** 정상혈당을 유지해주고, 중성지방이나 LDL 콜레스테롤을 낮추어 심장병을 예방한다.

① 당내성인자의 성분으로 당질대사에 관여

크로뮴은 당내성인자라고 하는 유기복합체의 필수성분으로 인슐린 작용을 강화한다. 이에 따라 탄수화물, 지질, 단백질 대사에 관여하는 필수미네랄이다. 크로뮴의 대표적 기능은 세포 내로 포도당을 유입하게 돕는 것이다.

② 지질대사에 관여

크로뮴은 지질대사에도 관여하며 크로뮴을 보충하면 혈청 콜레스테롤이 감소하고 HDL 콜레스테롤이 약간 증가한다.

③ 체조직 구성에 관여

크로뮴은 지방제외체중(Lean body mass)의 양은 증가시키면서 지방은 감소시킨다.

④ 핵산구조의 안정화에 관여

크로뮴은 아연 등의 미량 무기질처럼 DNA, RNA 같은 핵산의 구조를 안정화하는 데 기여한다. 따라서 유전정보의 변이를 어느 정도 억제하고 암의 발생을 낮추는 것으로 알려져 있다.

아연(zinc)

○개요: 아연이 결핍된 사람에서 당뇨병, 관상동맥경화증, 비만 등의 유병률이 높다. 아연의 효력을 상징적으로 나타내는 별명이 있다. 미각미네랄, 섹스미네랄, 학습미네랄, 성장미네랄, 당뇨미네랄, 스트레스미네랄 등이다.

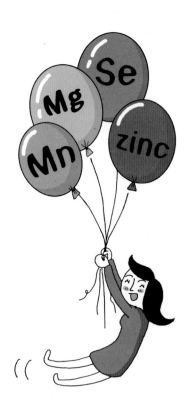

○**효과:** 정자형성 촉진, 피부 저항력 강화, 피부염 치료, 학습능률 증강, 성장발육 촉진, 인슐린의 분비 증강, 스트레스 방어작용, 동맥경화 예방, 자연의 미각을 되찾게 하는 작용, 편식 교정 작용, 갑상선 기능조절

○**결핍증:** 동물에서 태아의 기형발생 유발, 여드름, 피부염, 편식, 알코올성 간경화, 비듬, 전립선장애, 자폐증. 어린이들이 육류는 적게 먹고 우유만 많이 먹으면 아연이 부족해 탈모, 저성장, 미각상실이 된다.

마그네슘(magnesium, Mg)

인슐린저항성과 동맥경화증에 도움을 준다.

망간(manganese, Mn)

항산화효소의 작용에 중요한 조효소다.

셀레늄(Selenium, Se)

항산화효소가 산화 래디컬을 제거하는 데 셀레늄이 필수적인 요소다. 따라서 산화스트레스가 많은 사람에서 셀레늄이 감소되어 있으므로 이를 보충하는 것이 필요하다.

그 밖의 항산화제

○**플라보노이드**(flavonoid): 식물에서 여러 색깔을 내는 색소인데 항산화작용과 항염증작용을 하는 것으로 보고되어 있으며, 최근 많은 연구가 진행되고 있다.

○**카로티노이드**(carotinoid): 플라보노이드와 마찬가지로 식물 색소의 일종인데 항산화작용을 한다.

○**오메가 3**: 지질을 개선하고 동맥경화증 예방효과가 있는 것으로 보고되어 있다.

항산화작용을 하는 것을 다양하게 열거하였는데 이는 도움을 주는 것이지 동맥경화증과 성인병을 치료하는 약제가 아니다. 너무 많이 먹으면 부족한 것보다 못할 수도 있으니 적당량을 복용해야 한다.

4. 비타민 C의 영양학적 측면

비타민 C는 미국뿐 아니라 우리나라에서도 열풍이 불었던 데서 알 수 있듯이 가장 인기 있는 비타민 보충제다. 그러나 여러 면에서 논란의 여지가 가장 많기도 하다. 많은 연구는 인간의 건강을 위한 비타민 C 보완의 중요성에 대해 상반된 결과를 발표하고 있다. 하지만 인체 영양에서 비타민 C가 중요한 역할을 한다는 것은 확실하다.

❖ 결핍 징후의 증상 ❖

비타민 C의 결핍증으로는 잘 알려진 괴혈병이 있다. 고대 이집트와 그리스, 로마 시대부터 괴혈병에 관한 문헌보고가 많이 있다. 괴혈병의 전형적 증상으로는 잇몸 출혈과 더딘 상처 치유, 넓은 부분에 멍이 드는 증상(extensive bruising)이 있다. 감염에 대한 민감성과 히스테리, 우울증도 일으킬 수 있다. 거의 모든 다른 동물이 비타민 C를 스스로 생성할 수 있는 반면, 인간은 비타민 C를 생산할 수 없기 때문에 유사 이래 인간은 괴혈병이라는 비타민 C 결핍증으로 고통받아왔다.

비타민 C는 공기에 노출되면 파괴되므로 가능한 한 빨리 날것 그대로 섭취하는 것이 중요하다. 일례로, 신선하게 자른 오이를 그대로 두면, 3시간 이내에 비타민 C 함유량이 41%에서 49%가 손실된다. 따라서 전쟁이나 장기간 대양 항해 중 제공되는 배급식량에는 비타민 C가 충분히 함유되어 있는 경우가 거의 없었다.

몇몇 탐험가는 어떤 식품을 먹으면 괴혈병 치료에 도움이 되는지 발견하고는 전나무 잎사귀, 오렌지, 레몬, 라임, 딸기류를 먹었다. 1742년, 영국인 의사 제임스 린드는 괴혈병이 식이성 결핍증일지도 모른다는 과학 논문을 최초로 발표했다. 실제로 레몬주스를 섭취한 환자가 괴혈병에서 회복되었다는 것을 증명해 보였다. 이후 장기간 항해할 때는 신선한 과일을 배급해 괴혈병을 피할 수 있었다고 한다.

비타민 C는 '항괴혈성 영양소(antiscorbutic principle)'로 확인되었는데, 1928년 앨버트 젠트 고르기가 처음으로 분리했다. 오늘날 괴혈병은 거의 발생하지 않지만, 준임상적 또는 최저 비타민 C 결핍증은 흔하게 발생하며, 특히 노인들에게서 많이 일어난다.

❖ 콜라겐 형성 ❖

비타민 C는 프롤린(proline) 분자의 한 부분이 결합해 히드록시프롤린 (hydroxyproline)을 형성할 수 있도록 도와주어 매우 안정적인 콜라겐 조직이 만들어지게 한다. 콜라겐은 인체를 연결해주는 조직(결합조직, 연골, 근 등)에 아주 중요한 단백질이므로 비타민 C를 섭취해 상처 치유와 잇몸 유지는 물론 멍이 쉽게 드는 것을 예방해야 한다. 특히 비타민 C가 부족하면 혈관의 콜라겐조직에 문제가 생겨 출혈이 쉽게 일어난다.

❖ 면역기능 ❖

많은 사람이 감기의 예방과 치료에 효능을 주장하며, 면역체계 향상에서 비타민 C의 역할에 대한 연구 결과가 많이 발표되었다. 그러나 긍정적인 수많은 임상학적 · 실험적 연구에도, 그 기전은 아직 정확히 밝혀지지 않았다.

하지만 생화학적 관점에서 볼 때, 비타민 C가 많은 면역 과정에서 중요한 역할을 한다는 상당한 증거가 있다. 감염은 백혈구, 특히 임파구 속에 들어 있는 정상적으로 높은 농도의 비타민 C를 급속하게 고갈시킨다. 비타민 C가 일정하게 재공급되지 않으면 상대적인 비타민 C 결핍증이 생기는 것으로 알려져 있다.

현재까지 비타민 C는 백혈구의 기능과 활동을 향상하고, 인터페론 수치와 항체반응, 항체의 수치, 갑상선호르몬의 분비, 간질 물질의 완전성을 증가시킴으로써 다양한 면역기능에서 자연 발생하는 화합물인 인터페론의 효과와 유사한 많은 생화학적 효과가 있는 것으로 알려져 있다.

화학적 · 감정적 · 생리적 · 심리적 또는 생리적 스트레스를 받을 때는 인체의 비타민 C 필요량도 증가한다. 화학적인 스트레스를 가져오는 것들로는 흡연과 오염물질, 알레르기가 있다. 비타민 C는 면역기능과 몇몇 신경전달물질과 호르몬의 형성, 카르니틴 합성, 다른 영양인자들의 흡수와 이용에 긴요하다.

❖ 산화방지제 기능 ❖

비타민 C는 인체의 중요한 산화방지제 중 하나다. 비타민 C의 주요한 산화방지 파트너는 비타민 E와 카로틴이다. 이들 산화방지제들이 지용성이기 때문이다. 비타민 C는 또한 글루타티온(GSH) 과산화효소와 카탈라제(catalase), 과산화물 분자변위조효소(superoxide dismutase) 같은 산화방지효소와 함께 작용한다. 비타민 C는 산화비타민 E를 재생하기 때문에, 비타민 E의 산화방지력을 더해준다.

비타민 C는 조직의 글루타티온 수치를 증가시킨다. 글루타티온은 비타민 C, 비타민 E와 함께 유리기 손상을 방어하는 데 결정적인 역할을 한다.

산화방지제 상태를 향상하는 데 적포도주의 효과가 보고되고 있다. 이는 적포도주를 자주 마시는 것이 심장병과 뇌졸중을 줄인다는 것을 보여준 여러 연구 결과에 근거한 것이다. 프랑스인은 미국인이나 영국인에 비해 국민 1인당 포화지방을 더 많이 섭취하지만, 미국인이나 영국인보다 더 낮은 심장병 발생 빈도를 보이고 있다. 추측건대, 적포도주 속의 플라보노이드 성분이 LDL 콜레스테롤이 산화되어 손상되는 것을 막아주기 때문에 그런 결과가 나타나는 것 같다.

적포도주의 산화방지력을 좀더 잘 측정하기 위해 적포도주와 백포도주, 비타민 C가 혈청 산화방지능력(SAOC)에 미치는 영향을 비교해보니 적포도주를 300mL 마시는 것보다는 비타민 C를 1,000mg 섭취하는 것이 더 나은 보호효과를 보였다.

❖ 약리작용 ❖

일반적으로 결정체와 가루, 캡슐, 정제, 일정한 시간이 지나면 풀어지는 정제(timedreleased tablets) 등 여러 형태의 비타민 C가 있다.

아스코르빈산

가장 많이 이용되며 가격도 비싸지 않다. 완충 비타민 C는 나트륨과 마그네슘, 칼슘 또는 포타슘 아스코르빈산염을 이용한 것이다. 완충 비타민 C가 이용되는 이유는 비완충 아스코르빈산 속의 산 성분이 때로는 어떤 사람들의 위를 괴롭히기 때문이다.

완충 비타민 C 제품과 관련된 실질적인 유일한 염려는 나트륨 아스코르빈산염(sodium arcorbate)이 나트륨에 민감한 사람들에게 문제될 수도 있다는 것이다. '콘프리(corn-free)' 비타민 C도 마찬가지다. 상업적으로 이용 가능한 거의 모든 비타민 C는 옥수수에서 추출한 것이다. 옥수수에 민감한 사람들은 상업적으로 이용 가능한 비타민 C의 또 다른 공급원인 사고 야자에서 추출한 비타민 C를 복용하는 것이 좋다.

에스테르-C

비타민 C의 에스테르로 이루어져 더 잘 흡수된다고 보고되어 있다. 그러나 연구 결과 에스테르 C와 레귤러 아스코르빈산의 흡수도가 크게 다르지 않게 나타났다.

생체 플라보노이드가 들어 있는 비타민 C

감귤류의 생체 플라보노이드(Citrus bioflavonoids)의 양이 아주 조금일 때는, 실제적인 흡수 증가는 일어나지 않는다. 그러나 생체 플라보노이드 수치가 비타민 C 수치와 동등하거나 더 많을 때는 흡수가 증가된다.

❖ 복용량의 범위 ❖

비타민 C의 적정 복용량에 대해서 아직도 논란이 계속되고 있다. 어느 학자는 하루 2~3g 사이의 흡수량이 적당하고, 스트레스를 받거나 병이 들었을 때는 이보다 훨씬 많은 양을 흡수해야 한다고 주장한다. 스트레스를 받거나 병에 걸렸을 시기에는, 설사를 일으키지 않을 정도로 가능한 한 비타민 C를 많이 복용하라고 권한다(설사는 비타민 C 복용에 대한 '장 내성(bowel tolerance)'으로 흔하게 일어나는 증상). 또 다른 측에서는 성인들에게 하루 60mg을 권장한다.

건강한 사람과 임산부들이 산화방지 보호효과와 건강증진 효과를 얻으려면 하루 200~500mg이면 충분하다고 생각한다. 하지만 비타민 C 치료요법이 필요한 경우, 당뇨병, 백내장, 녹내장, 감기를 포함한 감염성 질병, 암, 파킨슨병 그리고 이 밖에 많은 질병은 임상실험을 해서 용량을 결정해야 한다. 고용량을 투약할 때 그 손익은 정확히 분석해야 한다. 가장 중요한 것은 비타민 C만 사용하고 비타민 보충제만 의지해서 질병을 치료하고자 하면 안 된다는 것이다.

❖ 안정성 문제 ❖

비타민 C는 대개 안전하다. 설사와 장 팽창(intestinal distension) 또는 가스가 흔한 부작용이다. 비타민 C를 많이 복용하면 신장결석이 있을 수 있다. 따라서 투석, 재발성 신장결석, 중증의 신장질환, 통풍이 있으면 감량을 고려해야 한다. 또한 많은 양의 비타민 C 복용을 갑작스럽게 중지하면 '반발성 괴혈병(rebound scurvy)'이 발생할 수 있다. 따라서 많은 양의 비타민 C(하루 500mg 이상)를 복용했을 경우, 복용량을 점차 줄이는 것이 좋다.

❖ 상호작용 ❖

비타민 C는 다른 산화방지 영양소들, 특히 비타민 E와 셀레늄, 베타카로틴과 복잡하게 연관되어 있다. 어떤 하나의 영양소(예를 들어, 비타민 C)만 복용하는 것보다는 복합 산화방지제를 복용하는 것이 훨씬 도움이 될 것이다. 실제적인 상승작용도 나타난다. 예를 들면, 비타민 C는 철의 흡수율을 높이고, 구리의 흡수율은 줄여준다.

❖ 비타민 C와 주요 질병 ❖

비타민 C 섭취로 도움을 받을 수 있는 주요 질병은 다음과 같다.

천식과 다른 알레르기

비타민 C 흡수량은 천식과 상관관계가 있다. 흡연자의 자녀들은 비흡연자의 자녀들에 비해 천식 발생률이(흡연은 호흡기의 비타민 C와 비타민 E를 소모시킨다) 높다. 성인은 산화촉진제에 노출되면 천식 증상이 심해진다. 비타민 C는 폐의 표면 부분에서 산화방지 물질로 작용한다.

또한 산화질소(Nitrogen oxides)의 산화제로부터 중요한 보호 효과를 제공한다. 히스타민 수치를 떨어뜨리기도 하며, 백혈구에 의한 히스타민 분비를 억제하고, 히스타민의 해독성을 증가시킨다. 이때 비타민 C를 일정 기간 복용했어야만 혈중 히스타민 수치를 낮출 수 있다.

동맥경화증

비타민 C는 심장마비와 뇌졸중, 암을 포함한 다른 질병들로 인한 사망 위험성을 감소시킨다. 성인 1만 1,348명을 대상으로 5년 이상 관찰한 결과 매일 50mg 미만의 식이 비타민 C를 흡수하는 집단과 50mg 이상의 식이 비타민 C를 섭취하는 집단에서 심장혈관 질병과 다른 전체적인 사망

원인으로 인한 표준사망비율(Standardized Mortality Ratio)이 48% 차이 났다. 이는 비타민 C가 산화방지제로 작용해서 동맥의 콜라겐 구조를 강화하고 콜레스테롤과 혈압을 낮추며, HDL 콜레스테롤 수치를 증가시키고 혈소판 응집을 억제할 뿐 아니라 LDL 콜레스테롤이 산화되는 것을 막고 산화 비타민 E를 재생시키기 때문으로 여겨진다.

혈중 비타민 C 함유량이 1dL당 0.5mg 증가함에 따라 HDL 콜레스테롤이 여자의 경우에는 1dL당 14.9mg, 남자의 경우에는 2.1mg 증가했다. 비타민 C 보충의 분계점은 여자의 경우 하루 215mg, 남자의 경우 하루 345mg 정도라는 보고도 있다. 따라서 비타민 C를 많은 양 보완하는 것은 비타민 C 상태가 낮거나 최저인 환자들에서만 효과를 발휘한다.

비타민 C 수치와 혈압이 상반관계가 있어 비타민 C를 보완하면, 적당한 혈압 저하 효과(일례로 수은의 양이 5mL 떨어지는 것)가 나타난다는 보고들이 있다.

암

비타민 C는 산화방지제로 작용하고 세포구조(DNA 포함)를 손상으로부터 보호해주는 것을 포함해서 암으로부터 보호해주는 많은 기능을 한다. 비타민 C는 또한 인체가 환경오염과 유독성 화학물질을 잘 견뎌내고, 면역기능을 강화하며, 체내 암 유발 화합물들의 생성을 억제하는 데 도움을 준다. 비타민 C를 많이 먹으면 폐암, 결장암, 유방암, 경관암, 식도암, 구강암, 췌장암을 포함해서 실제적으로 모든 암 위험률을 떨어뜨린다.

백내장

비타민 C와 비타민 E, 셀레늄, 카로틴의 식이 흡수량이 높은 사람들은 흡수량이 낮은 사람들에 비해 백내장과 망막변성을 일으킬 위험성이 훨씬 낮다. 이들 산화방지 영양소들은 백내장을 예방할 뿐만 아니라 어느 정도 치료 효과도 제공한다.

감기

감기의 예방과 치료에 관한 비타민 C의 역할에 대해 많은 논문이 상반된 주장을 하고 있다. 비타민 C를 투여받은 집단에서 감기 증세와 지속 기간이 감소했다는 사실이 증명되고 있다.

당뇨병

거의 모든 당뇨병 환자는 세포 내 비타민 C 결핍이 있다. 당뇨병 환자들은 특히 혈관에 문제가 생기는데 비타민 C가 결핍되면 모세혈관 투과성의 증가를 포함해서, 상처 치유력이 약하고, 콜레스테롤 수치가 상승할 뿐 아니라 면역 계통의 쇠퇴가 더욱 큰 문제를 일으키게 된다. 비타민 C는 당뇨병 발병 시 유리기 활동에 가장 중요한 조절자로 혈당 조절을 향상한다. 세포 내 소비톨의 축적과 단백질의 포도당 전환 작용은 대부분의 당뇨병 합병증, 그중에서도 특히 눈과 신경의 질병과 관련이 있다.

정상인은 소비톨이 형성되자마자 과당으로 변형되어 세포에서 배설되지만 고혈당 당뇨병 환자들은 소비톨이 축적되어 만성적 합병증을 유발한다. 예를 들어 수정체는 혈관이 없고 물질 교대를 활발하게 하는 조직이지만 수정체막은 소비톨을 투과하지 못하고, 효소 폴리올 디히드로게 나제도 갖고 있지 않아서 소비톨이 높은 농도로 축적된다. 포도당 수치가 정상으로 되돌아왔을 때에도 높은 농도는 계속 유지된다.

이런 축적은 침투의 증감과 변화를 초래한다. 그 결과 침투의 균형을 유지하기 위해 좀더 많은 수분을 세포 안으로 끌어들일 필요성이 생기게 된다. 그리고 수분이 들어옴에 따라, 세포는 침투의 균형을 유지하기 위해 아미노산과 이노시톨, 글루타티온, 나이아신, 비타민 C, 마그네슘, 포타슘 같은 작은 분자들을 방출해야 한다. 따라서 수정체 내에 있는 섬세한 단백질 섬유들이 불투명해져 백내장 형태가 된다. 비타민 C는 소비톨 수치를 낮추어준다.

이 밖에도 단백질의 포도당 전환 작용은 많은 인체 단백질의 기능과 구조에 변화를 초래한다. 이러한 단백질의 포도당 전환 작용으로 관련 세포와 조직들의 기능과 구조는 비정상화되고, 당뇨병의 합병증 유발 가능성이 높아지게 된다. 비타민 C는 포도당으로 전환된 단백질을 감소시키는 능력이 있는 것으로 보고되고 있다.

그 밖에

비타민 C는 정자의 유전물질(DAN)을 손상으로부터 보호한다. 파킨슨병, 피부궤양과 상처 치유, 임신중독증, 자가전증, 양막 조기파열 예방에도 효과가 있는 것으로 보고되고 있다.

3장
건강한 생활을 위한 건강한 습관

1. 나의 건강나이는 몇 살일까

　사람의 나이는 해를 먹으면 자연히 늘어난다. 시간에 기준한 것이다. 그러나 사람의 몸 나이는 시간에 비례하는 것이 아니라 생활습관에 비례한다. 스무 살 젊은이라도 생활습관이 나쁘면 여든 살의 몸 같을 수 있고, 중년의 나이라도 20대 젊은이 같은 싱싱함을 유지할 수 있다.

　건강나이를 평가해 개인의 잘못된 행동과 습관을 바로잡으면 돌연사를 예방할 수 있고, 5~10년 이상 더 젊게 건강을 유지할 수 있다. 건강도를 나타내는 건강나이는 개개인의 노력 여하에 달려 있다. 따라서 건강을 설계하기에 앞서 건강나이를 측정해보고 건강을 위해 기울이는 노력이 헛된 것은 아닌지, 혹시 빠뜨린 것은 없는지 점검해보자.

건강나이 측정법

다음 10개 문항에서 자신에게 해당되는 점수의 합을 자기 나이에 더한 것이 건강나이	
식생활	(네 가지 가운데 모두 △는 −2, △가 셋 또는 둘은 −1, △가 하나는 +1, 모두 해당 없으면 +2로 계산) ① 항상 싱겁게 먹는다. ② 신선한 과일이나 채소를 많이 먹는다(일주일에 5회 이상). ③ 검게 태운 음식을 먹지 않는다. ④ 식사를 규칙적으로 한다.
운동	① 평균 일주일에 3회 이상 (−2) ② ①과 ③의 중간 (0) ③ 월 3회 미만 (+1)
흡연	① 전혀 피운 적이 없거나 10년 전에 끊음 (−2) ② 5년 전에 끊음 (−1) ③ 1개월~5년 사이에 끊음 (0) ④ 하루 1갑 미만 (+2) ⑤ 하루 1갑 이상 (+3)
음주	① 전혀 마시지 않음 (0) ② 일주일에 평균 2회 이하, 소주 반 병 이하 (−0.5) ③ 일주일에 평균 3회 이상, 한 번에 소주 1병 이상 (+3) ④ ②와 ③ 사이 (+1.5)
스트레스 (지난 한 달 동안의 스트레스)	(다음 중 △ 1개 이하 −1, △ 2개 0, △ 3개 이상 +2) ① 정신적으로나 육체적으로 감당하기 힘든 어려움을 여러 번 겪었다. ② 내 삶의 방식대로 살려다 여러 번 좌절을 겪었다. ③ 인간으로서의 기본적인 욕구도 충족되지 않는다고 여러 번 느꼈다. ④ 미래에 대해 불확실하다고 느낀 적이 여러 번 있다. ⑤ 할 일이 너무 많아 중요한 일을 잊기도 하고, 할 수 없을 때도 있다.
연간 여행거리	① 서울~부산 거리의 10배 이하 (−1) ② 서울~부산 거리의 10~19배 정도 (0) ③ 서울~부산 거리의 20배 이상 (+1)
운전과 안전습관	① 안전띠를 항상 매고, 생명이 위험한 직업에 종사하지 않음 (−1) ② ① 중 한 가지만 해당 (0) ③ 두 가지 모두 해당하지 않음 (+1)

건강검진	① 2년에 1회 이상 건강검진을 받음 (−2) ② 그렇지 않음 (+1)
B형간염 바이러스 보유 여부	① 그렇다 (+2) ② 아니다 (0) ③ 모른다 (+0.5)
비만도	·이상체중: (자신의 키−100)×0.9를 곱한 수치. 다만 키가 155㎝ 이하인 여성은 키에서 100을 뺀 수치를 이상체중으로 삼는다. ① 표준체중: 이상체중의 90~110% (−1) ② 과체중: 이상체중의 110~119% (+1) ③ 비만: 이상체중의 120% 이상 (+2)

2. 건강나이가 말해주는 것

○**식생활:** 건강을 증진하는 데 가장 중요한 요인이다. 표의 식생활에서 제시한 네 가지를 모두 지키는 식생활을 습관화해야 한다.

○**운동:** 숨이 약간이라도 차고, 땀이 날 정도의 강도로 일주일에 3~6회 하는 것이 가장 이상적이다.

○**담배:** 백해무익하다. 아예 피우지 않는 문화를 빨리 만들어야 한다.

○**술:** 석 잔을 넘으면 몸에 좋지 않은 영향을 끼친다. 하지만 그 이하로 마시면 심장병을 예방하는 효과가 있다.

○**스트레스:** 가능하면 스트레스가 적도록 일을 조정하고, 스트레스를 받더라도 적절한 가치관, 운동, 취미, 휴식 등의 방법으로 해소하는 지혜를 터득해야 한다.

○**여행:** 직업적 여행에서 오는 위험성을 줄이려는 노력은 개인적 차원

뿐만 아니라 전 회사 차원에서 고려해야 한다.

○**운전:** 운전할 때나 무슨 일을 할 때 항상 만약의 사태를 예측하고 위험성을 줄이려는 노력이 반드시 필요하다.

○**건강검진:** 건강검진은 적어도 2년에 한 번은 꼭 받아야 한다. 질병은 대부분 조기에 발견하면 완치할 수 있기 때문이다.

○**B형간염 바이러스:** 우리나라에는 어쩔 수 없이 B형간염 바이러스를 갖고 있는 사람이 300만 명이 넘는다. 아직 완치약이 개발되지 않았지만 곧 개발될 것이라고 본다.

○**비만도:** 체중을 표준체중 내에서 조정하는 식생활과 운동습관이 중요하다. 비만도 문제이지만 저체중도 문제라는 점을 특히 젊은 여성들은 기억해야 한다.

계산결과, '−'가 클수록 건강한 것이고, '+'가 클수록 수명이 짧아진다. 계산 결과가 −5로 나왔다면 건강나이는 실제 나이보다 5년 젊은 것이고, +5로 나왔다면 건강나이는 5년 더 먹은 사람의 상태와 같다는 이야기다. 그만큼 일찍 중한 병에 걸리거나 사망할 확률이 높다는 말이다. 따라서 건강나이 계산이 '+'인 사람들은 '+'가 나온 문항을 다시 살펴보고 잘못된 생활습관을 고쳐야 하며 아울러 다음 사항을 실천하는 것이 필요하다.

① 안전제일을 생활화하자(안전벨트, 운동보호구, 위험요인 확인).

② 매일 편식하지 말고 변화 있게 여러 가지 음식을 먹는다(탄수화물 대 지방 대 단백질 = 60 대 20 대 20).

③ 신선한 채소와 과일을 매 끼니 먹는다.

④ 우유와 된장국을 매일 먹는다.

⑤ 짜고 매운 음식, 너무 뜨거운 음식, 불에 태운 고기를 피한다.

⑥ 술은 아예 마시지 않거나 석 잔을 넘지 않는다.

⑦ 금연한다.

⑧ 땀이 날 정도로 적당히 운동하되 과로는 피한다.

⑨ 긍정적인 사고로 스트레스를 피하고 기쁜 마음을 갖는다.

⑩ 매년 정기적으로 건강검진을 받는다.

3. 체지방을 줄이는 생활습관, 식습관

체지방을 줄이려면 무엇보다 지금까지의 생활습관에 일대 혁신을 가져와야 한다. 비만은 바로 이러한 무질서한 생활습관과 식습관에서 비롯했기 때문이다. 그렇다면 이런 습관을 어떻게 고치면 좋을까? 다음에서 도움을 얻을 수 있다.

❖ 체지방을 줄이는 식습관 ❖

① 하루 세 끼는 반드시 먹되 소식한다. 식사하면서 하는 동작은 하루 칼로리 소비량의 10%를 차지하기 때문에 매 끼니를 거르지 않고 섭취하는 것이 체지방을 줄이는 데 도움이 된다.

o**아침식사:** 무슨 일이 있어도 한다. 아침식사를 하지 않으면 점심식

사까지 시간 간격이 벌어져 신체 방어 본능에 따라 체지방이 늘어나
게 된다.

○ **점심식사:** 저녁식사를 가볍게 할 수 있도록 든든하게 먹는다.

○ **저녁식사:** 고칼로리, 고지방 식품을 피하고 저지방, 단백질 식품을
주로 먹는다.

② 적당한 지방 섭취와 단백질 섭취가 필요하다. 지방을 지나치게 많
이 섭취할 경우, 체지방을 증가시키지만 적당한 지방은 오히려 배부른 느
낌을 주어 음식물을 더 섭취하지 않게 해준다. 단백질은 에너지를 가장
많이 소비하는 근육을 강화하고 유지하기 때문에 반드시 섭취해야 한다.

③ 음식물은 20회 이상 씹는다. 포만감을 빨리 느낄 수 있어서 더 이상
의 칼로리 섭취를 방지한다.

④ 칼로리가 적은 채소와 국물을 많이 섭취하면 포만감을 주어 과식을
방지한다.

⑤ 현미 잡곡밥을 주식으로 하되 반찬은 싱겁게 한다.

⑥ 볶거나 튀기는 요리 대신 찌는 요리법을 선택한다. 찌는 요리는 칼
로리를 최소화하는 요리법이기 때문이다.

⑦ 설탕과 기름을 최소화한 요리를 먹는다.

⑧ 탄수화물은 적게, 단백질은 많이 섭취하는 것이 좋다.

⑨ 외식은 될 수 있는 한 피한다.

⑩ 지방은 열처리가 덜 된 식물성 지방을 섭취한다.

⑪ 짠맛이 나는 음식보다 신맛이 나는 음식을 먹는다.

⑫ 당분이 적은 과일, 섬유질이 풍부한 생채소를 먹는다.

⑬ 평소에 물을 많이 마셔서 변비가 생기지 않도록 주의한다.

⑭ 평상시 많이 움직이고, 매일 가벼운 운동을 오랫동안 해야 체지방 연소가 촉진될 수 있다.

⑮ 간식은 하지 않는 것이 좋으나 필요할 경우 우유나 요구르트, 과일, 채소로 하는 것이 좋다.

4. 담배 끊는 방법 일곱 가지

술은 끊겠는데 담배는 끊기 어렵다는 사람을 흔히 본다. 이는 담배 중독이 알코올중독보다 더 심하기 때문이다. 담배는 사람이 가장 즐기는 기호품이다. 우리나라의 경우, 담배를 피우는 성인 남자는 전체의 70%에 달한다. 흡연을 성인이 되는 데 반드시 거쳐야 할 통과의례로 생각하는 경우도 있다.

하지만 최근 이런 경향이 바뀌고 있다. 많은 사람이 담배를 끊으려고 생각하고 있고, 실제로 끊으려 노력한다. 그런데 금연에 성공하는 사람보다 실패하는 사람이 더 많다. 그러면 어떻게 해야 성공적으로 담배를 끊을 수 있을까?

첫째, 담배를 끊어야겠다고 생각하는 것이 가장 중요하다. 담배는 단순한 기호품이 아니라 해로운 약물이라는 사실을 깨달아야 한다. 담배는 흡연자에게 일종의 약물중독과 같다. 건강을 파괴하고 경제적 손해를 입힌다. 미국의학협회에서는 담배를 마약과 같이 불법화해야 한다고 주장할 정도다.

또한 담배는 가족의 건강을 해치는 오염원이다. 남편이 담배를 피우면 아내는 폐암, 심장병에 걸릴 확률이 30%나 높아진다. 아버지가 담배를 피우면 아이는 감기에 걸릴 확률이 3배나 높아지고, 합병증으로 입원할 확률도 2~3배 높아진다. 폐기능이 떨어지고 천식도 악화된다. 담배가 자기 자신은 물론 가족의 건강에도 백해무익하다는 사실을 깨닫고 이를 끊어야겠다고 생각하는 것이 필요하다.

둘째, 담배를 끊을 수 있는 기회를 잘 이용한다. 기관지염, 십이지장궤양, 고혈압 등 담배와 관련 있는 병을 앓게 될 때가 담배를 끊을 수 있는 좋은 기회다. 아이가 감기에 걸렸을 때도 마찬가지다. 이런 기회를 잘 이용하면 전화위복이 될 수 있다.

셋째, 결심을 굳게 하고 금연일을 정한다. 흡연이 약물중독이기는 하지만 굳은 결심만 있으면 금연에 성공할 확률이 높다. 결심하면 즉시 금연일(담배를 끊는 날)을 정하자. 금연일은 대개 7~10일 후로 잡는 것이 좋다. 너무 뒤로 잡으면 마음이 흐트러질 확률이 높다. 그러나 스트레스가 많을 때는 피하는 것이 좋다. 시험을 앞두고 금연일을 잡으면 실패할 확률이 높다.

넷째, 담배를 끊는다는 사실을 여러 사람에게 알린다. 담배를 끊는 데는 주위의 도움이 필요하다. 특히 가족의 도움은 필수적이다. 금연에 실패하면 창피할까 봐 주위에 말을 안 하는 경우가 있는데 이는 잘못이다. 금연을 방해하는 몰지각한 동료가 있으면 예외로 할 수도 있다. 하나 알아둘 것은 한번에 담배를 끊는 사람은 매우 드물다는 사실이다. 금연에 성공한 사람은 대부분 여러 번에 걸쳐 실패를 경험한 이들이다.

다섯째, 금연을 위한 환경조성도 필요하다. 담배를 생각나게 하는 물건, 즉 재떨이, 담배, 라이터 등을 아예 버리는 것이 좋다. 자동차에 부착되어 있는 라이터를 떼어버리는 사람도 있다. 담배를 끊은 후에는 담배를 피울 수 있는 상황을 피해야 한다. 가장 문제가 되는 것은 회식이다. 이때는 술을 먹게 되고 담배를 피우고 싶은 욕구가 커지게 된다. 따라서 금연후 2~3주간은 이런 자리를 피하는 것이 좋다.

여섯째, 금단증상에 대응하는 방법을 알아야 한다. 금단증상이란 담배를 끊은 후 나타나는 불안, 초조, 집중력장애, 불면 등의 증상을 말한다. 이런 증상은 중독과 비례한다. 금단증상은 금연 후 3~4일에 가장 심해지고 2~3주 후면 없어진다. 그러니 이 기간만 이런 증상을 잘 조절하면 된다. 가장 좋은 방법은 신선한 공기를 마시거나 운동을 하는 것이다. 은단씹기, 무가당 껌 씹기, 찬물 마시기, 양치질 등도 도움이 된다. 다만 칼로리가 많은 음식은 비만을 일으킬 수 있으므로 피해야 한다.

일곱째, 약물의 도움을 받을 수 있다. 금단증상이 심한 경우 이를 완화해주는 약물로 피부에 붙이는 니코틴 패치와 니코틴 껌 두 종류가 있다. 이 약물은 적은 양의 니코틴을 공급해 금단증상을 완화하는 기능을 한다. 그러나 이 약물을 과신하면 안 된다. 이 약물은 자동으로 담배를 끊게 해주는 것이 아니라 약간 도와줄 뿐이다. 심장질환, 임신 등 사용해서는 안되는 경우가 있으므로 의사의 도움을 받는 것이 좋다.

5. 바람직한 음주습관

술을 많이 마셔서 몸의 어떤 기관이 더 좋아진다거나 정상적인 상태를 유지하는 경우는 거의 없다. 독한 술로 구강이나 식도가 손상되어 구강암이나 식도암으로 발전할 수도 있다. 위염, 위궤양으로 발전하는 것은 물론 지방간, 간경변, 간암 더 나아가 췌장과 신장의 손상, 최종적으로 뇌까지 정상 기능을 잃게 된다. 부수적으로 비만, 고혈압 등의 원인도 된다.

술이 인체에 미치는 영향을 단순히 육체적 건강 측면에서 분석해 결론을 내릴 수는 없다. 육체적으로 어느 정도 장애를 일으킨다 해도 정신적으로 그 이상의 효과를 얻을 수 있기 때문이다. 적당한 음주는 사람을 명랑하게 하고 마음을 풀어주므로 회복기 환자나 노인에게는 심리적으로 상당한 도움을 줄 수 있다.

술이 백약의 으뜸으로 효과를 발휘하려면 반주로 마셔야 한다. 식사 때 와인 한두 잔이나 맥주 한 병 정도를 마시면 알코올은 지방이나 탄수화물과 마찬가지로 신진대사에 공헌한다. 그렇게 되면 단백질의 낭비나 비타민의 소모량도 적절히 조절될 수 있다. 그래서 적절한 음주는 알코올의 효율성을 높여주며 많은 연구 사례에서 나타나듯이 절대 금주자보다는 적당히 마시는 사람이 더 오래 산다는 통계가 있다. 물론 이는 고질적인 성인병 증세가 있는 사람에게는 예외다.

알코올은 온화한 안정제나 도취제의 작용을 하므로 심리적 효과도 크다. 체력이 약한 사람이나 회복기 환자가 식사와 함께 알코올을 적당량 섭취하면 상당한 효과를 올리는 수도 있다. 특히 회복기 환자는 신경이 예민하고 식욕도 떨어져 있으므로 적당량의 술은 영양분의 흡수와 효율성을 높이고 심리적 불안에서도 점차 회복되게 해준다.

술은 어디까지나 적당량을 마셨을 때 유익하다. 과음은 육체건강은 물론 정신건강에도 독약이 될 수밖에 없다. 술의 긍정적인 면을 최대한 살려서 건강생활을 지속하고 화목한 인간관계를 유지하려면 현명한 자제력이 필요하다. 그래야 술이 우리 인생에 더 큰 즐거움을 주는 '신의 선물'이 될 수 있다.

❖ 숙취를 피하는 음주습관 ❖

① 반드시 안주를 함께 먹는다.

② 단백질이 풍부한 식품을 먹는다. 단백질은 간장의 기능을 돕고 간세포의 파괴를 방지하며 간을 보호해준다.

③ 비타민과 무기질이 풍부한 식품을 먹는다(알코올을 과도하게 섭취하면 몸속의 비타민 B, 비타민 C, 비타민 K 등과 칼슘, 아연, 마그네슘 등이 빠져나간다).

④ 3~4일 간격을 두고 마신다. 음주 후 72시간이 지나야 간이 정상으로 회복되기 때문이다.

⑤ 천천히 마신다(간의 대사능력에는 한계가 있으므로 한꺼번에 많이 마시면 완전대사되지 못해 신체에 유해한 영향을 미친다).

⑥ 독한 술은 냉수로 희석해서 마신다. 탄산수 등과 같이 마시면 오히려 더 빨리 취한다.

⑦ 배가 고플 때나 피로할 때, 목욕 전에는 마시지 않는다. 혈중 알코올 농도가 급속하게 올라가기 때문이다.

⑧ 울분을 풀기 위해서나 극도의 불안상태에서는 마시지 않는다.

⑨ 다른 종류끼리 섞어 마시지 않으며 부득이 섞어 마실 때는 약한 술로 시작해서 강한 술로 끝낸다.

⑩ 해장술은 몸에 이중으로 해로움을 주므로 피한다.

6. 불면증 해소 방법

① 가능하면 낮잠을 피한다.

② 침실 벽이나 커튼의 색깔을 되도록 자극이 적은 중간색 톤으로 한다. 벽지는 무늬가 없는 것이 무난하다. 순백색은 오히려 동공을 긴장시키므로 엷은 베이지나 노랑 등 따뜻한 느낌의 색이 좋다.

③ 규칙적으로 운동하는 것이 도움이 된다. 가벼운 운동은 혈액순환을 도와주어 수면에 좋다. 자기 직전에는 운동을 하지 않는 것이 좋고 빛은 완전히 차단해야 한다.

④ 커피, 콜라, 홍차 등 카페인이 함유된 음료는 피해야 한다.

⑤ 일반적으로 배가 너무 부르면 잠들기 어렵다. 그러나 따뜻한 음료수에 우유를 섞은 것과 소량의 위스키(30mL 정도)를 잠자리에 들기 30분에서 한 시간 전에 따뜻하게 마시면 잠을 자는 데 도움이 많이 된다.

⑥ 탕에 몸을 담그고 기분이 편안해지게 한다. 이때 물의 온도는 미지

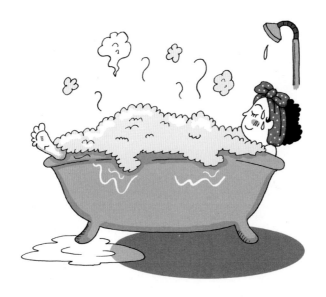

근한 정도로 해야 한다.

⑦ 너무 덥거나 너무 추우면 잠을 이루기 어렵다. 잠을 자는 데 가장 적당한 온도는 20℃ 전후다.

⑧ 침대 매트리스가 너무 부드러우면 허리나 목에 부담을 주므로 누워 보고 딱딱한 매트리스를 선택한다.

⑨ 필요하면 수면제도 먹을 수 있으나 반드시 약사나 의사와 상담해서 지시를 따르는 것이 좋다.

⑩ 잠자기 전에 지압점을 자극해주거나 비벼주면 좋다. 불면 해소와 관계있는 지압점은 손바닥 한가운데 있는 심포구와 수장구다. 또 셋째손가락 끝에 있는 중충도 불면을 해소하는 데 효과가 있다.

7. 스트레스에 대처하는 자세

스트레스는 평균 이상의 긴장을 유발하는 것으로 외부로부터의 공격에 몸과 마음이 나타내는 위험신호다. 적절한 스트레스는 건강에 유익한 측면도 있다. 우리 몸은 스트레스를 받으면 뇌에서 각 기관에 신호를 보내 심장의 박동이 빨라지고 혈압이 올라가며 혈액이 빨리 응고돼 위험에 대비한다. 따라서 스트레스를 지속적으로 받으면 동맥경화나 심장질환, 당뇨병, 고혈압 등이 유발된다.

남성의 경우 생식기능을 떨어뜨리며 깊은 잠을 못 자게 돼 항상 피곤하고 두통 등을 느끼게 한다. 우리나라 40~50대는 대부분 자기 자신보다는 가족과 회사를 위해 살아왔고 또 그렇게 하는 것이 미덕인 줄 알았다. 그러다 보면 자기 자신을 잃어버리게 되는데, 자기 취미가 무엇이고 삶의 목표가 무엇인지 분명하게 인식하지 못하게 된다.

따라서 자기 삶의 목표를 세우고 진정한 자신을 찾는 것이 중요하다. 또 완전주의자가 되려고 하지 말고 실패를 두려워하지 말아야 한다. 일에 얽매이지 말고 적당한 취미와 여가생활을 즐기는 것도 한 방법이다. 직장에서는 자신이 할 수 있는 일과 할 수 없는 일을 구분하는 것이 중요하다.

관리자 위치에 있는 사람은 상사나 부하직원의 기대에 따라 자기 능력과 권한 밖의 일도 껴안고 있는 경우가 많은데, 도저히 할 수 없는 일은 과감히 포기해야 한다.

부하직원들의 역할과 업무를 명확하게 분담하고 잘못을 지적할 때 "보고서가 왜 이 모양이야"라고 질타하는 것보다 "자네의 보고서는 이런저런

점이 문제가 있네"라고 지적해주는 것이 스트레스를 적게 주는 방법이다.

일반 직원은 상사의 지시나 명령을 받을 때 좀더 긍정적인 자세로 접근하는 것이 필요하다. 많은 사람이 스트레스를 받으면 술과 담배를 찾는데 일시적으로 심신을 안정시킬 수는 있지만 습관이 되면 건강에 나쁜 영향을 준다. 대화 문화가 성숙하지 못한 우리 현실에서는 술자리에서 다른 사람과 애기를 나누는 것도 좋은 방법이다.

8. 스트레스를 해소하는 방법

자신이 어떠한 일에 얼마만큼 스트레스를 받는지 알아야 한다. 사람은 대부분 스트레스를 받고 있다는 사실을 모른다. 이렇게 자신도 모르게 만성적으로 스트레스가 누적되다 보면 나중에는 자율신경계의 조화가 깨져 신체에 변화가 오면서 병을 얻게 된다. 신경성 위장병, 과민성대장증후군 등이 대표적인 예다. 자신이 어떤 일에 얼마나 스트레스를 받는지 정확히 알 수 있다면 해결할 수 있다.

술과 카페인 음식을 피한다

카페인이 들어 있는 음식은 커피, 홍차, 녹차, 콜라, 마운틴 듀, 초콜릿 등이다. 알코올과 카페인은 몸이 스트레스를 받을 때 나타나는 반응(호흡이 빨라지고 심장이 빨리 뛰는)을 일으킨다. 물론 적당한 음주는 혈액순환에 도움이 되고 긴장을 완화해줄 수 있다.

채소와 과일을 많이 먹는다

스트레스가 누적되면 체내에 비타민, 아연 같은 무기질이 많이 소모되므로 채소와 과일을 먹는 것이 좋다.

규칙적으로 적당히 식사를 한다

식사를 거르지 않는 것이 좋다. 식사를 걸러서 저혈당이 되면 스트레스 반응이 나타난다.

적당히 운동을 한다

운동은 몸을 튼튼하게 해서 스트레스에 잘 대처할 수 있게 해준다. 그러나 너무 경쟁적인 운동은 그 자체가 스트레스를 일으키므로 삼가는 것이 좋다. 하루에 30분씩 일주일에 3번 이상이 효과가 있다. 운동이 스트레스를 이기는 데 좋은 이유는 다음과 같다.

① 운동을 함으로써 스트레스 때 생기는 몸에 해로운 물질(아드레날린)을 소모한다.

② 운동 후에 부교감신경계가 활성화되어 교감신경의 흥분을 가라앉힌다.

③ 심폐기능을 강화해 스트레스받을 때 과민하게 반응하지 않게 한다.

④ 분노나 울화를 운동으로 풀어버릴 수 있다. 육체적 건강은 자신감을 주는 등 정신적 안정감을 준다.

깊은 호흡이 자율신경계를 안정시킨다

고르고 깊은 호흡은 횡격막을 자극해 부교감신경이 활동하게 한다. 부교감신경은 스트레스 때 교감신경의 흥분을 가라앉힌다. 하루에 2~3번씩 다음과 같이 호흡을 연습한다. 배를 불리면서 숨을 천천히 고르게 들이쉰다. 다시 배를 들어가게 하면서 숨을 천천히 내쉰다. 가능한 한 길게 호흡하지만 자연스럽게 하는 것이 좋다. 자주 긴장을 이완한다.

긍정적 태도가 중요하다

긍정적인 생각을 하면 스트레스를 극복할 수 있다. 똑같은 일도 부정적으로 생각하는 사람이 스트레스를 더 많이 받는다. 모든 일을 긍정적으로 생각하려고 노력해야 한다. 생각하는 것도 습관이기 때문에 노력하면 고칠 수 있다. 자신이 어떠한 방식으로 생각하는지 알아본다. 너무 부정적이고 한쪽으로 치우쳐 생각하지는 않는지 알아본다. 그러한 생각은 사소한 일에도 스트레스를 더 많이 받게 한다. 이렇게 생각하는 방식이나 행동이 잘못된 것을 알아내고 고치는 치료를 인지요법이라고 한다.

스케줄을 여유 있게 짠다

시간에 쫓기면 더 스트레스를 받는다. 계획을 세울 때 시간표를 여유 있게 짜야 한다. 또한 해야 할 일의 우선순위를 정해서 차근차근 해나가는 것이 시간에 쫓기지 않는 방법이다. 계획을 세울 때 너무 욕심 내지 말고 자기 능력을 알아 현실적으로 가능한 정도에 목표를 두어야 한다.

거절할 줄 알아야 한다

마음이 너무 약해서 다른 사람들이 부탁하는 것을 거절할 줄 모르면 과다한 업무에 시달리게 된다. 자신이 하기 힘든 것은 미리 안 된다고 거절할 줄 아는 결단력과 배짱이 필요하다.

체념할 줄 알아야 한다

바뀌지 않는 것은 빨리 체념해야 한다. 다른 사람의 성격이나 마음을 바꾸는 것은 쉽지 않다. 그냥 그러려니 해야 마음이 편하지 그 사람의 태도를 바꾸려고 안달하게 되면 스트레스를 더 받는다. 자기 맘에 딱 맞는 환경은 없다. 살아 있는 존재는 누구나 불편한 환경에 적응해야 한다. 바꾸기 힘든 어려운 환경은 빨리 체념하고 적응하려는 노력이 필요하다. 자기 맘에 맞지 않는 사람도 결국 죽는다는 사실을 명심한다.

원하던 목표를 이루지 못하면 좌절감이 드는데, 이루지 못한 것을 빨리 포기하고 다른 목표를 세운다. 좌절감에만 휩싸여 있으면 더 의욕이 없어지고 우울해지기 쉽다.

유머 감각으로 긴장을 해소한다

모든 일을 너무 심각하게 받아들이는 사람들은 스트레스를 잘 받는다. 긴장되고 어려운 상황일수록 우스갯소리로 긴장을 해소할 수 있다. 대인관계에서 생기는 갈등과 긴장감은 웃음으로 완화할 수 있다. 유머감각을 잃지 않고 열성적인 태도로 문제를 접하다 보면 아무리 어려운 일이라도 스트레스를 많이 받지 않는다.

긴장이완법을 배운다

스트레스를 받으면 정신적 긴장과 함께 몸에 있는 근육이 긴장한다. 근육의 긴장을 풀어주면 정신적인 긴장도 같이 풀어진다. 만성적으로 긴장하는 사람들은 그냥 긴장을 풀라고 하면 잘할 수 없다. 항상 긴장만 해왔기 때문에 긴장을 풀 줄 모르는 것이다. 오히려 처음에는 근육을 긴장시켰다가 다음에는 이완시키는 식으로 이완을 유도한다. 병뚜껑이 잘 열리지 않을 때 오히려 병뚜껑을 닫았다가 여는 방법과 같은 원리다.

중앙생활사 Joongang Life Publishing Co.
중앙경제평론사 | 중앙에듀북스   Joongang Economy Publishing Co./Joongang Edubooks Publishing Co.

중앙생활사는 건강한 생활, 행복한 삶을 일군다는 신념 아래 설립된 건강·실용서 전문 출판사로서
치열한 생존경쟁에 심신이 지친 현대인에게 건강과 생활의 지혜를 주는 책을 발간하고 있습니다.

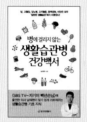

병에 걸리지 않는 생활습관병 건강백서

초판 1쇄 발행 | 2016년 4월 7일
초판 2쇄 발행 | 2016년 6월 15일

지은이 | 남재현(Jaehyeon Nam)
펴낸이 | 최점옥(Jeomog Choi)
펴낸곳 | 중앙생활사(Joongang Life Publishing Co.)

대   표 | 김용주
책임편집 | 이상희
본문디자인 | 박근영

출력 | 케이피알 종이 | 한솔PNS 인쇄 | 케이피알 제본 | 은정제책사

잘못된 책은 구입한 서점에서 교환해드립니다.
가격은 표지 뒷면에 있습니다.

ISBN 978-89-6141-177-6(03510)

등록 | 1999년 1월 16일 제2-2730호
주소 | ⑨04590 서울시 중구 다산로20길 5(신당4동 340-128) 중앙빌딩
전화 | (02)2253-4463(代) 팩스 | (02)2253-7988
홈페이지 | www.japub.co.kr 블로그 | http://blog.naver.com/japub
페이스북 | https://www.facebook.com/japub.co.kr 이메일 | japub@naver.com
♣ 중앙생활사는 중앙경제평론사·중앙에듀북스와 자매회사입니다.

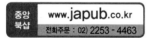

※ 이 도서의 국립중앙도서관 출판시도서목록(CIP)은 서지정보유통지원시스템 홈페이지(http://seoji.nl.go.kr)와
국가자료공동목록시스템(http://www.nl.go.kr/kolisnet)에서 이용하실 수 있습니다.(CIP제어번호:CIP2016007127)

중앙생활사에서는 여러분의 소중한 원고를 기다리고 있습니다. 원고 투고는 이메일을 이용해주세요. 최선을
다해 독자들에게 사랑받는 양서로 만들어 드리겠습니다. **이메일** | japub@naver.com